最新 CVPPP トレーニングマニュアル

医療職による包括的暴力防止プログラムの理論と実践

Comprehensive Violence Prevention and Protection Program : CVPPP Training Manual

一般社団法人日本こころの安全とケア学会=監修

下里誠二=編著

中央法規

序

　本書は，包括的暴力防止プログラム（Comprehensive Violence Prevention and Protection Program：CVPPP）の実践者であるCVPPPトレーナーの養成を行う「CVPPPトレーナー養成研修」のためのトレーナーズマニュアルである。最終的に『CVPPPトレーニングマニュアル』としたが，当初本書は『CVPPPトレーナーズマニュアル』とする予定であった。これは，CVPPPを学習しトレーナーとなる際，またトレーナーとなってからも，ケアの技術の向上を目指して，本書をトレーナーとしての自分のための一冊にしていただきたいという願いを込めたからであった。タイトルの変更があっても，この思いは変わることはない。

　CVPPPはこれまで，任意団体であった包括的暴力防止プログラム認定委員会が管理・運営をしていたが，2018年からは，さらに幅広くこころの安全とケアを目指すことを目的として発足した，一般社団法人日本こころの安全とケア学会の事業として活動することとなった。

　2005年に開始した当時，精神科での暴力という問題はタブー視される傾向にあった。暴力対応についても何ら問題化されずに事故を制圧するという考えのもとに行われていた。我々は，暴力のマネジメントに対して我々が医療者としてどうかかわるべきなのかという視点の重要性を強調し，社会的役割を担うという意図のもとプログラムを開始した。包括的暴力防止プログラムと名付けた背景にもその思いがある。あえて暴力という用語を用いたのは，あまりにも暴力という言葉がタブー視されてきたことによる。そこで暴力という言葉をあえて使用することを選び，しかしただ暴力というのではなく，「包括的」という用語の中に幅広いマネジメントの意味を含めようと考えたのである。

　このプログラムの始まりは，2002年に厚生労働省の「精神科急性期医療等専門家養成研修」に参加した4名の看護師（佐藤るみ子（国立精神・神経研究センター武蔵病院，以下，所属・肩書きは当時のもの），大迫充江（国立国府台病院），松尾康志（国立肥前療養所），筆者（東京都立松沢病院））が英国での攻撃性マネジメントプログラムControl and Restraint（C&R）を学んだことに始まる。4名のうち最も早く帰国した松尾康志が肥前療養所で手技の開発に着手した。一方，少し長く留まった筆者は英国で攻撃性介入に関する理論を学んだ。この間，ロンドン大学精神医学研究所の図書館に通っ

ては暴力とケアという世界を探求した。図書館では一緒に渡英させていただいた村上優先生（国立肥前療養所）が熱心に司法精神医学について研究されており，よく顔を合わせたことは本当に光栄な思い出である。村上優先生はCVPPPの展開を常に支えてくださった。

　帰国後には肥前療養所のスタッフが中心となり，第2陣として英国に渡った西谷博則看護師長（国立肥前療養所）らも加わり検討を重ねて初期のプログラムは完成した。初期のCVPPPは半ば仮説の状態からスタートした。我々は4日間（本当のスタートは初日午後から始まり5日目の午前で終わるという5日のコースだったが）の研修を開始した。幸いなことに，医療観察法病棟の開設に伴って行われる従事者研修でCVPPPが取り入れられた。また，日本精神科看護協会（日精看，当時の日本精神科看護技術協会）でも本部の研修として年2回開催していただけた（現在は年3回開催している）。さらには，この研修に興味をもってくださった日精看の支部をはじめとして，各病院・施設などからの依頼に対して，私たちはただただ広まることを願ってできるだけ柔軟に対応してきた。4日間のトレーナーコースの間を縫っては2時間，半日，1日，2日だけでの講義演習の開催もした。これまでの実績と体制をつくり上げてきてくれた初期の開発者として，肥前精神医療センターを基地としてかかわってくれたメンバーの功績は多大なものであった。

　開発者のうち中心的役割を果たしていたメンバーは，旅芸人の一座のようだと揶揄されるほどに各地を転々としながら，CVPPPが精神科医療にいかに寄与するものであるかを知ってもらいたいと活動し続けた。山崎京子（肥前精神医療センター看護師長）らも精力的に全国を回られた。現在のプログラムのトレーニングのあり方は，こうした方々の知見からつくり上げられてきたものである。また，こうした方々が積極的に出向いてくれたことで，各病院の看護部長や師長といった方々が研修に参加したときにも，管理職の立場から伝えることでより理解してもらえたのだと思う。

　この成果は見る見るうちに現れた。10年間で10,000名を超える受講者，看護師だけではない職種，病院だけではない施設などからの受講生も多数現れるようになった。また，このプログラムに賛同し教える立場としてかかわりたいと努力してくれる人たちも多く現れた。現在ではインストラクターも200名を超えて育っている。

　そしてそれは精神看護学の中にも根付き始めた。看護の教科書にもその名前が登場するようになったのである。医師向けの専門書にも名前が載るようになった（例えば『プラクティカル精神医学』中山書店）。看護師国家試験の出題基準には「暴力予防プログラム」の名前が入るようになった。CVPPPという名称を精神看護界では一今でも時々

シーブイピーピーピーと読まれることもないとは言わないが──多くの人に知ってもらっている。

　CVPPPは欧米の知見をもとにしているとはいえ，日本でどの程度妥当と判断されるかについては未知数であった。開始後はまずは普及活動に力を注いだこともあり，大がかりな介入研究は行えてはいないものの，少しずつではあるが成果は報告してきた。厚生労働科学研究の宮本眞巳（元・東京医科歯科大学教授）の分担班では「開始後大きな事故がないこと」「受講者の多くで倫理性，操作性に問題がないと感じていること」「スタッフがケアの一つとして自信につながっていること」などを報告した。また，ディエスカレーションについての研究やリスクアセスメントに関する研究により，方法論的にも検証を進めてきた。まだまだ検証すべき点は多いものの，これまでの広がりは開発者の贔屓目だったとしても進んできた道は間違いではなかったと胸を張ってよいのだと思う。これまでの経過を辿ってみたとき，手技や理論は大筋では合意のできるものであると考えている。本書の中でも身体的介入の手技などを見ていただければ解説の方法は変わってはいるものの，一見大きな変更は加えられていないように思えるだろう。しかしながら，本書の改訂に至るまでに変化してきたことがある。それは何においても「Person-centeredという理念」を優先すべきだということである。

　そもそもこれまでは，当事者を援助するという視点とともに「暴力で困っている医療職に対してこのプログラムを提供する」という色彩を帯びていた。我々の学んだC&Rは身体をコントロールすることに主眼を置き，管理という視点を含むものであったためでもあろう。実は当初のプログラムの理論開発にあたって，このことは混乱を極めることであった。当事者に医療的な視点でケアするということと，安全管理として「暴力を排除する」という考えを両立させるということには，背反する視点が含まれているように感じたからである。私自身にも安全管理として事故防止を図りたい立場とケアに結び付けたいという立場の両方に気に入られたい，という聊か強欲な発想があったかもしれない。臨床の実務家から見て人気の高い研修はどちらかというと，安全のための介入法の習得であったと思う。とにかくCVPPPを普及するためには臨床のスタッフに気に入られなければならないという考えでもあった。しかしここには，整理すべきとらえ方があった。最も大きなものは医療者として考えようとしたことであった。我々が考えの視点を，治療しようとするものから私たちが同じ人として支援するという考えに軸を据えると，解釈の方向性は驚くほど簡単に示されることとなった。プログラムを開始した当時，中井久夫先生が前著について，最初は「患者さんと

対峙しすぎている」と指摘してくださった(『こんなとき私はどうしてきたか』医学書院)。初期の活動の中でもこのことは常に我々の憂慮として自身へ問い続けたことであった。こうした活動を続けていくと，やはり明快に伝え得るのは「どうしたら当事者が安心できるか」を最優先に考えることであった。

　そして10年を経て，それは確信へと変化した。私たちに必要なのはPerson-centerdである。それは患者ではなく，苦しんでいる人を中心にして同じ人である私たちが助けに行くためのものという考えである。しかし実はプログラムの発展のためには「医療者が助かる」という視点を強調しなければ受け入れられにくいという憂慮もあった。それは「臨床の実践で起こるきれいごとではすまされない世界なのだから，検討すべきは緊急の安全管理でよいのだ」ということであり，実践家としての苦悩を助けるものとしての効果を期待されたためである。一方でこの考え方は，医療者の安全を重視したものとなってしまうものであろう。折しもリカバリー志向のアプローチの重要性が指摘され，当事者中心であることが当たり前に考えられるようになったことも後押ししてくれた。また，いち早くCVPPPのとるべき方向性に気づき賛同してくれた仲間がいた。これからは人が人を助け，ケアの本質を考えることこそCVPPPの本質であることを主題とすべきなのである。

　しかし，このことは誰しもが簡単に忘れかけることができる。プログラムの発展に伴い確かにCVPPPは知名度を上げた。だが，それと同時にいとも簡単に「暴力」という用語を連想させるようになる。このことで「CVPPP＝暴力」というイメージができあがり，「CVPPP＝制圧術」という誤った解釈(おそらく誰しもがそうは答えないだろうが，看護師個人が無意識的に認知する形で)が形成されていく。この問題は広く我々のケアということにつながっていく。精神科で暴力をしっかり受け止めリスクマネジメントすることの本質は，当事者に強制的，管理的，拘束的対応をしない関係のあり方にある。しかし，イメージに残る暴力という言葉がやはり「CVPPP＝暴力制圧」という意識に向かう可能性もある。このような状況で「本来してはならないという意識」「当事者が希望を持ち続けられるための介入」ということを第一に考えて介入しなければ，CVPPPはそれこそ「Person-centeredという言葉を隠れ蓑にした身体介入抑制術」に成り下がってしまう危険がある。

　CVPPPの研修は，理念を達成することで当事者が希望を持ち続けられるケアを提供し，当事者と臨床の思いをつなげる役割を果たすことができるものでありたいと思う。これまでの年月は，どちらかといえばスタッフ受けのよい研修であったと思う。直接ケアを担うスタッフにとっては，発言やレポートを強いられず，身体的な技術を

練習することが多いことも一因であったと思う。また,医学・心理学的な要素を含んでいることも人気がある理由であると思う。しかしこれからのCVPPPは,ケアという文脈でディスカッションをしていくことを中心にしていくものである。単に人気があるということだけではなく,ケアの本質を追求するものでありたいと考えている。

　それにしても15年たった。しかし15年という年月は,CVPPPにとってはまだまだ道半ばの年月だと思う。英国に行った2002年。英国ではすでに導入から20年以上を経過していたが,そこくらいでようやく十分に広がったという話を聞いた。今になってそのこともよくわかる。これからのCVPPPの目指すものは,当事者もスタッフもともに安心していることのできる環境づくりである。
　このプログラムは看護師の臨床知がつくり上げてきたという類稀な専門技術である。これは現在CVPPPを伝えているインストラクターのほとんどが看護師であることからも明らかである。今後ますますエビデンスを集積することに努力することも重要な課題である。また本書が契機となって,直接ケアにかかわるような保健福祉などさまざまな領域で,またさまざまな職種がその現場に合わせた形でのプログラムへと広がっていくことも期待したい。

　本書は4日間の研修で必須の内容を含み,その後に復習してよりCVPPPを深く理解し実践できるように『トレーニングマニュアル』としている。本書では表現上の配慮についても検討を重ねた。当事者の方とも話し合っていけるように,できるだけスタッフが力を行使するような表現を見直した。特に身体的介入の説明個所はいかに表現しようとも身体的な介入であることは免れない。表現上好ましくない個所,あるいは当事者が自発的に動くかのような表現についてはまだまだ不適切と思われる個所も多いかもしれない。しかしそれでも我々が可能な限り当事者に当事者とどう折り合っていくかを模索したいと願い,このいかんともしがたい現実の中で検討した結果だということだけはご理解いただきたい。CVPPPが暴力への介入という問題を取り扱っているために十分に表現されたかどうかについては不安なところもあるが,今後もさまざまな方々からの意見をいただきながら改善を図りたいと思っている。また,本書では患者,ユーザー等ではなく当事者と表記している。これはさまざまな環境での利用を想定していること,現状では最も当事者という表現が本書にふさわしいと考えたためである。さらに,一貫して使うことになる「当事者中心」という点に関しては,認知症ケアの方法としての「パーソン・センタード・ケア」との混乱を避けるため,カ

タカナではなく「Person-centered」と表記している。支援者，医療者，援助者，看護師なども文脈に応じて表現したつもりであるが，文章技巧の稚拙さについては慙愧に堪えずお詫び申し上げたい。

　本書の第1部では，まず理論を紹介する。本書の本質である理念を十分に伝えるためにまず冒頭で強調し，目的としてのケアについて触れた。次に，各論として暴力に関連した理論を紹介した。ここでは欧米の動向や法的問題も取り上げた。ついで実践の手引きとして，CVPPPの構成要素であるリスクアセスメント，ディエスカレーション，身体的介入技法（ブレイクアウェイ，チームテクニクス），そして報告と振り返りを記述した。
　これまで，報告と振り返りはディブリーフィングとしていたが，トラウマ事象に対する早期介入の一技法としてのディブリーフィングと混同しやすいために変更を加えたものである。また，主に成人の精神科医療の現場向けに開発されたこのプログラムの，児童思春期，認知症，教育といったさまざまな分野での適用についても触れた。
　第2部では身体介入技術について触れている。ボリュームが多いと感じられる方も多いと思うが，視点を当事者中心へのケアとして記述するように心がけていること，また身体的な技法については目的から外れないように援助につながるものとしての記述に心がけ，解説の中に常に当事者への視点を忘れないための注意点を示した。CVPPPに関する研修会に関しては，現在，学会内に設置されたCVPPP研修管理委員会によって管理運営されているが，本書の第2部の作成にあたっては，写真撮影などについて委員会に協力をいただいている。本書とともに，委員らには今後，CVPPPの展開に大いに活躍していただけるものと祈念している。
　最後に第3部は，CVPPPの母体となった一般社団法人日本こころの安全とケア学会について，そしてCVPPPの各種規定に関することをまとめた。また，これから始める皆様の参考にしていただきたいと考え，インストラクターの声として，実際にCVPPPに取り組んだインストラクターからのメッセージを載せている。

　そして，本当にありがたいことだが，当事者の方々にも拘束体験に関する原稿を寄せていただいた。お願いしようと考えたとき，断られるのではないかと本当に心配した。身体拘束というトラウマになっているような出来事を記述していただくこと自体，とてもつらい思いをさせているのではないかということと，身体介入技法を解説したこの書は当事者の方々からは非難されるのではないかと考えたからである。今回，当

事者の皆さんにも記述をしていただけたことは，私たちの理念を実現させる一歩になるのではないかと考えている。読者諸氏にもぜひ何度も読み返していただき，このプログラムのもつ意味を考えながら研修につなげていただきたいと考えている。

　本書は研修を受けていただく際に，一人ひとりが自分のケアを記述することで「その人のCVPPP」ができあがることを想定している。このため本書には演習課題を取り入れ，到達目標を設定し各個人が自分自身としてのケアの気づきを記入していけるようにつくってある。演習課題自体は研修で必ず使用するものではないが，理念を理解するために，病棟のOJTなどで気軽に試してみていただけるものとなっている。これまで，病棟で他のスタッフにこの考え方をどのように伝えたらよいかという質問を多くいただいた。トレーナー研修を受けていただいた皆様のお役に立てていただければ幸いである。また，課題シートや振り返りシートは段階的に理解してもらうために設定している。ここに書かれた内容が自身のケアの姿勢となり，また当事者と対話をするために必要な自身の技を記録していただきたい。病棟に1冊ではなく，1人に1冊お持ちいただきたいと願っている。

　今回，本書を執筆する過程は，筆者らにとってこの10年間を回顧するありがたい機会となった。この感慨はまさに名状しがたいものである。本書の発刊にあたり，中央法規出版の塚田太郎氏には我々が待ち望んだ出版について全面的にご支援いただき，大変親身にご助言いただいた。塚田氏がいなければこの書の発刊はなし得なかったものであり，深謝申し上げる次第である。

　本書をもとにプログラムを知った人たちが少しの自信をもってケアできるようになり，そしてそのことで当事者が希望を持ち続けられるようになることを願っている。
　2019年9月

編者　下里誠二

目次

序

第1部 理論編

I 暴力に対応することについての重要な理念.....1

1 暴力をケアするということ.....2

2 CVPPPの理念.....5
- 1）CVPPPの基本的理念.....5
- 2）CVPPPの8つの原則.....5
- 3）当事者と臨床の狭間をつなぐもの.....12
- 4）8つの原則の誤りやすい注意点とポイント・利点.....12

3 プログラムによって期待される変化.....17
- 1）Person-centeredなかかわりについて.....17
  - ①ケアとは.....17
  - ②Person-centeredなかかわりとは.....19
  - ③Patient-centeredの陥穽.....21
  - ④リカバリーとCVPPP.....22
- 2）プログラムによって個人に起こる変化.....22
  - ①自信をもつことができる.....22
  - ②不適切なかかわりの減少につながる.....24
- 3）プログラムによって組織に起こる変化.....24
  - ①けがや暴力の減少.....24
  - ②隔離拘束の減少.....25
  - ③安心できる組織.....26
- 4）暴力に対する教育——欧米のAMPとの比較.....26
- 5）批判的側面——英国及びスコットランドでのC&Rの例から.....27
  - ①明確なエビデンスを得るのが難しい.....27
  - ②身体介入技法への懐疑的な視点.....28
  - ③CVPPPのトレーニングに関する見解.....29

II 暴力に関連した理論と法的問題.....33

1 暴力と攻撃性の理解.....34
1）定義.....34
①暴力の定義.....34
②「攻撃」と暴力.....34
2）攻撃性の理論.....35
①攻撃性の要因.....35
②攻撃性に関する3つの心理学的理論.....36
③怒りは攻撃ではない.....36
3）感情, 態度, 行動という3つの側面.....37
①感情としての怒り.....37
②態度としての敵意.....37
③攻撃行動.....38
4）臨床と暴力の問題.....39
①精神科における暴力発動.....39
②ケアと暴力.....40
③攻撃を受けやすいスタッフ.....42

2 法的問題──ケアするための根拠.....44
1）緊急避難.....44
2）安全配慮義務責任.....44
3）責任能力, 判断能力, 強制介入について.....45
4）精神障害と司法.....46

III CVPPP実践の手引き.....51

1 CVPPPの概要.....52
1）4つの構成要素.....52
2）CVPPPの効果.....54

2 CVPPPの構成要素.....56
1）リスクアセスメント（risk assessment）.....56
①暴力の長期的リスクファクター.....56
②暴力の予測.....57
③リスクアセスメントの方法.....62
④リスクアセスメントの際の注意点.....63
⑤まとめ.....65

2）ディエスカレーション（de-escalation）.....68
　　　　①ディエスカレーションとは.....68
　　　　②ディエスカレーションの6つのポイント.....73
　　　　③段階的なディエスカレーション.....83
　　　3）ブレイクアウェイ（breakaway）とチームテクニクス（team techniques）.....94
　　　　①ブレイクアウェイ（breakaway techniques）.....94
　　　　②チームテクニクス（team techniques）.....99
　　　4）振り返りと報告.....111
　　　　①振り返りと報告の必要性.....111
　　　　②当事者との振り返り.....111
　　　　③スタッフの振り返り.....113
　　　　④報告.....115

3　日常の行動的介入とさまざまな対象へのCVPPP.....118
　　1）日常の行動的介入.....118
　　2）さまざまな対象へのCVPPP.....119
　　　　①児童思春期とCVPPP.....119
　　　　②認知症とCVPPP─安心感がキーワード.....120
　　　　③学生とCVPPP.....121

　　　コラム①児童・思春期精神科病棟におけるCVPPP.....123
　　　コラム②看護基礎教育におけるCVPPP.....127

第2部 実践編

I ブレイクアウェイ.....133
ブレイクアウェイの手技について.....134
状況1　同側の手首を持たれているとき.....136
状況2　反対側の手首を持たれているとき.....142
状況3　両方の手首を持たれているとき.....145
状況4　髪を持たれているとき.....148
状況5　後ろ襟を持たれているとき.....150
状況6　前襟を持たれているとき.....154
状況7　首を持たれているとき.....158
状況8　仰臥位・腹臥位の状態.....161

状況9　　抱きつかれているとき（後方）.....167
　　状況10　　攻撃線への対応.....170

Ⅱ チームテクニクス.....177

　　チームテクニクスの手技について.....178
　1　基本の姿勢.....182
　2　エスコート.....184
　3　立位と移動のサポート.....186
　4　腹臥位でのサポート.....192
　5　仰臥位でのサポート.....208
　6　立位から腹臥位へのサポート.....219
　7　腹臥位から仰臥位へのサポート.....222
　8　座位でのサポート.....227
　9　スタッフが交代してサポートを継続する方法.....232
　10　仰臥位からの移動のサポート.....235

第3部 研修にあたって

CVPPP研修の運用と管理について.....241

　1　一般社団法人日本こころの安全とケア学会設立とその経緯.....242
　　　1）日本こころの安全とケア学会について.....242
　　　2）CVPPP研修に関連した学会組織.....243
　　　3）CVPPP研修で得られる資格.....244
　　　4）CVPPP研修の種類.....244
　　　5）インストラクターを目指すには.....245

　2　CVPPPトレーナー養成研修における注意事項.....246
　　　1）トレーナーとして認められるためには.....246
　　　2）CVPPPトレーナー養成研修の留意点.....246

　　補足編　ワークシート一覧.....259

文献一覧.....272　　／　　監修・編集・執筆者一覧

演習課題

演習課題1 「ケアするため」を意識する.....4
演習課題2 ケアする力，妥当な力.....14
演習課題3 暴力とその被害.....47
演習課題4 ケアするときのリスクの把握.....65
演習課題5 ノンバーバルコミュニケーション.....79
演習課題6 対等であるとは？看護師メガネをかけていることはないか？.....81
演習課題7 ディエスカレーションを理解する.....93
演習課題8 ブレイクアウェイ.....98
演習課題9 ブレイクアウェイ その2.....99
演習課題10 身体介入してよいときとは？.....102
演習課題11 効果的な力とは？.....106
演習課題12 チームとリーダーの役割.....110
演習課題13 振り返り.....117

当事者の声

身体拘束の体験.....31
拘束されてもリカバリーの過程にいる当事者でした.....48
当時，私が望んだこと。.....129

インストラクターの声

これからCVPPP研修を行う方へのメッセージ.....249
CVPPPを導入することとその効果の表れ.....252
インストラクターとして，CVPPPにどう取り組んでいるか，CVPPPをどう利用しているか.....254
インストラクターになっての自分の変化.....256

第1部　理論編

I
暴力に対応することについての重要な理念

1 暴力をケアするということ

　インターネット上の書店サイトで「暴力」と検索すると，さまざまな分野の暴力にまつわる書籍が示される。悲しいことだが，社会の中には多くの暴力があることがわかる一例である。

　また，暴力は非常に幅広い問題を含む。例えば，暴力の問題について，加害者と被害者というそれぞれの立場からとらえようとすると，対象がさまざまにあるということがわかる。子ども同士の喧嘩から始まり，ドメスティックバイオレンス（DV）ならば恋人同士や夫婦であるし，いじめではクラスメイト同士になる。果ては，戦争となれば国同士の暴力である。被害の程度でも，心理的なものから凶悪な殺人までである。さらには，暴力を起こす原因をみても，侮辱されたという感情やら，利益が侵害されたことによる怒りもあれば，脳の病気が原因で起こるものまで，さまざまである。

　一方で，暴力へ介入するのは，緊迫した攻撃が起きている時期だけではない。例えば，暴力を予防するため，病院などの待合室においてイライラが起こらないように癒しの音楽を流したり，調度品を整えたりすることがある。また，建物を安全に配慮した形で改修する，あるいは企業の電話での対応において，「この通話は録音されます」とアナウンスすることもまた，（表向きは「サービス向上のために」とは言っているが）クレームがエスカレートして激高することについて抑止効果をもたせるという目的があるとすれば，暴力への対策となる。さらには，サービスマニュアルの工夫，接客術，イライラを爆発させないためのアンガーマネジメントなど，切りがないくらいに暴力への対応・介入方法が出てくる。

　本書はそのなかでも，主に精神科を中心とする医療，福祉の現場で起こる暴力に対応することを主眼にまとめているが，医療の現場でさえ暴力問題はさまざまであり，攻撃行動や暴力といった問題を扱うには相当に限られた部分を取り上げる必要がある。ここで最も大きく考え方を隔てるのは，暴力をケアとして取り扱うべきものであるかどうか，ということである。

　例えば，「身体科の病院で問題となるような，判断能力を十分に有している人が理

不尽に暴力を振るうような場合」と,「暴力が障害そのものによる結果,あるいは当事者が身を置いている(置かされている)療養環境の結果などであって,暴力そのものもケアの対象として取り扱うべき場合」がある。

　本書では特に,後者の「暴力をどうケアするか」について扱う。もっとも,精神科医療にせよ,福祉の現場にせよ,実はこの中間のような状態のケースに遭遇する場合も多い。つまり,「この人は本当に病気なのか？　警察に対応してもらったほうがよいのではないか？」と思ってしまうような場合であるが,このような場合には働く者としてやりきれなさを感じたりすることも多いかもしれない。ただし,その人が入院なり入所なりしていてそこでケアされる対象であるということから,私たちは専門職としてケアするための技術を用いるべきであろう。本書はあくまでもこの視点に立つものとする。まずは,本書が扱う包括的暴力防止プログラム(Comprehensive Violence Prevention and Protection Program：CVPPP,シーブイトリプルピーと呼んでいる)を,「CVPPPは主に精神科医療,あるいはその関連領域の施設等で起こる当事者の攻撃,あるいは暴力を適切にケアするためのプログラムである。当事者も援助者もともに同じ『人』としてPerson-centeredと考え,互いに尊重され守られるべき存在である。援助者は苦しんでいる当事者の味方であり,当事者にとって援軍となることが最も攻撃性や暴力行動のリスクを下げるものである」として,CVPPPについての理念を示す。

演習課題1　「ケアするため」を意識する

目標:
ここから先,「ケアするため」ということを意識づけましょう。

方法:

① 小グループをつくり,話し合いをします。

② まず,「私は,○○の専門家です」と自分の立場をグループの人に宣言してみましょう。ケアの専門家ではない別の専門家(医学,心理学…)もいると思います。別の専門家であると宣言した方は,本書がケアという視点を重視しているということを意識します。「私はケア(看護でも介護でも援助職として)の専門家である」という人は,本書が人をコントロールするものではなく,自らの専門性を発揮するために使うものということをここで意識してください。

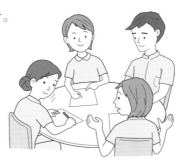

③ 次に,これまでに「とてもよいケアができた」と自分が感じ,当事者からは「労ってもらえた」と感じてもらえたエピソード,または「あなたがいてくれてよかった」と言ってもらえた体験について話し合ってください。どのような場面でもよいです。CVPPPだからといって,暴力とか隔離とかにこだわる必要はありません。このような体験を,「ケア」としてこれから先の学びが同じ体験に結びつくためにはどうしたらよいかを考えてみてください。

④ また,これまでに身体介入をしたことがある人,隔離をしたことがある人,拘束をしたことがある人は,生まれて初めてこれらの体験をしたときに,どんな状況でどんな気持ちでいたかを話し合ってください。その瞬間の思いに戻って,これから学ぶ行為について真剣に受け止めて考えていきましょう。

2 CVPPPの理念

1) CVPPPの基本的理念

　CVPPPでは、「ケアとして真剣に当事者のことを助ける、Person-centeredにその人とかかわる」ということを基本的な理念としている。ケアの対象は「障害者」でも「暴力を振るう危険物」でもなく、「人」である。であるからこそ、こうすればうまく抑えられるということを気にしてはいけない。「どうすれば当事者が最も気持ちよくいられるか」を考えるべきである。

2) CVPPPの8つの原則

　そして、この理念を形作るものとして、CVPPPの8つの原則がある（表1）。

原則①　助けに行くための包括的な技術——包括的なものであって、身体介入だけのものではない。助けに行くための技術である。封じ込めたり、抑えに行くための便利技ではない

　包括的暴力防止プログラムとはその名の通り、包括的に（Comprehensive）、暴力（Violence）を、予防（Prevention）、そして防止（Protection）するためのプログラムである。
　「包括的」と名を冠している通り、ただ単に身体的な暴力行為を物理的な力で抑止するためのものではない。具体的には、「リスクアセスメント」「ディエスカレーション」「チームテクニクス」「ブレイクアウェイ」「報告と振り返り」という構成要素を含む、系統的で包括的なプログラムである。
　CVPPPが一貫して重要視してきたのは、我々は援助者として『助けに来た』という援軍としての姿勢を示すべきで、緊迫した場面でこそ徹底した人権の保障をすべき（向谷地 2005）という視点であり、そして暴力によって最も不利益を被るのは当事者自身であって、当事者に対峙するのではなく寄り添うという姿勢（中井 2007）をもつという立場である。

表1　CVPPPの8つの原則

原則①	助けに行くための包括的な技術
原則②	当事者・スタッフが安心・安全になるためのもの
原則③	当事者は「人」
原則④	ケアのための方法
原則⑤	最も非拘束的な方法をとる
原則⑥	あきらめるのではなく理想を考える
原則⑦	落ち着くことができるスキルの獲得
原則⑧	CVPPPが環境をよくする

　私たちは，力対力で暴力へのケアという問題を考えるのではない。ケアという視点で，当事者が安全，安心を感じることができるようにするのである。

　例えば，どうしても身体介入を避けられなくなったときに，当事者に何も言わずただ徒手によって行動を制限し，スタッフだけで「早く立たせよう，あそこに連れて行って注射しよう」などと振る舞えば，それはただの強制であり連行になってしまう。このとき，常に当事者の想いの上に立ち，当事者に対して「助けに来ました。絶対に味方になりますから」と声をかけながら一連の行動が行われるとすればどうだろうか。

　CVPPPは，単に抑制のための便利技ではない。CVPPPはもともと「（精神保健福祉法上の）身体の拘束，隔離をしなくてすむようにするため」に開発された。「身体的拘束，隔離をスムーズに行えるようにするため」ではない。このためCVPPPには，ベッド上で抑制帯を使って当事者を拘束する，という意味での身体的拘束を助ける技法は含まれていない。落ち着きを取り戻すまで援助者が付き添ってケアすることが究極の目

標である。そして，もしも代替手段が何もなく，身体的拘束が必要になったとしても，「身体的拘束を外せないからオムツ着用」ではなく，「オムツをしなくても，CVPPPのチームテクニクスで援助して，行きたいときにトイレに行ってもらうことができるように配慮したい」という思いがあり，これを実現するためのものである。

　この誤解を象徴する言葉が「CVPPPは使えない」というものである。CVPPPはアセスメントやコミュニケーションスキルを含む包括的なものである。この文脈では，使えない部分だけであるはずもない。「CVPPPを使えない」という言葉の裏にあるのは，「CVPPPではうまく抑えられない」ということの一点なのだろう。これは，援助者が楽になるための技術としての視点なのであって，CVPPPを本当に理解し当事者を援助しようとするなら，援助者は業務量でいうなら楽になるどころか，かえって大変になるかもしれない。こうした危惧について長谷川（2016）は，「どんなに良いプログラムであっても人は身体介入という派手なものに眼と心がいきがちになる」ことを指摘している。これはまさしく，これまでのCVPPPにあった危機そのものを端的に示したものである。私たちが細心の注意をもってこのプログラムを実践しなければならないことを示している。

　もう一つ注意してほしいのは，「CVPPP」が一般的に浸透すればするほど，この略称と暴力という用語が容易に関連付けて連想されるようになる危険性があるということである。英国の代表的な暴力対応プログラムであるControl and Restraint（C&R）でも同様の指摘がある（Paterson 2009）。英国でのC&Rは，筆者らがCVPPPを開発する際の端緒となったプログラムであるが，1980年代にもともと刑務所にあったプログラムである。これがSpecial Hospital（英国の司法精神科病院のうち高度保安を必要とする病院）に適用された。このため，初期には身体介入を中心とした色彩が強く，痛みのコントロールを伴うことで批判される側面もあった。その後C&Rはさまざまな形態に広がり，より痛みを利用しないプログラムも出てきた。このようにC&Rは，もともと「暴力を管理する」という意味合いが強いものであった。C&Rという用語自体が「暴力」という言葉を連想するものになることへの懸念が生じてくるのである。CVPPPはケアが主であって抑制が目的ではないということを頭で理解していても，イメージのなかに残る可能性がある。

　実際に研修時に寄せられている感想のなかには，「声かけは大事だが，まず手技を覚えて安全に使えるようになりたい」「すでに院内にトレーナーがいるので，自分の役割は手技を完ぺきに覚えること」というような言葉が聞かれている。一見，安全な運用を目指す前向きな発言と考えられがちだが，こうした発言のなかには，CVPPP

は基本的に「手技」を覚えるためのもの，と解釈されているものもあるようだ．後述するが，CVPPPが当事者の味方になり安心してもらうためのプログラムであるならば，声をかけ配慮することは手技の一部なのである．にもかかわらず，手技（おそらくは手足の使い方）と声かけは別物と解釈され，「当事者の安全を守る」名目で身体介入を覚える，という発想につながりかねない．それはCVPPP自体が非道徳なものとして非難されかねないものである．これには運営側の反省もある．これまでのCVPPPの研修が，身体介入でも当事者中心に考えるのだといいながら，結局のところ手や足の使い方としての手技を覚えることが中心になっていたのは事実だろう．本書では，こういった危険性について，利用する側が常に意識するように考えている．

原則②　当事者・スタッフが安心・安全になるためのもの——このプログラムが扱う暴力への対応はリスクマネジメントであって，管理するための方法ではない．当事者・スタッフがともに安心・安全になるためのものである

　　CVPPPが扱う暴力への対応はリスクマネジメント（樋口 2006）であって，管理するための方法ではなく，また，当事者とスタッフがともに安心・安全になるためのものなのである．

　　リスクマネジメントは「事故は起こる可能性のあるもの」と考えマネジメントすることであって，あってはならないことを起こした犯人探しをするものではない．未来に向けて質を高め，助け合うべきものである．そして安心・安全は，当事者，スタッフのどちらかが安全になるということではない．それぞれが対立するのではなく，どちらも安全で安心できる環境であることを要求する権利をもっている．このとき，実はスタッフが当事者の安心をまず考えることが最も安全な環境につながるのである．なぜなら，暴力が起こるとき，当事者には安心できない葛藤状況があるからである．つまり，当事者が安心できれば予防することができるのである．だからこそ，「スタッフの安心」のための行為は，当事者からみれば「管理」ととらえかねないものであることもあり，むしろお互いが主張する権利をより危ういものにしてしまう．

原則③　当事者は「人」——暴力という言葉を使うけれども，「暴力＝行為者の悪」ではない．当事者は危険物ではない「人」である

　　暴力という事態になると，そこにいる当事者は危険であり悪であるという思いが起こるし，鎮圧するという意識になりやすい．しかし当事者は，好きで暴れているわけではない．これは中動態（國分 2017）という考え方で理解するとわかりやすいが，つ

まりは，行為としての暴力は完全に自発的意思に基づくものというわけではなく，環境や障害がそうさせているのである。

　暴力は，症状からくる不安や恐怖，あるいは環境のなかで自分がそうせざるを得ない状況で起こるのである。だからこそ，ケアとしての介入が必要となる。暴力をする・されるという考え方しかしなければ，すぐに「暴力＝悪」という図式になり，振るう当事者は悪者，されるスタッフは被害者となる。すると当事者の側も，「自分は悪者にされる」という意識が生まれることになる。

原則④　ケアのための方法——協働するのであって指示するものではない。ケアのための方法であり，そのための技術である

　協働するという姿勢は一方的ではいけない。どちらかが一方的に命令したり服従させたりするものではない。当事者への対応は，スタッフ側の都合で行うものではないのである。アセスメントにせよ，介入プランにせよ，できる限り当事者もかかわる姿勢が重要となる。

　当事者を守る姿勢をもてば，自然と看護師も守られる（逆の場合もあるかもしれない）。お互いを守ることを考えるというときには，「する・される」という図式から守るのではなく，お互いにどうしようもない状況から「ともに」抜け出すと考える必要がある。

原則⑤　最も非拘束的な方法をとる——無理やりの力ではない，痛くないだけではない。妥当な力であって不快さもないように。最も非拘束的な方法で常に当事者中心のケアが，最も当事者が落ち着くものである

　拘束的，管理的でない，かかわりを中心としたプログラムが暴力を減らす（Rice et al. 1989）ということが示す通り，我々の考え方，かかわり方ひとつで結末は大いに変わってくる。暴力にかかわるとき，管理・拘束は役立たない。欧米の攻撃性や暴力のマネジメントのガイドラインでも，Person-centeredのアプローチの視点が重要とされる（NICE 2015）。

　ここまでみてきたように，CVPPPも「Person-centered」なかかわりをすることを理念としている。ケアの対象は「障害者」でも「暴力を振るう危険物」でもなく，「人」である。だからこそ，こうすればうまく抑えられるということを気にしてはいけない。「どうすれば当事者が最も気持ちよくいられるか」を考えることが大切である。

原則⑥ あきらめるのではなく理想を考える——「臨床では仕方ない」という現実的あきらめではない。理想を考えるのがCVPPPである

　暴力の対応についてよく聞かれる言葉として，「現場ではそんなにきれいにいくわけがない。暴れられたら，どんなことでもしないと仕方ない」「こちらはきちんと対応しているのに，わざとやっているとしか思えない。そんな風に考えてはいられない」などというものがある。確かに，臨床では理想論ではすまされない事態がある。しかし，あるべき姿をもっておかなければ，すぐに「現場では…」ということになってしまうだろう。CVPPPをスキルとしてもち，「こんな風にケアできたらいいよね」という理想を持ち続けることが大事なのである。

　この意味で，CVPPPの演習はリアルな状況を反映する。例えば，本当に身体的に介入されている状況を再現しながら対応を考えることができる。机上で行われる講義を主体とした研修との圧倒的差が，ここにある。CVPPPの演習では，この最も有益な状況を有効に利用してほしい。

　また，暴力に対するには力が必要だと考えると，当事者が女性であっても，男性がかかわるということがある。もちろん，どうしてもそうでなければならない場合もあることはある。攻撃性や暴力の対処に関するガイドラインで有名なものとして，英国国立医療技術評価機構（National Institute for Health and Care Excellence：NICE）のViolence and aggression: short-term management in mental health, health and community settingsがよく知られている。これは精神保健，あるいは地域での短期的マネジメントを対象にしたガイドラインであり，その介入については推奨レベルがエビデンスレベルに基づいて設定されている。

　このガイドラインはこれまでも改訂が繰り返されて，現在の最新版である「2015年版」の直前の改訂は2005年の「Short-Term Management of Violent (Disturbed) Behaviour in Adult Psychiatric In-patient and Accident and Emergency Settings Guideline」であった。2005年版と2015年版の最も大きな違いは入院環境や救急に特化していたものが範囲を広げたという点であるが，この点についてはわが国ではまだまだ議論すべき問題が残されているように思う。暴力への介入についていえば，2005年版でも「Person-centered」という用語が登場していたが，2015年版はさらに「ユーザーの視点」について強調されたように感じる。

　NICEのガイドラインでは，ガイドライン開発者の推奨事項として，特に若年の女性当事者への対応について，「可能ならば同性のスタッフが介入すること」程度の記述にとどめている。これは，治療上の利便性と有害性が二律背反するなかでの指針であ

ろうが，しかしそれは容認してよいということではない。ある若い女性当事者の体験として，「大勢の男性に抑えられてショックだった。そのショックがもとで自傷行為をしたが，その結果，医療者に『状態が悪いからだ』と言われた」というものもあった。このようなときには，ケアという名のもとに，スタッフから当事者に対して暴力が行われているに等しい。

　対象が常に「人」であることを忘れずにケアしなければ，それはケアにはならないのである。CVPPPでのトレーニングは，Person-centeredなかかわりをどのように実現するかを考えるものである。

原則⑦　落ち着くことができるスキルの獲得——自信をもって落ち着いてかかわることが重要だが，問題はスキルがないことであって，スキルを獲得すれば自信がもてるし落ち着いてかかわれる。そのことで，当事者も落ち着くことができる。そうであるからこそ，スキルの獲得が重要である

　落ち着いて自信をもってかかわることができると，自然とその場は落ち着いた雰囲気になる。対応するスタッフが慌てたり怯えたりしていると，その場の雰囲気にはさらなる緊張感が生まれる。スタッフの反応や行動が当事者にとって助けにはならず，緊張感だけが生まれてしまう。これは後述するディエスカレーション（p68参照）で最も重要なことである。

　落ち着いていれば当事者の声に耳を傾けやすくなる。そうすれば当事者は自然と落ち着いてくる。ではどうすればよいか？　それはスキルをもつことである。こうすればよいという技術が自信を生むのである。

　我々は専門職として活動している。専門的なかかわりをすることに自信があれば，感情のままに行動してしまったりすることは少なくなるだろう。この専門家としての意識を維持することが大切である。多くの不適切な対応は，この専門家としての境界があいまいになることにも一因がある（Reiss & Kirtchuk 2009, 市川・木村 2016）。演習課題1（p4）で考えた，専門家としての自分のなかに，「緊急時にも落ち着いて対応できる人」が加わるとよい。

原則⑧　CVPPPが環境をよくする——組織がよくならなければ，安心・安全な環境をつくることができないのではない。CVPPPで安心・安全な環境をつくれば，組織がよくなる

　組織が悪いからどうしようもないと考えるのではなく，CVPPPのようなスキルが

個人の安心を生み，それが集団にも安心感を与えていくと考えるべきである。これは，当事者とスタッフの関係だけではなく，当事者同士，スタッフ同士の間の安心感にもつながるものである。

3）当事者と臨床の狭間をつなぐもの

　CVPPPの大きな原則をみてきた。CVPPPには，本来はないほうがよい身体介入が含まれている。それを，臨床側の「仕方がないから」という消極的な理由にすれば，臨床が身体拘束をすることを正当化してしまうだけの可能性がある。当事者にとってみれば，ただ理不尽に拘束されるための「悪」となる。かといって，臨床のなかでは本当に必要とする場面はある。「ケア」という文脈を忘れなければ，それで助かる当事者が必ずいるだろうとも信じている。

　だがそこに，拘束するものとされるものという立場を強調すれば，これから先も現状が変わることはない。

　これまでは常に拘束する側，拘束される側という形で，一方向性に主張がされていることが多かった。あまりにも取り扱いにくいこの問題について，私たちはCVPPPだからこそ，双方向性に当事者の希望とそして臨床側の希望を話し合い，その間をつなぐものとして存在することができるのではないかと考えている。

4）8つの原則の誤りやすい注意点とポイント・利点

　CVPPPの8つの原則について，誤りやすい注意点とポイント・利点を表2に整理したので，参照してほしい。

　また，ケアをする理念を体験するための演習について，演習課題2にまとめた。研修の際などに活用していただきたい。

表2　CVPPPの8つの原則の誤りやすい注意点とポイント・利点

分類	原則の内容（まとめ）	誤りやすい注意点	ポイント・利点
概要	原則①②：リスクマネジメントを中心に，包括的に当事者をケアするためのプログラムである	原則①：身体介入だけではない ・封じ込めたり，抑えに行くための便利技ではない ・「CVPPPは使えない」というのは，CVPPPを抑えるための手技ととらえているからである	原則①：当事者を助けに行くための技術である 原則②：リスクマネジメントを中心とした，包括的なプログラムである
理念	原則③④⑤ 当事者中心の姿勢を大切にする	原則③：当事者は「危険物」ではない ・ケアとして扱う暴力は，「行為者の悪」ではない 原則④：当事者への対応は，スタッフの都合で行うものではない	原則③：当事者は「人」である ・どんな状況でも当事者の想いを考え，配慮することが大事である ・スタッフの介入を，ひどい仕打ちを受けた出来事としてつらい思いを心に残さないようにかかわることが大切である
理念		原則②：管理するものではない 原則④：指示したり命令したりすることによって，服従させるものではない	原則⑤：当事者中心のアプローチであり，協働することが大事である
理念		原則⑤：身体介入は無理やりの力で行うものではない	原則⑤：妥当な力で，最も非拘束的な方法をとるものである
理念	原則⑥ 現実的なあきらめではなく，理想を考える姿勢を大切にする	原則⑥：「臨床では仕方がない」という現実的あきらめではない	原則⑥：理想を考える ・理想ではすまされない事態は確かにあるが，よりよいケアを提供するためには大事な理念である
期待される結果・目標	原則⑦ スキルの獲得により，専門家として適切なケアを提供することを目標としている	原則⑦：ただ毅然とした態度をとれということ	原則⑦：スキルの獲得により，当事者に自信をもってかかわることができる ・スタッフが感情をただぶつけてしまうなどの不適切なかかわりをなくすことができる
期待される結果・目標	原則②⑧ 当事者，スタッフ，組織の安心・安全をつくることを目標としている	原則⑧：組織がよくならなければ，安心・安全な環境をつくることができないのではない	原則⑧：CVPPPで安心・安全な環境をつくることで，組織はよくなるのである ・安心・安全な環境をつくることで，当事者が安心し落ち着くことができる ・当事者間，当事者ースタッフ間，スタッフ間の関係がよくなる

演習課題2 | ケアする力，妥当な力

目標:

ケアする力，妥当な力とは，拘束する力とは違うことを理解します。力任せは不快なだけで，ケアにはならないということを知りましょう。

方法:

① 最初に，2人一組で横に並びます。役割は後で交代するので，まずは持つ人（A）と持たれる人（B）の役割を決めます。次に，Aは外側の手でBの手首を持ちます。また，Bに近いAの手は，Bの脇の下に入れて，自分（A）の手首を持つようにします（図1）。

図1

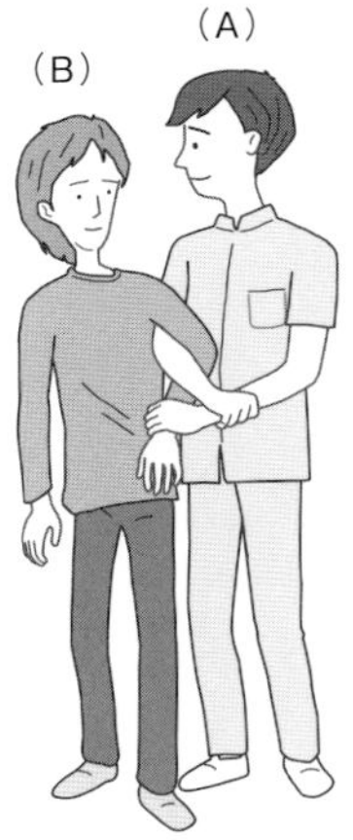

② そして，持つ人（A）は持たれる人（B）の手首を思い切り強い力で持つようにします。手を振りほどかれないようにと最大限の力を込めます。一方で，自分（A）の手首は優しく持つようにします。

このとき，Bは「抑えられている」と感じるでしょう。

そこで，Bは持たれた手を振り払おうと，前方に振り上げてみます。すると，Aに手首を強く持たれているにもかかわらず，簡単に手を持ち上げることができると思います。

③ 今度は逆に，持つ人（A）は持たれている人（B）の手首に「大丈夫。守りにきましたよ」という気持ちを込めて優しく触れる程度にしてみます。非言語的なメッセージとして，できるだけ安心してもらえるように気をつけます。一方で，自分（A）の手首を持っている手にはしっかりと力を入れてみます。

このとき，Bは先ほどと違い，さほど強引さを感じないのではないでしょうか。

そして，Bが持たれた手を振り払おうと前方に手を振り上げてみても，

驚くほどしっかりサポートされていることに気がつくと思います。
④　次に，手首を持つ位置に注意してみます。持つ人（A）は持たれる人（B）の手首を持つとき，㋐できるだけ前腕の遠位端（手のひらと手首の境ぎりぎり）で持つ，㋑2～3cmほど肘側で持つということをしてみて，Bが手を動かそうとしたときの比較をしてみましょう。㋐の遠位端で持ったほうが確実にサポートできることに気がつくと思います。
⑤　今度は，サポートされている側が時々少しだけ力を入れて離れようとしてみます。サポートする側が常に力を入れている場合，サポートされている側の人が力を入れたときだけ少し力を入れ，力が抜けているときには自分も力を抜いてみましょう。どちらがサポートされている側にとって楽な感じがするでしょうか。
⑥　以上の①～⑤を，今度は役割を入れ替えてお互いに体験してみましょう。

[解説]

単純に手を離されまいと思うなら，当然のことながら，当事者の手首を強く持ちたくなるでしょう。しかし，この演習で体験したように，実際にはそれではうまくいかないし，むしろ逆に不快な思いを抱かせてしまうことにもなるのです。我々が目指すべきは，当事者ができる限り安全で安心だと思えるような，究極的には心地よささえも感じられるようなかかわりなのです。

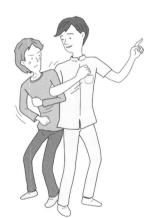

この演習で理解していただきたいことは，当事者がどう感じるかを考え，当事者を中心に考えることでうまくいくということなのです。

実はこの演習は，これ以降の本書の内容につながる，いくつかの重要な意味を含んでいます。一つ目は，技術としての身体的介入は，効果的な方法を使わなければうまくいかないということです。手技の正確さが重要であるとともに，簡単にみえても十分な練習によって習得しなければなりません。二つ目としては，妥当な力であること，不必要な力を入れることなく行えるこ

とが重要であるということです。このためにも，正確で熟練した技術が必要になります。また三つ目には，ノンバーバルなメッセージがいかに重要であるかということです。そして最後に，こうしたエスコートと呼ばれるような手法は，通常特に問題のないものとして受け入れられる傾向にあるということです。しかし，理念から外れれば，これも単なる抑制法に過ぎないものになってしまいます。

　以後，このことを頭の片隅に置きながら，本書を読み進めていただきたいと思います。

3 プログラムによって期待される変化

　ここでは，CVPPPを用いることによって起こる変化等を中心にまとめていくこととするが，まずは，これまでにも繰り返し出てきているPerson-centeredについて紹介し，その考え方等を整理した上で，話を進めていきたい。

1）Person-centeredなかかわりについて

①ケアとは

　ケア（care）とは，一般的には「世話」とか「援助」の英語であるが，広井（2000）はケアを広義，狭義，そしてその中間の3つの意味に区分している。広井は，最も広い意味でのケアは「配慮，気遣い」であり，中間的なものは「世話」が該当し，狭義は医療や福祉といった分野で使われる専門的な「ケア」であるとしている。本書は，狭義の専門家としてのケアのあり方のなかでも，特に当事者が望んで入っているわけではないことも多い精神科病院や，あるいは施設でのケアについての書，ということになるが，ここではいったんさまざまな「ケア」について概観する。なお，厳密にはケア，ケアリングと使い分けるべきであるが，多くの場合，ケアリングという用語はそのまま「ケア」として表現されているので，本書でも「ケア」という用語で表現している。

　筆者は看護学の立場であるが，多くの看護理論家がケアについて論述している。これは看護学としてのケアであるが，ケアという概念については援助職全般のケアにもいえるものと考える。例えば，Heideggerの現象学の影響を受けたBennerは，ドレイファス・モデルをもとにした看護師の技能習得と発達の過程を示したことで有名だが，「気遣い」が看護の根本であるとする。これについて現象学と医療ケアを論じた榊原（2018）は，Heideggerのいう「気遣い」は人間の基本構造であり，人間の本質は「ケアすること」とするなかで，「他者を支配してしまうような顧慮的気遣い」ではなく，「他者を自由にするような顧慮的気遣い」こそが看護関係の究極の目標であると論じている。これは，CVPPPにおける管理をしない関係のなかで当事者をねぎらうという姿勢の

重要性につながるものと考えることができよう。

　また，ヒューマンケアリングで有名なWatsonは，哲学者であるMayeroffのケアリングを引用し看護におけるケアリングに触れている。Mayeroffは哲学者であり，ケアは一つの過程として人に関与するあり方であるとした（Mayeroff 1971，田村・向野訳 1987）。これは正確には「ケアリング」と呼ばれるべき概念である。Mayeroffによれば，ケアリングは本質的に興味深い人間活動の一つであり，他者を自分自身の延長と感じ，また他者を尊重されるべき独立しているものとして接し，ただ好意をもったり，慰めたり，支持したり，興味をもつことではなく，また押し付けることでもないという。ケアは「その人が成長すること，自己実現することを助けること」であり，さらには「自分をも成長させるもの」としている。先の広井は，人間がケアの欲求をもつとして，ケアを行っている人自身も力を与えられるものであるとしている点では共通しているように思える。広井はまた，ケアはしてあげたりするという理解ではないということを指摘しているし，心理学者の東畑（2018）もまた，國分（2017）の中動態という「ケアする・される」という二分的思考ではないとしている。病院や施設での暴力や攻撃性へのケアでも，特にケアする・されるの考え方をすると，当事者とスタッフが対立をするという構図になりやすいということは理解しやすいだろう。

　一方，社会学の立場から，上野（2011）はMayeroffを，ケアの対象が依存と保護，コントロールに限定されることなどについて批判的にとらえている。こうした対象の下ではパターナリズムの名のもとに当事者は抑圧されかねないという危惧があり，CVPPPのような緊急時への対応では特に注意すべきものである。病院や施設では，パターナリズムが生み出す当事者の上に立って支配的にケアを押しつけるということに最大限の注意が払われる必要がある。また，ケアの倫理という点からは，岡野（2011）がケアの倫理はまず他者に危害を加えないことと述べている。心理学者の東畑（2018）は精神科デイケアの経験から，「ケアは傷つけないこと」と表現している。CVPPPのように身体介入技術をもつプログラムでは，いかにして傷つけたり害したりしないようにできるかは，ケアをするものとして機能できるかの境界にもなるだろう。なお，これは余談であるが，日本における最初の精神科看護の教科書とされる「癲狂院に於る精神病看護学」は榊保三郎医師によって書かれたが，そのなかには「狂躁患者に對する看護人の態度」が記されている。そこには「止むを得す手を下さざるべからす其の手を下すときは看護人は必ず患者を勞わるの心を以てせざるべからす」とある。CVPPPの身体介入には，必ずケアとして「労る」ということが必要であるとしているのである。

図2　なぜ病院はリカバリー志向にならないか

生物-心理-社会モデル （対話的アプローチ）	生物-心理-社会モデル（Engelが主張した現在病院での主流の考え方，分類から出発）
・当事者の経験を出発点 ・当事者のニーズを本質的な位置づけとする	・精神障害は個人の機能不全を反映し，苦悩や障害が精神障害の構成要素 ・当事者の視点を重視しているが，実は心理社会的要因は二次的 ・疾患であるかどうかを決めるのは医学
当事者　Person-centered	患者　Patient-centered
入院すると… 当事者，スタッフともに，人としてともに安心であることを目指す（もちろん，必要な保護，薬物療法，心理社会的治療は行われるが）。 ケア：当事者が希望をもてるリカバリーの手助けとなるケア	入院すると… 患者は保護される（保護室）。治療される（投薬）。変わることを求められる（心理社会的治療）。 ケア：治療の手助けとなるケア

（石原，2018を参考に作成）

　ここまで簡単にケアを概観したが，単純にこれらを統合しても（単純な統合など論外と批判を浴びるかもしれないが），ケアは「ケアするもの」「ケアされるもの」という表面的な区分では語ることのできないものであり，そこには行為における相互作用があり，なおかつ傷つけないものと考えてみる。CVPPPは精神科病院や施設という，管理という構造に陥りやすい場所でのケアの技術であるから，CVPPPを考えることはケアそのものの意味を探求するものである。そこには単なる抑制技術の習得ではなく，その行為のなかで起こっている相互作用に注目するトレーニングが求められるのである。ゆえに，狭義のCVPPPは圧倒的に不利な状況にある当事者の味方であり続けることで，ケアとして成立するものと考えている（図2）。

② Person-centeredなかかわりとは

　ここまで述べてきたように，CVPPPは抑制しようという技術ではない。常にPerson-centeredにかかわることを目指すものである。パーソン・センタード・ケア（person centered care：PCC）はもともと，英国における認知症ケアの世界から生まれた用語である。現在ではさまざまな領域でパーソン・センタード・ケアという言葉が使われるようになっている。

PCCは，Rogersの来談者中心療法における核となる概念である「パーソン・センタード・アプローチ」にその名を由来している。PCCは認知症の人を社会の完全な一員として尊重すること，その人独自の個性（人生，性格，健康，社会経済状況など）が障害に対する反応に影響を与えるということを理解すること，その人の視点に立ってその人の経験する世界を理解しようとすること，彼らの障害を補うだけではなく，人として成長する機会を育む，より豊かな社会環境を必要としていることを認識することであるとする。ここには当事者中心のケアということがうたわれている。この「当事者中心である」ということについて，上野（2011）は当事者主権という立場から，「当事者の個別性に応じたカスタム・メイドのケア」がよいケアの基準であるとする。そして上野は，さらに認知症ケアとしてのパーソン・センタード・ケアについて，「認知症ケアではパーソン・センタード・ケアが唱えられているが，当事者中心の個別性ケアへの要請は，認知症ケアに限られるわけではない。認知症ケアでは，認知症の現れ方の個別性に，これまでの生活史がより臨界的にあらわれるというだけのことであろう」と記している。パーソン・センタード・ケアという用語は認知症ケアの哲学を示す用語としてのものであるが，「当事者主体」というそのものを表現しているといってよいだろう。

　このように，PCCの用語そのものを精神科領域に使用することも問題はないと思われる。本書ではperson centered careについて，Person-centeredであること，あるいはPerson-centeredなかかわりと表記することとしている。

　なお，注意として，このPerson-centeredはお互いに「人」であるから，当事者だけでなくスタッフも相互に尊重されなければならないものである。臨床の実践家からすると，暴力の問題に対して「当事者中心にだけ考えてしまえば当事者の言うことを何でもきかなければならないのか」という主張がされることになる。しかし，そうではない。お互いが尊重されるなかで相互に安心できる環境を整えるのである。

　また，Person-centeredのPersonは，当事者のみではなく，スタッフやその他すべての人を含む意味である（水野 2011）。この意味では，PCCは認知症ケアのみにとどまるものではなく，そのまま精神障害やその他すべての障害者にも通じるものと理解することができる。現在では，さまざまなところで「パーソン・センタード・ケア」という呼び方がされるようになってきている。看護の世界でもさまざまに用いられているが，例えばMorgan & Yoder（2012）は入院環境におけるPCCの概念を分析し，holistic, individualised, respectful and empoweringを構成概念としている。

③Patient-centeredの陥穽

　一方で水野（2011）は，日本でPCCの本質的な理解がされているかということについて，懸念も示している。「PCCもどき」の人は大声を出している患者について，「こんなに興奮していると本人がつらいと思う。落ち着かせてあげてください」と医師に言うが，その真意は「（看護師の負担を減らすために）早く抗精神病薬を使って鎮静してほしい」という意味合いだというのである。これは，CVPPPにおいても同じように注意しなければならないことだろう。

　さらにいえば，PCCには同じPCCでも，Person-centeredではなく，Patient-centeredという場合がある。決定的な差は「人」としてみるのではなく，「患者」としてみて患者中心と考えるというものである（Zhao et al. 2016）。この考え方を中心に据えると，「治療として必要」という考えが強化されやすくなる。特に施設や病院では，「本人のため」「その人のため」といいつつも，ついPatient-centeredになり，治療が優先されやすくなることに気がつく必要がある。CVPPPの演習ではこのことを常に検討することになる。

　患者ではなく人として考えて，援助者が当事者と対等であるとはどういうことか，それはこれまでCVPPPのなかにあると伝えた，ケアとして対等さを示すことでもある。例えば，隔離をされている当事者のケアについて，東京都立松沢病院で看護科長をしていた浦野（2009）によるこのような記述がある。

「『患者さんと対等な看護』という理念は石橋さんと，男性患者の看護長だった清水耕一さん（※筆者注　石橋さんは松沢病院の看護局長として精神科看護に尽力しフローレンス・ナイチンゲール記章を受賞した石橋ハヤさん。清水さんは松沢病院の看護師長で看護師による精神科看護のテキストを初めて書いた人物とされている）を通じて全職員に浸透していました。

　その理念を象徴するものとして保護室のトイレの問題があります。現在でもなお，ほとんどの病院の保護室には当然のようにトイレが付いていますが，松沢病院はあえて付けていませんでした。それは，『トイレも看護婦がちゃんと誘導して連れて行くもの』という思想があったからです。今のように鎮静する薬物がなかった時代ですから，興奮している患者をトイレに誘導するのはそれは大変なものでした。でも『それが看護というものです』と石橋さんや清水さんははっきりおっしゃっていました」

　私たちが人としての当事者を考えなければ，患者は治療のためなのだから少々の我慢は当然と思ってしまうだろう。私たちの言動一つ一つに考え方は現れる。

　今一度，当事者主権について検討してみよう。当事者主権というと当事者が主権を

もつということになる。それにはどうすべきか。それは私たちが当事者主体ですよといってもそうはならない。治療場面で半ばコントロール権を放棄する（斎藤2018）ということが必要になる。医療者がコントロール権を放棄しない限り，患者は患者であり続ける。ところがCVPPPは，緊急事態にせよコントロール権をもとうとするところに危険があるのである。CVPPPの演習では，この点を焦点にしつつ本来のケアを考えるということに意味がある。

④リカバリーとCVPPP

精神科看護におけるPCCについては，Gabrielssonら（2015）が検討している。これによれば，精神科入院環境におけるパーソン・センタード・ケアの概念は，文化的（専門職間の協力や当事者の関与），関係的（人としての関係，当事者が希望をもてる），リカバリー志向と定義される。すなわち，お互いが尊重される関係を基盤としたリカバリー志向の実践から達成されるとしている。リカバリーは現代の精神科医療の世界で広く浸透してきた概念で，その利用も幅広いものとなっているが，医療中心ではなく，当事者の人生を中心にして個人が希望する人生に到達することを目指し，ケアを提供する者は意思決定を支援する。とはいえ，リカバリー（正確にはパーソナルリカバリー）の定義の決定権は当事者自身にある（石原2018）。

援助者は，CVPPPがかかわるような環境であっても常に当事者に最大限の敬意が払われ，人としての当事者のリカバリーを妨げないようにかかわる必要がある。すなわち，リカバリーの要素のなかにある「個別的であり，当事者主体」「敬意をもって接されること」（大島2015）を，常にCVPPPの中心に据える必要があるだろう。CVPPPが扱う状況は時に緊急なものであるが，緊急時だからこそ，理念は常に現代の精神科医療の考え方と共通したものなのである。

2）プログラムによって個人に起こる変化

①自信をもつことができる

暴力には，自信をもって落ち着いて対応することが必要である（Rice et al. 1989）。自信をもつためには，教育，サポート，経験が必要であるといわれ（Mason & Chandley 1999），例えばブレイクアウェイ（後述）のトレーニングを受けることにより，看護師の恐怖と攻撃性が減少したという報告もみられる（Phillips & Rudestam 1995）。

CVPPPの評価においては，プログラムの受講前には女性，職位が低い，経験年数

図3　CVPPPがもたらす影響と変化

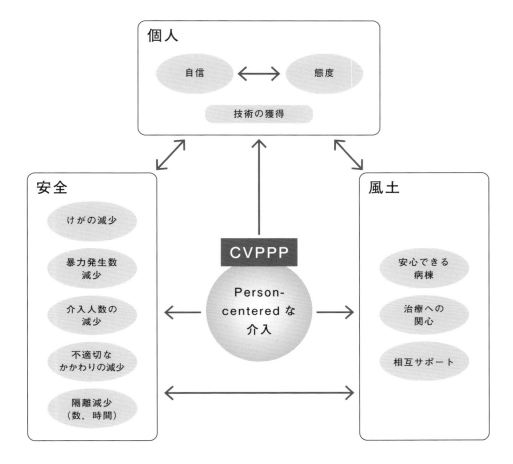

が少ない人の自信が低い傾向にあった（下里ら 2005a）が，受講後には自信をもって介入することができるようになり（下里・谷本 2008，谷本・下里 2008），さらに自己効力感の上昇がみられている（Allen & Tynan 2000，Fitzwater & Gates 2002，下里ら 2016）。Kynochら（2009）も，トレーニングによるスタッフの自信や態度の変化が暴力の予防の助けになるとしている（図3）。

　しかし一方で，自信や態度には否定的な見方もある。Needhamら（2005），Hahnら（2006）は，トレーニングでは看護師の態度に変化はみられなかったと報告している。しかしNeedhamらはこのとき，測定具の感度の問題もあると指摘しており，態度や関係の変化に関しては新たな枠組みが必要であるとしている。おそらくはトレーニングの目的によっても，また測定具によっても，結果が変化するのではないかと思われる。

　CVPPPの場合は，自信や態度の変化が，病棟でのスタッフ間，あるいは当事者－

看護師関係の変化も媒介するのかもしれない。訓練を受けることで自信がもてることについては，おおむね支持されている（Richter et al. 2006）。

実際に「みんなでやっていると思うと安心できる」「次に何ができるかわかると安心できる」「なぜ怒っているか，誰に怒っているか，何をしようとしているかの予測がつくと楽」「自分には技術があるからできると思える」といった意見を聞いて，「なんだ，そんなこと？」と思われるかもしれないが，「結局冷静沈着が一番ストレスが少ない」（春日 2004）のであり，うまくいくということなのである。

自信をもつことは，特に当事者の攻撃に対する看護師の怒り感情の強さにも影響を及ぼす。専門職としての経験の長さや，看護師が「自分はうまくできる」という自信があると，当事者が攻撃的な言動や行動をしたときにも，イライラしたり「キレ」てしまうことが少なくなる。筆者らは，看護師が当事者から怒りを喚起されるような状況での看護師が感じる怒りの程度とそれに影響する因子を検討した。男性女性で少し異なるものの，経験年数も影響を与えるが，介入することへの自信は当事者からの怒り喚起刺激に対して保護的に作用し，結果，それは看護師のネガティブな態度も減少させることになることがわかった（Shimosato & Kinoshita 2018）。これによれば，男性は攻撃に対して自信があると，身体的な攻撃を受けたときの怒りの程度が弱まる。そして，言語的な攻撃を受けたときにも怒りが弱まり，それが当事者へのネガティブな態度を減少させ，さらにはポジティブな態度へと変化させる。女性の場合は，自信が直接的にもネガティブな態度を減少させる可能性がある。つまりは，男性と女性で多少違いはあるものの，自信をもつことそのものがスタッフの態度に反映し，Person-centeredの視点をもつことを助けるものであると考えることができる。

②不適切なかかわりの減少につながる

暴力への介入で，スタッフ側から当事者に向けられることはあってはならないはずのことであるが，精神科病院や福祉施設において，新聞紙面をにぎわすような，スタッフによる虐待が起こっていることも事実である。しかし，安全で認められた介入以外のことをしないという前提があれば，不適切なかかわりを減らす効果をもつのである。

3）プログラムによって組織に起こる変化

①けがや暴力の減少

長期的な検討は今後も必要であるが，例えばWhittington & Wykes（1996b）は1日

コースのトレーニングで，スタッフに対する暴力が31％減少したと報告している。一方，Parkes（1996）はC&Rの介入効果には否定的な見解を示している。このように結果は一様ではないものの，プログラムが単に医療安全的に暴力を防止するためのプログラムであるのか，CVPPPのようにPerson-centeredなケアの方法を模索するものであるかによっても，結果は異なるだろう。

CVPPPでは，暴力発生時にスタッフ，当事者ともにけがが減り，介入人数が少なくてすむ（下里ら 2016）ことが明らかとなっている。CVPPPのようなプログラムは効果検証が難しいことがあり，明確なエビデンスを得られていないのが実情といってよいだろう。ただし，少なくとも当事者に対してけがをしないような介入方法を用いようとすることについて否定する者はいないはずである。特に，けがを減少させるようにデザインされたプログラムは，検証を重ねつつ利用される必要がある。

②隔離拘束の減少

アセスメントや介入のためのスキルをもつことで，「この状態では隔離でなければ対応できない」「この状態では拘束でなければ対応できない」という閾値を上げることに役立つと考えられている。例えば，拘束的対応として扱われることがある，注射による臨時投薬を行う場面では，対象は精神病性の症状に影響されていないかもしれない。純粋に病状が原因で暴力行為に至ったと考えられるものは40％にすぎない（中谷・安 1996）のである。すなわち，暴力があったからといって，即臨時の投薬をする必要がない場合も多い。

隔離拘束についてNelstropら（2006）は，英国で暴力に対する隔離拘束の効果はエビデンスが乏しいとしている。またScanlan（2010）は，身体拘束，隔離の減少に関する29のプログラムに関連した文献をレビューした。システマティックレビューでは，これらのプログラムが身体拘束，隔離の減少に寄与するというエビデンスは乏しいとされているが，これはランダム化比較試験ではない可能性もあるとしている。とはいえ，もともとCVPPPのようなプログラムは次第に臨床に浸透するため，完全なランダム化比較試験は行いにくい。

また，看護ケアに関するエビデンスレベルは実証されているものはほとんどないといってよい。これは，薬物投与の効果であるかどうかというような科学的な検証と違い，人間科学としてのケアであるため出来事の一つ一つがまったく別なものであり，単純化されにくいものであるということも一因である。

それでも現状では，隔離拘束減少のためのスタッフトレーニング戦略に関して，ディ

エスカレーションと危機管理スキルを高める訓練は必須と考えられている。トレーニングでスキルを身につけると，例えば男性やスキルのないスタッフはより拘束的な対応を選択しやすい（Wynn 2004）ということへの対応になる可能性がある。

　効果があるとするものでは，Forsterら（1999）は非管理的対応の重要性についてのディスカッションとブレイクアウェイなどをプログラムとしてスタッフに実施した結果，拘束の件数が14％減，拘束期間が55％減であったと報告している。またJonikasら（2004）は非暴力的危機介入法を含むトレーニングで身体拘束率が減少したとしている。

　けがの減少と同様，これらについてはさらなる検証が必要であるが，CVPPPが最も変化を期待するのはスタッフの態度である。スタッフの態度が隔離拘束の決定に影響する（Suen 2006）ことから考えても，スタッフの態度がリカバリー志向になり，当事者との協働的な関係がつくられることによって，病棟全体の風土が変化することの影響による効果として，隔離拘束も減少するかもしれない。CVPPPがこのような風土を作り出すという理想的なプログラムとして展開されるならば，長期的な意味での隔離拘束の減少に寄与する可能性も考えられる。

③安心できる組織

　当事者，スタッフが相互にサポートされたと感じることのできる環境は，病棟風土として必要なものであろう。CVPPPの理念にあるように，スキルが高まればサポートし合う組織もできてくると思われる。野田ら（2014）は，日本では特に安全性への実感が，欧米に比べてスタッフ，当事者ともに低いことを報告している。また，患者同士のサポートは実際の臨床場面では行われているものの，それが必ずしも看護師に認識されていないと述べている。

　CVPPPによる職場環境の変化については今後の研究が待たれるが，当事者，スタッフの間での相互理解はより安心・安全な組織づくりにつながると思われる。

4）暴力に対する教育─欧米のAMPとの比較

　CVPPPは2005年に開始されたが，欧米では1970年代からすでに当事者の暴力に適切に対応するための取り組みがされてきた。英国のC&R法（Lewis 2002, Southcott et al. 2002）はその代表例である。

　これらは，暴力に対するマネジメントプログラム（Aggression Management Program：AMP）として発展し，現在世界には多数のAMPが存在している。Farrell &

表3　AMPとCVPPPの比較

AMPの特徴	CVPPPの特徴
多くのプログラムが，攻撃に関する理論，コミュニケーション法，身体拘束技術，法的問題，アフターケアなどを含んでいる。	攻撃性に関する理論，アセスメント，ディエスカレーション技法（コミュニケーション），ブレイクアウェイ，身体的技術（チームテクニクス），法的問題，アフターケア（振り返り）を含んでいる。
大部分のAMPが，精神科や障害者施設に焦点を当てたものである。	主に精神障害者の入院環境や施設での適用としている。
研修期間は1日から大学院の1年のコースまで幅広い。	研修は4日間（1日約8時間で合計32時間）で行われ，修了者は「CVPPPトレーナー」として施設内でスタッフに広めることができる。
多くのプログラムでフォローアッププログラムの受講を推奨している。	全国で1日間のフォローアップ研修を開催している。
プログラムの内容について情報公開が少ない。	本書で内容を公開し技術を広めている。
トレーニングでは攻撃性のマネジメントとして，瞬間的な判断を求められることの訓練がなされるものが多い。	4日間の研修のなかで，特にロールプレイ演習を取り入れ，ダイナミックな介入技術を学ぶ。

Cubit（2005）は28のAMPを比較しているが，これとCVPPPの特徴を比較すると表3のようになる。

5）批判的側面－英国及びスコットランドでのC&Rの例から

①明確なエビデンスを得るのが難しい

　CVPPPは，本書でプログラムの内容を公にしている点で世界的に珍しいものである。しかしながら，公にすることに対してはリスクもある。それは少なくとも，身体的介入という拘束的な方法を含むからである。後述するが，これまでのところ，CVPPPに関する研究は肯定的なものが多い。しかしこれは，我が国にこうしたプログラムが導入され始めたばかりであるからかもしれない。注意しなければならないことは，身体的介入を含むプログラムについてエビデンスが不確かであることや，身体介入をすることそのものについての批判もあることである。これらにはもともと，こうした介入に関して明確なエビデンスを得るような研究デザインが設計しにくいという背景がある。例えばCVPPPにしても，無作為化試験を行うことは難しい。また，基礎発生

率が低いために，実際の効果も確認しにくいのである。さらには，こうしたプログラムは長期のトレーニングが必要となるため，一斉にスタッフ全員にトレーニングをすることが難しいこともあげられる。そして，多くの場合，評価者もプログラムに関与する者であるという点でも問題が生じやすい。

これまでみてきたように，AMPについては，隔離拘束の減少，あるいはけがの減少といった効果について認められたという報告もあれば，効果はないとするものもある。トレーニングの内容がさまざまで，かつ明確には示されていないこともあるが，直接的な効果に関するエビデンスは明確ではないともされている。一方，看護師の態度や知識の変化については効果があるとされることが多い。しかし，なかには，その効果が継続的なものではなく，一時的なものである（Fernandes et al. 2002）とするものもある。

②身体介入技法への懐疑的な視点

CVPPPを開発するにあたって，一つのきっかけとなったのは英国のC&Rであり，C&Rは英国内の保安病院では必須のプログラムとされている。しかしながら，英国のC&Rはもともと，刑務所で用いられたプログラムであったこともあり，非常に懐疑的な見方をされることもある。

例えば，「ブロードモア病院でのブレイクアウェイは実際には思い出せないし，思い出そうとすることで逆に危険を招く」「ブロードモア病院では高額な支出をして，デモンストレーションだけで147分というブレイクアウェイのプログラムを行っているが，複雑で覚えられない」「ブレイクアウェイのプログラムについては，少しの自信になることが知られていてスコットランドでは必須となっているが，実際に効果があるというエビデンスはない」「身体介入は実践でのニーズに合っていない。複雑で覚えられない。すぐに忘れてしまう」「チームテクニクスについては効果があるとはいえない」（Rogers et al. 2006, RCP 2007）というものがある。日本でもこのような声は聞かれている。

一方で，身体介入技法を含むトレーニングは，セキュリティの高い病院では看護師が受ける必須研修となっている。なお，「研修としてはコミュニケーションスキル（ディエスカレーション）が望まれるが，実践上の研修ニーズでは身体介入プログラムを含んだもの（C&R）が希望される」（RCP 2007）とある。そして，身体的介入が「時には極端に躊躇していても，精神保健の場面で身体的な力に頼らなければならないことを認識し，現実をあいまいにしないよう注意しなければならない」（Paterson 2009）と

すれば，そこには明確な哲学とその理解が求められる。

③CVPPPのトレーニングに関する見解

　これは筆者がCVPPPの開発からかかわってきて感じることであるが,「ニーズが合っていない」という言葉には「実践でうまく使える手技を教えてくれ」というものが隠されているということである。我々はこの考えから脱却しなければならない。こうしたプログラムで覚えることができるのは，当事者中心のケアとは何かという姿勢にいつでも目を向けることでの思いの共有であり，ケアの技術としての力の使い方である。「ニーズが看護師のためのニーズ」にならず，「当事者のニーズ」であるためには，「便利な手技開発」は決して行ってはならない。この意味では，ある程度形式的であるプログラムのなかで何を学んでいくかを検討することに，力点を置きたいと考えている。

　もう一つ,「もっと臨床にあったものにしてください」ということもよく言われることがある。こういう主張のなかには，「医学的な，心理学的な，専門的な治療技法をたくさん取り入れてほしい」ということもあるようだ。本書では一貫してケアの方法を探求するが，それは実践の科学とケアの提供者が創造する専門的な技術であることを今一度記しておきたい。

　そこで，CVPPPのトレーニングに関する見解を示す（表4）。

表4　CVPPPのトレーニングについての考え方

　CVPPPが開始された2004年以降，欧米でも研究がなされ，身体的介入の訓練に対する疑問も生じてきた。それは，CVPPPのようなAggression management training programに関して，特に身体介入のような技法についての明確なエビデンスが乏しいということがある。特に実質的な隔離や身体的拘束の減少，けがの減少については，根拠に乏しいというのが現状である。これはもともと，看護ケアの技術がエビデンスレベルの高い研究デザインで検証されにくいことにある。しかし，スタッフの意識や態度については少なくとも効果は認められると考えられる。

　一方で，こういったプログラムは現実的に要求されるプログラムでもある。そこで現状では，「Aggression management traning programには，身体介入技法を含んだトレーニングが必要と考えられる。ただし，その効果の中心的役割を果たすのは『非拘束的，非管理的な対応を目指すPerson-centeredなかかわり方』の模索であり，そのための身体介入技法として考えることが重要であり，身体介入のテクニックは『当事者に痛みやけがを与えず，利用しないよりも恩恵的であり，またスタッフが安全・安心という自信をもつことができるようにするため』に伝えられるもの」であると考える。即ち，このトレーニングがケアそのもののあり方を考えるようなものでなければならない。

　この考え方のため，CVPPPトレーナーコースは長時間の身体介入の練習を含むが，「当事者に対してまず安全と安心を提供する」ことについての徹底的な訓練と，「理論的な理解によるスタッフへの安心・安全をもたらそうとする」ために行われるものである。

身体拘束の体験

認定NPO法人地域精神保健福祉機構
小林エリコ

説明もなく…

　措置入院のときに，身体拘束を受けました。なぜ，身体拘束を受けなければならないのかという説明は，一切ありませんでした。両手両足，胴体をベッドに縛り付けられました。白い，大きな布でできたベルトのようなもので括り付けられて，点滴をずっと受けさせられました。なんの点滴なのかという説明もありませんでした。

　部屋は一人きりだったので，保護室だったのかもしれません。看護師さんが二人くらいで私の体を無言で拘束して部屋から去っていくと，とても寂しくなりました。自分がなぜ入院したのかもよくわからない状態でしたし，一人で見知らぬ病院の一室に取り残されるというのは大変な恐怖でした。しかも，腕には点滴の針が刺さっていて，より一層，恐怖が高まります。

　不安になって，大声で「看護師さーん！　看護師さーん！」と叫んでも，誰も来てくれません。がんばってたくさん呼べば来てくれることもありますが，来ないことのほうが多かったように感じます。

　食事のときは，拘束されたまま食べました。口元までおかゆやおかずを運んでもらいました。正直，一人でも食べられると思ったのですが，特に何も言いませんでした。それに，食べさせてもらっている間は，一人ではないという安心感があったのです。時々，「美味しい？」と言葉かけしてもらえたのは嬉しかったです。

当事者の声

欲しいのは安心感と孤独からの脱却

　けれど，体を拘束されているというのは，非常に苦痛で，自分で，何度もお腹のベルトを外そうとしたのですが，手元が拘束されているので，うまくいきませんでした。多少，腕や胴体にゆとりはあるのですが，それでも，手や体が動かせる範囲は限られているので，何日間も同じ体勢を取るのは不愉快だったし，つらかったです。時間がとても長く感じられ，一生このままなのではないかという不安にも苛まれます。そうすると，看護師さんを呼びたくなってしまって，大声を出しました。このときの私が一番欲しかったのは，安心感と，孤独からの脱却でした。

　排泄のときは，拘束を外してもらいました。室内に便器がないので，オマルを使用しました。便秘が激しかったため，看護師さんにお腹をぐいぐい押してもらいました。30代後半でオマルを使用するというのは，非常に悲しいと感じましたが，当時は拘束されていたためか，自尊心などの気持ちが非常に低下していたため，無力感が激しく，素直に受け入れていました。

　私は当時，なぜ身体拘束をしなければならないのか，点滴はなんのためなのかの説明をきちんと受けたかったです。そして，一人にしないで欲しかったです。精神科の患者さんは孤独に怯えている人が多いので，不安を取ることを第一に考えてもらえればと思います。

第 1 部　理論編

II

暴力に関連した理論と法的問題

1 暴力と攻撃性の理解

暴力への介入に際しては，暴力に関連した理論が必要な知識と考えられている。ここでは暴力の理論について簡単に触れるので，詳しくは成書を参考にしてほしい。

1）定義

①暴力の定義

暴力（violence）の定義はさまざまであり，一様ではない。狭義には「攻撃の下位分類としての極端な身体的攻撃の形態」（Krahé 2001, 秦・湯川訳 2004）として，もっぱら身体的な暴力のことを示す。一方で臨床的には，「言語的暴力」「心理的暴力」など身体的暴力の範囲を超えても使用される。何を暴力というかについては共通した認識をもつ必要がある。

本書では，暴力は「危害を加える要素をもった行動（これには当然，言語的なもの，自己への攻撃も含まれる）で，容認できないと判断される，すべての脅威を与える行為」としている。つまりこの定義では，暴力を身体的なものにとどめず，すべての行為を含み，有害なものであり，なおかつ，そこには規範，あるいは受け止め側の認知の仕方による判断も加えられるものである，ということになる。

②「攻撃」と暴力

また，暴力という言葉は攻撃性（aggression）という用語とも混同されやすいが，厳密には異なっている。攻撃は「他の個体に対して危害を加えようと意図された行動」と定義される。そして攻撃性とは，攻撃を起こす内的過程（認知，情動，動機づけ，パーソナリティなど）である（大渕 2003）。

攻撃と暴力は何が違うかというと，攻撃も暴力も人に対して害をなそうとすることに違いはないが，暴力には必ず有害性が伴う（Novaco 1994）。この意味では，全般的に攻撃的行動を扱うとすれば，攻撃性と暴力（aggression and violence）という表記が

本来は正しいかもしれない。しかし、心理学研究で「攻撃」を扱うときには、人に対する有害な行動について扱うことが多く、また現実としては、「攻撃」と「暴力」はほぼ同じ意味で用いられていることも多い。おそらくは、臨床の現場や研究では多くの場合、同じような意味で用いながらも、「暴力」という用語のほうがよく使われる。このことから本書でも「暴力」という用語を使っている。

ただし、この表現には注意が必要である。このプログラムを名付けるときには、暴力という問題が顕在化されないことを憂慮し、あえて「暴力防止」と名付けたという経緯がある。しかし本来は、暴力と呼ぶべきではない攻撃行動も多い。すべてを暴力と呼ぶことはできないのであり、なおかつ暴力という言葉にはネガティブな印象を抱かせるものであるため、なんでも「暴力」として表現しないように注意をしてほしい。

さらにもう一つ、強制（coercion）することが攻撃の広い概念であるという考え方もあることも気に留めるべきであろう（Krahé 2001, 秦・湯川訳 2004）。強制医療という側面をもつ精神科医療では、強制するというかかわりそのものが、医療者からの攻撃となる可能性があることに注意する必要がある。

このように「強制」という用語で考えてみると、当事者が意にそぐわない処遇を受けるときに「強制的に服従させられている」と感じてしまうのであれば、配慮する必要がある。これは精神科医療にとどまらない。当事者の生活するさまざまな施設等でも厳格なルールで運用されていることは多い。スタッフがルールは守って当然というような意識は、当事者にとっては「強制」という感覚を増強させる。

2）攻撃性の理論

①攻撃性の要因

人間の攻撃性については、心理学的な研究が進められてきている。

攻撃性の要因としては、生物学的要因（脳内の器質異常、遺伝、ホルモン、セロトニンのような脳内伝達物質など）と行動的なものがある（Geen 2001, 神田ら訳 2005）。行動的なものについては、Banduraの社会的学習理論が有名で、これによると、過去の学習によって攻撃することで報酬を得たり、攻撃的になるよう要求される経験により、攻撃的になるという。攻撃行動によって報酬を得ている場面を見ることでも学習し、攻撃的になるとされている。

②攻撃性に関する3つの心理学的理論

　また，攻撃性の心理学的理論について，大渕（2011）は心理学的に，内的衝動説，情動発散説，社会的機能説という3つの理論グループに分けている。

　内的衝動説は，人間は攻撃を引き起こす心理的エネルギー（攻撃本能）をもっており，他者を苦しめたり，破壊することによって満足と快を得るような欲望をもっているとされる。FreudやLorenzが提唱したこの説が，内的衝動説と呼ばれる。

　情動発散説は，攻撃反応の目標が欲求不満を解決することではなく，欲求不満によって生じた不快感情を発散させ，減少させることであるとするもので，Berkowitzが有名である。Berkowitzはこの説を発展させて，認知的新連合モデル（Krahé 2001，秦・湯川訳 2004）を展開している。嫌悪事象が，「不快感情－攻撃に関連した思考・反応－原初的な怒り－いらだち」という経路と，「不快感情－逃避に関連した思考－原始的な恐怖－恐怖」という2つのうちどちらかの反応を起こすとする。それぞれの経路では相互にネットワークがあり，これによれば，嫌悪事象が入ると原始的なネットワークにより本人が気づかないうちに攻撃行動が起こる（衝動的）ことも，認知的な過程を経てから攻撃が起こる（判断的）こともあるとされる。また，プライミング（先に入った刺激により，後に起こる攻撃が促進されること）により，不快感情が攻撃的観念を活性化するとしている。

　社会的機能説はTedeschiやDodgeなどが有名であり，攻撃の原因は社会的葛藤（不快な経験）を解決するための手段であるとするものである。

③怒りは攻撃ではない

　行動とその理論については，現在でもさまざまな研究が進められているが，現在広く行われている認知行動療法のなかで，怒りのコントロールに特化して行われているアンガーマネジメントも，攻撃性の理論に基づいて構成されたものである。

　怒りのコントロールの悪さは，衝動的な暴力に至って傷害事件になるというような大きな問題だけでなく，例えば，ある企業において，社員が怒りをコントロールできなかったために顧客との関係が悪くなり，経営に影響するというような不利益を及ぼす。さらには，「キレ」やすい人が増えているというような社会的な問題もあり，現在では怒りに対するアンガーマネジメントは，医療分野のみならず，教育，あるいは企業等でも取り入れられている。

　一方，CVPPPの対象としての当事者の攻撃行動は，器質性障害の突然の暴力や幻覚妄想に基づく暴力のように，ときに単純な怒りで誘発されたわけではないものまで

を含むことがあり，「怒り＝攻撃ではない」(湯川 2008)という点も，方略の選択を難しくさせているところだろう。アンガーマネジメントなどについての理解は専門書を参考にされたい。

3）感情，態度，行動という3つの側面

攻撃性には3つの側面があるとされ，それは人が怒ったときの感情としての怒り (anger)，態度としての敵意 (hostility)，そして行動としての攻撃 (aggression) であり，AHAとして知られている (島井 2002)。なぜこれが重要かというと，単に攻撃性といった場合でも，どの側面が問題なのかによってアプローチが変わるからである。

①感情としての怒り

怒りは，湯川(2008)によって「自己もしくは社会への，不当なもしくは故意による（と認知される），物理的もしくは心理的な侵害に対する，自己防衛もしくは社会維持のために喚起された，心身の準備状態」と定義され，他者の存在を必要とする「社会的感情」といわれる。

怒りは感情の一つであることはいうまでもないが，感情は快－不快，覚醒－睡眠という2次元モデルで表すことがある。このモデルでは，怒りは最も不快で覚醒度の高いものであるため，攻撃行動に結び付きやすいのである。ただし，これはすべて攻撃に結び付くというわけではなく，別の方法で対処する場合もある。反対に，攻撃行動も怒りからだけで起こるわけではなく，不安や恐怖によっても引き起こされる。怒りは「見たかったテレビを変えられた」とか「嫌なことをされた」というような，本人にとっての被害や，「あいつが悪い」「俺は悪くない」といった，責任をどう感じるかによって起こってくるが，そこには「だから起こって当然だ」という正当性評価がなされている。

これに関連して，パラノイド傾向（他者の言動や行動に自分への悪意を知覚しやすいこと）や，自己愛傾向（阿部・高木 2006），即ち，自己に関心が集中していて「自分は優れている。だからもっと優遇されて当然だ」と考えやすいというような傾向なども影響するとされている。

②態度としての敵意

秦(1990)は敵意的インベントリーの下位項目の一つに敵意をあげているが，これは「不信感，イライラ，嫉妬など表面に現れない攻撃の形態」として説明されている。

敵意は表面に現れないものの，敵意的な帰属が起こると攻撃行動に至りやすくなる。これについて，行為者（スタッフ）の行動があいまいなときには，特に敵意的帰属が起こりやすいとされている。あいまいな態度を避けるようにかかわることが重要であるとわかる。

③攻撃行動

　攻撃行動と前述のパラノイド傾向（パラノイド認知の強い人格傾向）の関係はよくいわれるところである。パラノイド傾向が強いほど，攻撃行動に発展しやすい（後藤・倉戸 1997）といわれている。当事者にこの傾向が強いときに，攻撃行動に至りやすいというのはすぐに頭に浮かぶ。しかし，このパラノイド傾向とは，疾患かどうかによらない人の傾向である。精神科の看護師でもパラノイド傾向が強いほうが，当事者が攻撃してきたことについて怒りをもちやすいことがわかっており（木下・下里 2019），当事者に敵意をもちやすくなることには注意が必要である。

　当事者の怒り―攻撃行動もそうであるが，我々援助者側に起こる怒りなどの不快感情から誘発される攻撃行動にも気をつける必要がある。当事者の感情を深読み（和田 2013）して，「私のことを馬鹿にしているのか」などと思ってしまうと，より怒りが増してしまう。冷静に自分を見つめ（第三者から自分を見るようにする＝メタ認知），自分の怒りに影響しているものを思い込みでなく見つめ直す（再評価）ことで冷静になれるといわれている。

　ちなみに，工藤とマツモト（1996）は，アメリカ人が家族や親しい友人に嫌悪感を表出しても構わないと感じているのに対し，日本人は公衆の面前やちょっとした知り合いに対して，あるいは地位が低い者に対して怒りを出しても構わないと考えているという。これは，日本人はよく知っている親しい集団では和を重視するためであるとしている。このことからも，スタッフと当事者が和を重視できる関係にあれば，怒りを単に表出するのではなく，温和な方法がとられることになるだろう。

　確かに，加害者が好意を抱いている人物なら攻撃行動の抑制は可能であるといわれている。しかし我々は，前述の強制という問題を今一度思い起こす必要がある。一見関係がよいようにみえても，当事者は実は不利益を避けるために我慢をして耐えているかもしれない。我々が知らず知らずのうちに，生活行動や将来の見通しを強要しているのであるならば，その関係性に気がつく必要がある。Geen（2001，神田ら訳 2005）によれば，攻撃行動を最も力強く動機づけるものは攻撃を受けた後に来る報復への欲求であり，我々が攻撃をしたと当事者が受け止めれば，それは報復としての攻

撃行動を活性化させてしまうのである。

　近年では，日常的な程度の謝罪をするということについての研究（久保・川合 2013）がある。これによれば，日常的な程度の謝罪では，怒りの不快感の側面ではなく，強い接近の動機づけを抑制する。謝罪することで攻撃行動が止まったとしても不快感情は残っていることになり，謝罪すれば何とかなると考えるのは危険である。ただし，後述するディエスカレーションでは，当事者との相互作用として，身体介入をしたときの申し訳ないという気持ちを表現することは重要であると考えている。

4）臨床と暴力の問題

①精神科における暴力発動

　精神科医療の現場では，暴力は不可避に存在すると同時に，すべてを防止できるわけではない（下里 2012b，NICE 2015）という事実があることは，すでによく知られることとなっている。

　大迫ら（2004）は過去685名の精神科看護師に調査を行い，精神科勤務中での被暴力体験について89.9％が何らかの暴力を受けていることを報告した。なかでも，看護師経験5年以内というような早期に受けた暴力の体験は強く印象に残るものであり，新人のうちから適切な技術をトレーニングしていることの重要性がうかがわれるものである。

　また，2012年にCVPPPのトレーナー養成研修受講者124名に行った同様の調査では，108名（87％）が何らかの暴力を受けたと答えており，精神科における被暴力体験の程度はほぼ変化していないことがわかる。実はこの調査では，例えば「殴られた」という体験について，殴られたことがあり確かに暴力だと感じたというもののほかに，殴られたことはあるが暴力とは思わなかった，ということについても聞いていた。結果として，殴られたことはあるが暴力だとは思わなかったという人も7.8％いた。この理由についてまでは調査は行われていないが，当事者の怒りが疾患に基づいたものであることを理解できるがゆえに暴力だとは思えなかったという場合もあれば，看護師が「自分の対応が悪かったのだから仕方がない」と感じていたケースもあるかもしれない。暴力という問題は被害者の認識という視点も加わる複雑な問題である。

　被暴力についての認識の差は，報告という点でも影響する。暴力ととらえなければ報告しないのは当たり前のことであるが，小さな暴力を報告することをためらう場合もある。例えばそれは，罰せられてしまっては当事者が不利益となってしまうのでは

ないか，というような配慮からかもしれない。またある場合には，スタッフ自身が厄介なことに巻き込まれないようにと報告をためらった結果かもしれない。暴力は報告の5倍は存在する（Lion et al. 1981）ということにも気に留める必要がある。

さらに，過去6か月以内に受けた暴力での被害を聞いたところ，22%の看護師が医師の治療が必要なほどのけがをしていた（下里ら 2016）。欧米でも「ヘルスサービスに携わる人は26倍，暴力で重傷を負いやすい」（Breakwell 1989）といわれており，同様に注意が必要である。ただし，安全な介入を目指すことはもちろんであるが，被暴力体験だけに注目しすぎると，スタッフ側の被害者意識が強くなってしまう場合がある。このことは忘れてはならない。

②ケアと暴力

暴力を受けやすい職種としては，病院の看護師があげられている（Turnbull 1999）。その他，救急隊員やソーシャルワーカー，あるいは介護ケアスタッフ，福祉施設職員なども暴力に遭遇する機会は多い。これらの職業に共通しているのは，各職業ともそれぞれの専門性をもとにその時点で考え得る最高のケアをしているにもかかわらず，当事者にとっては不快になることがあるという点である。

例えば，精神科病棟であれば，ときとして当事者が望まないにもかかわらず薬を作用させて，早期に症状を消退させることが最も当事者の利益につながると考えられる場合に，「本人の同意によらない医療」を行わざるを得ないことがある。このとき当事者にとってみれば，拒否したいのにできないという不快刺激となっている。このために，私たちが質の高いケアと思ってしていることが当事者の怒りのきっかけになることがあるのである。

こうしたことは，何も治療場面だけに起こるものではない。本来自由になるはずの小遣いが「浪費防止」のために分割で渡されることになったり，共同生活を円滑にするための施設での細かいルールで多くの制限を受けたりという当事者の日常生活にも，不快となる刺激がある。スタッフは常に暴力の起こり得る環境にいる。故に，暴力のマネジメント技術をもち，臨床的・職業的視点で組織的に取り組むことが必要なのである。

攻撃性の発動過程についてはNijman（2002）のモデルがある（図4）。Nijmanのモデルは特に精神科入院環境でのものであるが，例えば障害者施設であっても，障害があること，そしてそれが原因となり，さらには施設という環境が誘発すると考えると，このモデルにあてはまるといえる。ここでは訳語を一部改変して示す。

図4　当事者の攻撃発動

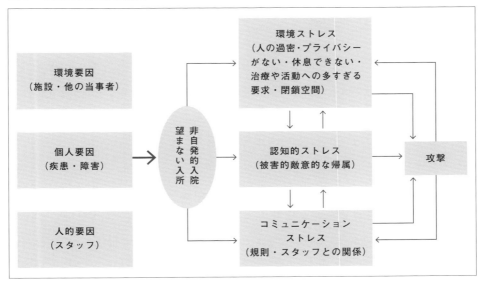

（入院患者の攻撃性モデル（Nijman 2002）を改変）

　図4にあるように，精神科では非自発的入院，あるいは施設であっても本人にとっては仕方なく入っている状況は，それ自体がフラストレーションを高め，大きなストレスとなる。これと3つの要因（環境要因，個人要因，スタッフ要因）が相互に関係し合うため，結果として攻撃が発動される。

●環境要因

　これは，当事者が置かれた生活環境である。精神科病院の居室は大部屋のことも多く，プライバシーが保たれない場所で生活しなければならない。限られた空間であるホールでは多くの当事者が日中過ごしているが，持ち込みが制限されていたり，娯楽のための備品，設備が十分でなかったり，少ないテレビを大人数で共有しなければならなかったりする。

　さらに当事者は，病院であれば治療として検査やプログラムへの参加が要求され，児童施設でも学校や訓練などがあり，それらがフラストレーションとなる。またスタッフ以外の他の当事者によるからかいなどは，人的環境要因として重要である（NICE 2015）。

●個人の要因

　「個人の要因」とは，当事者のもっている疾患や障害そのものである。統合失調症などで起こる幻覚妄想状態はもとより，スタッフが自分に悪意をもっているというよう

な被害的な認知的解釈は敵意を増大させる。また，障害そのものが影響し，個人の衝動性が高い場合も攻撃が起こりやすくなる。

●スタッフ要因

「スタッフ要因」とは，スタッフと当事者との関係のなかで生じるストレスである。所持品の制限があって本人の希望を断らなければならなかったり，外泊が中止になったことを告げなければならなかったり，あるいは入浴や更衣を促すなどの生活援助の場面などでスタッフは当事者とコミュニケーションを図るが，この際に生じるのが「コミュニケーションストレス」である。

このコミュニケーションストレスに関してWhittington & Wykesは，精神障害者の暴力が症状や人口統計学的な変数のみで論じられることに疑問を呈している（Whittington & Wykes 1996a）。健常者であっても，規則を押し付けられたと感じたり，規則によって管理されていると感じたりすれば怒りをもつ。「治療」「指導」「教育」というような言葉は，ともすればスタッフ側からの支配的な側面をもつ。スタッフが専門職としてよかれと思ってしていることが，当事者にとっては不快なこと，あるいは「馬鹿にされている」と感じるようなことになるのである。

さらにこのコミュニケーションストレスには，もう一つの側面がある。それは，スタッフが実際に不適切な応対をしている場合である。このようなときにはまずCVPPPの受講をすすめるなど，自身の理念とコミュニケーション法を見つめ直すことが必要となるだろう。

③攻撃を受けやすいスタッフ

ここまで，医療や福祉の現場では攻撃行動が起こりやすいことを示してきた。では，このような攻撃行動の発動過程で攻撃を受けやすい，あるいは被害を受けやすいスタッフにはどのような特性があるだろうか。これまでの知見では次のようなことが言われている。

怯える人は当事者を前にして動くことができずに危機を回避できないだけではなく，当事者からは何も助けにならない人ととらえられ，イライラを増強させてしまう（Ryan & Poster 1989）。これは，暴力について適切な介入方法を知らないために自信がもてなかったり，誤った介入方法をしてしまうために起こるものである。おどおどして態度があいまいになると，当事者には敵意的帰属が起こりやすく，余計に敵意を強めてしまうのである。

経験の浅い，暴力の教育を受けていない人（Mason & Chandley 1999）も同様である。

大きなリスクがわからずに危険なところでかかわってしまうこともあるが，経験の浅い，対応がうまくできないスタッフはついあいまいな態度になってしまいやすい。また，若いことも置き換え攻撃（本当の攻撃対象は若いスタッフではないにもかかわらず，身近で代わりとなる人へ攻撃する）の対象になる。当事者にとっては要求を通すことが可能と思えるために，利益を得ようとして攻撃しやすい人に攻撃を向ける。また，当事者のパーソナルスペースに不用意に侵入してしまう人は当事者にとっての脅威となったり，不快な刺激となる。不用意に近づくということも同様である。

次に，相手のプライドを傷つけてしまう場合も同様であるが，この場合は当事者が怒りを増強させる。逆に，スタッフが怒りを増強させ攻撃的に反応してしまう場合（Turnbull 1999）も，当事者から暴力を受けやすい。このほかにも，当事者の背景や病状がよくわかっていない場合，また訪問看護などその環境に危険なものが多い場合も，リスクは高いとされる。

これらのことを総合すると，リスクアセスメントが適切に行われないために暴力を受けやすくなること，また，当事者が脅威，あるいは怒りを感じるようなかかわり方になる場合に当事者の攻撃行動を促進させてしまうこと，落ち着いた対応ができないために攻撃行動を促進させていることになる。

すなわち，適切なアセスメントで安全にかかわることができ，またかかわり方の方法がわかり落ち着いて対応するということが重要であるということになる。

2 法的問題―ケアするための根拠

　暴力に関しての法的課題についてはさまざまなものがある。暴力と聞くと，とかく被害者が訴えるためにどうするか，あるいは訴えられたらどうするかというようなところに焦点があたる。しかしCVPPPの理念から，ここではケアするための根拠としてどう考えるか，ということについて検討する。

1）緊急避難
　刑法第37条は「緊急避難」について定められている。緊急避難は「自己又は他人の生命，身体，自由又は財産に対する現在の危難を避けるため，やむを得ずにした行為は，これによって生じた害が避けようとした害の程度を超えなかった場合に限り，罰しない（後略）」という規定である。

　例えば，一人でいる際に，急に当事者から攻撃を受けて被害の程度が大きいと思われるようなときに，やむを得ず反撃をすることについて適用されると思われる。本書ではブレイクアウェイとして攻撃を受けたときに回避する方法について解説しているが，この法律では，「避けようとした害の程度を超えなかった場合に限り」としている点には注意が必要である。緊急避難としての考えをもつならば，何でもかんでも反撃してよいということにはならないのである。

2）安全配慮義務責任
　本書では特に，身体介入技術のなかでもチームテクニクスと呼んでいる徒手によるホールディングの技術について，安全配慮義務責任という考え方を重視している。

　長谷川（2013）は医療スタッフへの調査を行い，「精神保健指定医の事後了承を得る形で緊急避難的に隔離・身体拘束をすることはあり得ると思う」という調査をした結果，73.7％が肯定しているとし，精神保健福祉法上では規定されていない行為への危険性についても論じている。

　これについて我々は当初より，安全配慮義務という点から組織が安全に配慮する義

務があることをその根拠にあげてきた。病院は当事者，スタッフ双方に安全を配慮する義務を負っている。このことから我々は，当事者の暴力により安全な環境を保てないことについては介入しなければならないし，また組織はスタッフが安全に介入できるように配慮しなければならないと考えている。

　これに関して樋口（2006）は本プログラムにも触れて，キーワードは安全配慮義務であり，他の医療事故と同様に，リスクマネジメントの文脈で語ることであるとして「医療者が医療の一環として当事者の暴力への対処をしようと考えているところを支援し，法的な基礎を与えるのは可能」としている。これは「当事者と職員が対立するものではなく双方が安全で安心な環境を求める」（樋口 2008）というものである。本書では暴力への介入について，安全配慮義務のもとに行うリスクアセスメントの過程として考えている。

3）責任能力，判断能力，強制介入について

　憲法では自由権が保障されているが，身体介入ではこれを侵害する。強制医療，あるいは同意能力の判断については北村・北村（2001）に詳しい。これによれば，最も単純には「自由主義社会において社会の構成員である諸個人に対して社会がその権力を行使しうるのは，他者への危害を防止する場合だけ」という考えであり，これは侵害原理（あるいはMillの原理）と呼ばれる。つまり，他者を害するときには身体介入をすることは当然考えられる。ただし，だからといって何をしてもよいということではあり得ない。このときにこそ，専門家としての「徹底した人権の保障」が必要になる。

　一方，強制医療の根拠にはもう一つ，パターナリスティックな医療的介入によって自己決定権を制約することがある。この場合には，疾患などによって判断能力を欠いているという条件が必要である。しかし注意が必要なのは，精神障害者であること，また，入院していることと判断能力を有しないことは同義ではないことである。入院の必要があったとしても，判断能力があって治療を拒否している場合には，パターナリスティックな医療的介入は否定されるべきとされている。また一般的に，当事者の判断能力はあることを前提にすべきとされる。そうだとすると，例えば攻撃行動が起こったとして，その瞬間には当事者が判断能力を失っていたとしても，落ち着きを取り戻した段階で判断能力が戻っているかどうかは常に検討されなければならないのである。さらに，強制治療がなされる場合には，それは「当事者にとって恩恵的」であることが必要である。CVPPPによる身体介入でも，そのことが当事者にとって恩恵的であるべきなのである。パターナリズムは支援が必要という判断のもとに，強制的

な介入を正当化する危険も大きい。CVPPPのチームテクニクスを練習する際には，十分に判断基準についての検討がされなければならない。

　プロフェッショナルな立場として，我々は単に司法的な対応について検討するだけではなく，法的な解釈では障害者基本法も精神保健福祉法も「障害者の幸福追求権の保証」（大谷 2014）が目的であることを前提に，かかわることが重要となる。

4）精神障害と司法

　病院にしろ，認知症対応の施設，あるいは児童思春期の施設や児童相談所なども含め，多くの場合，当事者が何らかの精神障害をもっており，その結果，暴力的になることが問題となる。ところが，なかには一般の精神科医療と司法との狭間にある事例（古茶 2018）が日常的に我々を困惑させる。反社会性という特性が強い場合には，攻撃的な言動，他患者への威嚇や強要というような行動が，単なる犯罪行為としてとらえられると感じることも多い。

　よく「現場はそんなに理想的にはいかない」とか，「わざとやっているに違いない，警察に訴えるべき」というような声を聞くことがある。本来はどのような場合であれ，入院あるいは入所している対象者をケアするという立場でかかわるのが望ましいのであるが，なかなか感情的には割り切れないということもある。例えばこのような状況で理不尽に暴力を受けると，看護師はとても大きな衝撃とやりきれなさを感じ，ときには大きなトラウマとなる。一般的にはその看護師の行動は否定されずに受け入れられる必要がある。ただ，同じようにトラウマを受ける事態があったとしてそれが明らかに専門家としての配慮をしていなかったとしたら，例えば発達障害の特性が強いことを知りながら当事者のプライドが傷つけられるような注意を与えた結果だったとしたら，問題はそう簡単ではなくなる。

　スタッフが感情的になり許せないと思うことについて，あらかじめどのように考えるべきか検討しておく必要がある。暴行（刑法上は人に向けた有形力の行使と定義される），あるいは傷害の程度という問題に加えて，障害との関係をどうとらえるかということが一つの判断基準になると思われる（古茶 2018）。

　例えば精神鑑定においては，動機が了解可能であるか，計画的か，偶然か，衝動的かどうか，反道徳性や違法性が認識されていたか，精神障害であることを理由に行ってもよいと考えていたか，普段の人格から考えてもあり得ることかどうか，行為に一貫性や合目的性があったか，などが検討される。これらのことは，いたずらに個人を罰する議論にならないように慎重に話し合われる必要がある。

演習課題3　暴力とその被害

目標：
職場で起こる暴力について，私たちが当事者をどうとらえるかを考えることができるようになりましょう。

方法：
① 思いつくままに意見を出し合って，ディスカッションしてみましょう。
② 3〜6人程度のグループでディスカッションをします。以下のテーマについて行います。

　A：私たちが暴力に介入することをどのように考えますか？　法的にどう考えるべきかについて難しいと感じたケースはありますか？　例を出し合ってみましょう。

　B：例えば，警察を呼ぶか呼ばないか，被害届を出すか出さないかの判断基準はどう考えますか？（暴力の程度？　疾患の違い？　その他の要因？）
　　　①あなたの職場の基準はありますか？
　　　②あなた個人としての意見は？

※この演習の目的は私たちの意識を考えることで，基準づくりのためではありません。

拘束されてもリカバリーの過程にいる当事者でした

認定NPO法人地域精神保健福祉機構
共同代表　宇田川健

当事者の声

隔離されても見回りもない

　私が最後に身体拘束を受けたのは，2008年の夏でした。

　入院当初から医療保護入院で，保護室でということになり，ベッドにははじめから拘束のための帯がつけられたままでした。この帯が寝るとき気になるので外してくださいとお願いしたところ，無視されました。

　また，看護師に対して「早く退院して精神保健福祉の論文を書かないといけない」と言ったところ，「大丈夫，あんたなんかが書かなくても，偉い先生が書いているから，患者のあんたが書くことなんてない」と言われました。普段私が何をしているのかまったく誰も知らない病院に入院してしまったのです。

　入院してから，1週間くらい薬を抜かれて隔離されたまま鍵をかけられました。ここには入浴施設がないのかなと思いました。とにかく，血圧の薬も抜かれ，体は興奮状態だったのでしょう。かなり，体が熱いと感じました。なんとか冷やしたいと思ったのですが，シャワーがあるともないとも言われません。また，隔離されていたのに，見回りにも来ませんでした。

　あまりに体が熱かったので，保護室の便器むき出しのトイレの周りをバスタオルで囲って，体に飲み水をかけ，その後こぼれた周りの水をきれいに拭き取りました。トイレにバスタオルの水を絞り，

体が冷えたので，横になって眠りました。薬は自分から口で飲んでいました。

人間の尊厳を奪うことは簡単

　次の日の朝，睡眠中に20人ほどの男性と院長と名乗る男性が入ってきました。院長は「部屋を汚したので拘束します」と言ってきました。私は冷静でしたので「家族は拘束＝縛るということを理解していますか？」と問いました。院長は「大丈夫です」と，2回ほど言いました。あまりに人数が多いので，「このなかで，私が怖くない人は座ってみてください」と言ったところ，一人だけ白衣も何も着ていない事務員のような人がベッドの上に座ってくれました。多勢に無勢です。私は「では，早くやってください」とお願いしたところ，一人の屈強な看護師が私をベッドに縛り付けました。五点拘束でした。人間の尊厳を奪うことはこんなに簡単なのかとつくづく思いました。院長は20人も連れてこないと私が怖かったのでしょう。それと，私を怖くないとベッドに座ってくれた事務員のような方には感謝しています。

　私はすでにリカバリーの過程にいる当事者でした。ですので，たとえ拘束されてもリカバリーの過程にある当事者であったと言い張り続けたいと思います。

第1部　理論編

III

CVPPP
実践の手引き

1 CVPPPの概要

1）4つの構成要素

　攻撃が始まりおさまるまでには段階がある。何かしらのきっかけ（引き金）が起こると，初期状態としては不安が生じる。さらに，大きな山の頂上まで行ってしまうような状態になると，暴力が起こる。その後は少しずつ下り始めるが，雲がかかり稲妻が走っている位置にいるときには，少々の刺激でまた爆発が起こる危険が残る。そこを過ぎると，落ち着きを取り戻していくことになる。

　例をあげると，次のようなことがある。

穏やか〈待合室で診察を待っている〉→不安〈なかなか呼ばれない。あれ？　隣の人が呼ばれた？　看護師さんが通りかかった。こっち見たのに何も言わないで行ってしまった。何してるんだ？　忘れられたんじゃないか？〉→怒り〈なんか言ったっていいのに，なんだあの態度!!〉→攻撃〈「おい，こんなに待たせて知らん顔してどうなってるんだ」と受付スタッフの胸ぐらをつかむ〉→怒り〈まだ許したと思うなよ!!〉→不安〈俺は悪くなかった。でも，この先大丈夫かな？　やりすぎたかな？　要注意人物とかになったりしないかな？〉→穏やか〈はい。もう少し待ってみます〉。

　支援者は，当事者がまだ山を登っている状態のときにはできるだけ下ってもらうようにかかわり，大きな山の頂点に着いてしまったときには噴火の被害を小さくなるようにし，そこから下るときにはできるだけ速やかに下っていけるように支援するのである。これらの段階には，それぞれに介入する技術がある。これがCVPPP（包括的暴力防止プログラム）の構成要素（表5）であり，それを段階的に当てはめたものが図5である。ちなみに，不安や怒りについては完全にこの語が対応するわけではないことがある。例えば，不安は怒りの前駆的な感情とされているが，不安に類似した感情には疑心暗鬼や不信，心配，憂うつ，恐怖などいろいろある。不安と恐怖，憂うつの関係については，今田・中村・古満（2018）がアメリカ人は不安が恐怖と近く，日本人

表5　CVPPPの構成要素

①当事者の攻撃性を理解するための「リスクアセスメント」
②当事者が安心でき,落ち着きを取り戻すための「ディエスカレーション」
③攻撃からいったん距離をとる必要があるときに適切に離れ,再度かかわることを可能にするための「ブレイクアウェイ」
④暴力行為に対してチームで身体的介入を図り,すべての人の安全を保つための「チームテクニクス」
⑤暴力がおさまった後のアフターケアとしての「振り返りと報告」

※これらの要素をすべて含んでいるのがCVPPP（包括的暴力防止プログラム）であり,包括的とするところである。

図5　攻撃が始まりおさまるまでの過程

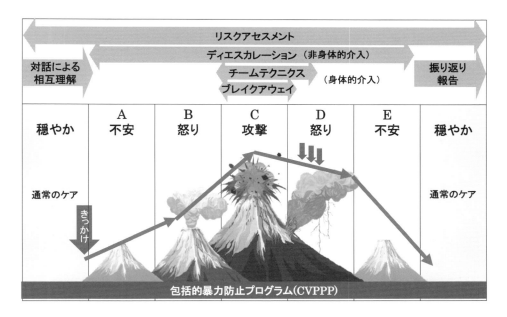

の場合，不安は憂うつに近い感情であると述べている。単純に不安とか怒りといった言葉で表現するのではなく，当事者によって適切に表現される語が用いられるべきである。

このようにCVPPPでは，当事者の攻撃性が高まっていくところから終息するまでの短期的なマネジメントについて取り扱っている。もちろん，CVPPPに包括的という言葉がある通り，本来は長期的な戦略も含めて暴力は検討されるものであるが，そこまでの広がりをもたせてしまうと，とても4日間の研修プログラムでは間に合わないことになる。基本的なコミュニケーション法，環境調整，行動修正法をもとにした介入，あるいは認知行動療法，危機介入など暴力予防と関連する方法論については，別の専門書に譲る。

2）CVPPPの効果

CVPPPの効果については10年を経過するなかで，研究が少しずつなされてきている。

初期には，初めて暴力介入スキルに特化したプログラムが開始されたことを受け，いくつかの研究が行われた。①研修前後の質問紙による調査により自己効力感が上昇することを明らかにしたもの（下里ら 2005a），②トレーナーにインタビューして質的内容分析を行い，CVPPPのかかわりが看護のかかわりそのものであると感じ，自身の看護としての介入をみつめる機会となっていることを明らかにしたもの（下里・谷本 2010），③医療観察法病棟での調査から，CVPPPを利用することの利点として早期介入が可能になる，身体介入をしないですむ，けががなくなっている，男女を問わず利用できることを明らかにしたもの（美濃・宮本 2007）などがある。また，研修の受講生から，病院スタッフへの教育が有効であることを報告したものも出始めた（児島・板橋 2007）。

それまで暴力をテーマにした研究はほとんどなかったものの，これらを皮切りにさらに研究が進められるようになった。CVPPPを取り扱ったものでは，単一施設でCVPPPを導入した際のスタッフの意識の変化をみた研究（阿部ら 2012），現状報告（河井ら 2014），院内研修のあり方に関するもの（赤城ら 2011），被害を受けたスタッフのサポートに関するもの（岩本ら 2012），学生への教育に関するもの（川添ら 2014）などがある。

しかし，これまではエビデンスレベルの高い効果についての実証的研究は少なく，今後も実証性の高い研究が待たれるところである。

また，全国規模の調査としては，「平成27年度厚生労働科学研究費補助金　障害者

対策総合研究事業（障害者分野）　精神障害者の重症度判定及び重症患者の治療体制等に関する研究」の分担研究「精神科病院における安心・安全の医療環境を確保するための研究」（分担研究者：橋本喜次郎）として，これまでにCVPPP研修を受講した全国のトレーナーにアンケート調査が行われた。

　この調査では1か月以内で起こった暴力について聞いたところ，CVPPPのチームテクニクスを使用したと回答したもののほうが使用しなかった場合よりも被害の程度が小さく，また介入人数も少なくすんでいた。また，CVPPPの活用度合いが高いほうが介入に対する自信があり，さらに病棟風土も当事者間で仲間意識があり，治療的な関心も高いという結果であった。

2 CVPPPの構成要素

1）リスクアセスメント（risk assessment）

　リスクアセスメントはCVPPPにとって非常に重要な要素である。当事者がより不利益になるのを防ぎ，また安心できるようにかかわるための視点を提供してくれるものである。

　もともと，精神医学的なリスクアセスメントとして暴力に関するアセスメントは行われてきた。これらは精神障害を有する当事者へのアセスメントとしては有用なものであるが，CVPPPでは瞬間的な変化に対応するためのアセスメントも求められるという特徴がある。

　CVPPPでのアセスメントは，「人」としての価値や能力を高い低いで判断するものではない。医療でのアセスメントを見ていると，「この人はストレス対処能力が低いために暴力がおさまらない」「衝動性が高く行動を制御できない」「被害的思考が強く，すぐにトラブルを起こす」というような，あたかもその人自身の価値を判断したかのように表現されているものをよく見かける。これは英語のassessmentという用語がもつ「人の性質についての判断」という側面をとらえているのではないかと感じるが，CVPPPで重要なことは，当事者自身のそれまでの人生をしっかりと受け止め，そのなかから「攻撃的にならざるを得ないその人」の姿を一緒に理解することである。このことを理解した上で，以下に概説するアセスメントの方法を活用することが重要である。

①暴力の長期的リスクファクター
●リスクファクターに関する研究から

　リスクファクターは，リスクアセスメントに欠かせない重要な指標である。精神医学的な暴力のリスクファクターについては，これまで多くの研究がなされている。

　1994年のマッカーサー研究（Steadman et al. 1994）は，入院当事者1,000名の退院後の暴力を追跡したものである。有名なこの調査では，重大犯罪による頻回の逮捕歴，男性，無職，幼少時の虐待体験や父親の薬物使用，15歳未満で父親が不在になってい

る，頭部外傷による意識消失の既往，薬物乱用歴，暴力の空想がある者等が，暴力のリスクファクターとされている。

　また，MonahanらはICT（iteration classification tree：反復ツリー法，統計分析手法の1つ）を行い，「犯罪（器物破損や薬物）での逮捕歴があり父親の薬物使用がある者」「犯罪（窃盗，レイプ，殺人）での逮捕歴があり最近の暴力ファンタジーがある者」「統合失調症ではなく，怒りの反応が強く非雇用で強制入院の者」等を高リスクグループとしている（Monahan et al. 2000）。

　こうした地域に戻った後の暴力のリスクを評価するものをまとめたレビューとしては，Steinertのものがある（Steinert 2002）。ここでは，過去の暴力歴（暴力で問題解決を図る，暴力で利益を得るような体験），犯罪歴，男性，若年，非行歴，アルコール・薬物の使用，診断（統合失調症，物質使用障害，パーソナリティ障害，うつ病・双極性障害），症状（妄想，幻聴，命令性の幻聴，思考障害），病識の欠如，感情（敵意や抑うつ），社会的スキル，服薬量，アカシジアなどが，リスクファクターとしてあげられている。

　しかしながら，暴力研究では暴力リスクに関する見解は一様ではない。例えば，統合失調症はリスクであるとするもの（Tardiff 1984など），統合失調症の診断とは関係ないとするもの（Kay et al. 1988など）の両方があるが，これは母集団における割合を調整するかどうかによっても異なるし，精神障害者のなかで考えるか，あるいはその疾患のなかで暴力を起こす比率が高いとみるかによっても異なる。しかし，過去の暴力歴に関してはほとんどの研究において，他の要素と比べて何倍も強い予測指標であることを伝えている。特に暴力履歴のなかでも，比較的最近に起こっていることや，あるいは若い頃から暴力を起こしていることなどは重要な指標となる。暴力の既往歴については，当事者の背景に暴力をすることになった影響因子の存在がある。例えば，親に暴力を受けていた過去などはわかりやすい例である。

●**精神疾患ごとの暴力のリスクの特徴**

　次に，精神疾患と暴力については，疾患ごとにそのリスクに特徴がある。原因と対応について，表6にまとめる。

②暴力の予測

●**時間的な区分による分類－長期予測，短期予測，瞬間的な判断**

　暴力のアセスメントにはいくつかの分類があるが，まず，時間的な区分による分類を紹介する。

表6　精神疾患ごとの暴力のリスクの特徴

疾患	原因	対応
統合失調症	多くの場合，幻覚，妄想，精神運動興奮といった陽性症状が関与している。幻覚・妄想により現実検討能力が低下し，知覚や思考の異常体験から起こる恐怖から逃れようとしたり，あるいは妄想による人物誤認により他者に攻撃してしまう場合が多い。また，特に入院初期などでは入院環境への恐怖（向谷地 2005），あるいは病識欠如により，治療に拒否的になっている場合などで攻撃性が高まる。	「味方である」という姿勢を示す。幻覚妄想など精神病性症状が激しくまったく言語的な介入が難しい状況であれば，病状コントロールのための介入を優先させる場合もある。
うつ病・双極性障害	躁状態の場合は激しい興奮性を伴っているので攻撃性が高まるのは当然とも考えられる。しかし，うつ病や双極性障害のうつ状態でも，衝動性や攻撃性がみられる。また，抗うつ薬が衝動性や攻撃性を修飾することもある。通常，うつ状態での他者に対する攻撃性は予測が難しいとされている（辻・田島 2006）。	躁状態の場合は易刺激性が高い。本人が覚醒レベルの高さに気がつくことができるようにかかわる。うつ状態のときには他罪的な認知に注意すること。
認知症	認知症においては認知機能の低下による認知機能障害の結果，曲解，誤解を生じやすく，また，前頭葉機能の低下による情動変化により暴言暴力が問題となる。アルツハイマー型認知症ではもの盗られ妄想，レビー小体型認知症では幻視や体系だった妄想，前頭側頭型認知症では衝動行為など，血管性認知症では易怒性などがよく出現する（古田・三村 2006）。	認知症では当事者を中心として環境を整えるようにする。そして，不安や驚きを与えないようなかかわり方が求められる。また，注意の転導性を利用する（怒りの原因とは別の楽しい話題に変えたり別のものに注意を向ける）ことも多い。
器質性障害	脳器質性障害では脳の機能異常により攻撃性がみられることがある。攻撃性に最も関与しているといわれているのは外側視床下部後部，扁桃核，眼窩前頭前皮質であり，眼窩前頭前皮質の機能低下では突発的な暴力行為がみられたり，ヘルペス脳炎後遺症など扁桃核の過剰機能では外部刺激に過剰に反応し爆発的な暴力が起こることがある（兼本ら 2006）。	急激な身体的攻撃には身体介入が早期の選択肢である場合もある。
物質使用障害	アルコール／薬物依存症者では幻覚妄想状態での激しい暴力が起こる。覚醒剤の乱用者では「負い目意識」から被害妄想的な内容が多い。また，アルコールは衝動性，攻撃性を亢進させるが，それに加え，慢性状態では猜疑詮索的傾向が強く，暴力に至りやすい（松本 2006）。	使用中は高リスク状態としてかかわること。当事者が猜疑心をもちやすいことを考慮してかかわる。
発達障害	注意欠如・多動症では衝動性のコントロールに障害のある場合が多く，また，広汎性発達障害の場合には不測の事態によるパニック状態となって暴力行為が出現することが多い（安藤 2006）。	各個人の特異的な暴力に至る特性をとらえて予防策を立てる。注意されたりすることで暴力に至ることも多いため，「馬鹿にされた」ととられないようにコミュニケーションをとる。
パーソナリティ障害	境界性パーソナリティ障害は，衝動性と感情不安定性による激しい攻撃的言動がある。自己愛性パーソナリティ障害では他者からの批判を受け付けない傾向から来る他者への攻撃性，また反社会性パーソナリティ障害では反社会的な行為としての暴力，妄想性パーソナリティ障害では過敏性，頑固さ，不信にもとづく他者への攻撃性（川上ら 2006）が起こる。パーソナリティ障害では他者に対する共感性の欠如が問題となることが多い。	内省を促すかかわりが求められる。当事者の人生には虐待や愛着などがあることが多く，見放されたと思われないように，その人の生きてきた人生を考える。対応は複数で聞く，話すのは一人，見捨てない姿勢を見せつつ自分の行動の責任を思い出せるようにかかわる。

この時間的な区分では，長期的（退院後から数年後までなどのように，長期的に暴力の発生を予測する），短期的（数日から数か月，入院中など），瞬間的（実際に対応する際に必要となるアセスメント）なものに分けられる。

○長期的予測－どういう人が暴力を起こしやすいか

リスクアセスメントのなかでも，特に入院期間全体を通してとか，あるいは退院後に暴力を起こすリスクがあるかといった長期的な予測を行うための予測ツールには，HCR-20（Webster et al. 1997，吉川監訳 2007）などがある。HCR-20は世界的に有名な精神障害者用にデザインされたリスクアセスメントツールである。HCR-20は現在主流となっている「構造的臨床評価法」に基づくものであり，histrical（過去），clinical（現在），risk management（未来）の要因からアセスメントする。評価項目には暴力行為既往歴，若年での初回暴力，不安定な人間関係，雇用問題，薬物使用の問題，主要精神疾患，サイコパシー（ここでいうサイコパシーは，Hare PCL-R™（Psychopathy Checklist-Revised）（Hare 2003，西村訳 2004）の評定が高得点となることによって示されるような精神病質のことを指す），早期の不適応，パーソナリティ障害，管理失敗既往歴，内省の欠如，否定的態度，主要精神疾患の進行中の症状，衝動性，治療抵抗性がある。

また，近年ではストレングス（強み）を取り入れたSTART（Short-Term Assessment of Risk and Treatability）（Webster et al. 2009，菊池監訳 2018），保護因子を取り入れたSAPROF（Structured Assessment of Protective Factors for violence risk）なども出てきている。尺度の利用にあたっては尺度の対象者があっていること，評定の方法が正確であることが求められる。

○短期的予測－ある人はどんなふうになると暴力を起こしやすいか

入院している当事者では暴力の機会が増える（Haller & Deluty 1988，Shah 1993）。そのため，病院や施設などでケアにあたるスタッフにとっては，「今日明日の勤務のなかで暴力が起こるか？」ということが，リスクマネジメントをする上で重要となる。安全・安心な環境をつくるために必要な予測を行うことになる。

このような短いスパンでの予測を短期予測という。なかでも，BVC（Brøset Violence Checklist）（Linaker & Busch-Iversen 1995，Almvik, Woods & Rasmussen 2000）は英国のNICEガイドライン（NICE 2015）でも利用を推奨されているものであり，日本語版も出されている（下里ら 2004・2007b，下里 2012b）。

BVCは元々，ノルウェーの高度保安施設において研究開発されたもので，当事者が身体的暴力を振るう前の24時間の間に，「混乱，易刺激性，乱暴さ，身体的威嚇，

言語的威嚇，ものへあたること」という項目が観察されたことから，これを指標としてアセスメントするものである。

　BVCは6項目をそれぞれ，その当事者の普段の暴力のない状態と比べ明らかに存在する場合に1点，普段と変わりない場合には0点として評価する点が特徴的である。つまり，1点とする評価基準は当事者ごとに違っていることになる。BVC日本語版（下里ら 2007b）では暴力を言語的なものまで含んだものとしてとらえて試験しており，また，評価の仕方も原版とは異なっているので注意が必要である。カットオフ1点でも予測精度は高くなっており，言語的な暴力まで含めれば何かしらの変化でリスクを確認することができる。ただしこの際に，リスクが高いからといって隔離等の拘束的手段を予防的に講じるようなことはあってはならない。観察の頻度を上げる，あるいは当事者と積極的にかかわり原因を除去するなどの方法を考慮する。実は，日本語版のBVCは，対象を身体的暴力だけではなく言語的な暴力にまで拡大している点，また，アセスメントの時期を業務開始前から終了時に変更している点で原版とは異なる。今後はBVCの原版を使用することについても検討が必要だろう。

　このほかに，前述のHCR-20のクリニカル要因（内省の欠如，否定的態度，主要精神疾患の活発な症状，衝動性，治療抵抗性）は，短期予測としても有効な指標であるという報告もある（McNiel et al. 2003）。すぐに起こりそうな暴力の場合，静的な因子よりも，動的で，しかも現在ある症状のほうがよい指標であるともいわれている。

　いずれにしても，アセスメントをする上で重要なことは，予測精度がどうかを気にしすぎるのではなく，多職種，職種間，そして可能ならば当事者自身を含めて，そのときにかかわっている人たち全員でアセスメントするということである。これにより，実際に当事者に起こっていることがよりわかりやすくなる。アセスメントツールに頼るというよりは，アセスメントツールを使うことで，共通の認識をもてるようになる。つまりBVCのように，「その人にとっての0点と1点の境」を全員で共有することができて，マネジメントがしやすくなることを目指すようにするのである。

○瞬間的な判断－攻撃行動の促進因子とリスクアセスメント，暴力の誘因と徴候
　当事者が危機的な状況になりつつあるときには，刻々と変化する状況をアセスメントする必要がある。このときには実際に攻撃行動が起こるために，必要な因子をアセスメントするということがある。攻撃行動が起こるための要因をみつけ，それを除去することでマネジメントするのである。暴力が起こるためには，引き金（trigger），武器（weapon），高覚醒（high level of arousal），標的（target）が必要であるといわれている。これがBaileyのモデルである（Bailey 1977, Turnbull 1999）。つまり，この

いずれかを除去することで暴力を防ぐことができる。瞬間的に判断を迫られるような切迫した場面では、この4つがどうなっているかを素早くアセスメントすることも必要となる。

　引き金として刺激になった事象（例：他の当事者からからかわれた）がどのようなものであるかを検討する。特にbad news（例：急に家族が面会に来られなくなったというような、当事者にとっての不幸な出来事）は暴力の引き金として注意が必要である。また、仲間同士のからかいやいじめととられるような言動があった場合も誘因となりやすい（NICE 2015）。攻撃行動のアセスメントツールであるStaff Observation Aggression Scale（SOAS）（Nijman et al. 1999, Noda et al. 2012）では、服薬そのものや、スタッフが当事者の要求を断らなければならない場合なども誘因となりやすいとされている。

　武器となるものについては、言語的な攻撃であれば口が武器であり、叩くというときには手が武器である。また抑制中など手が武器として作用しないときには噛みつくという具合に、そのときに使える手段が武器となることがある。

　高覚醒とは、あいつだけは許さないというような気持ちの強さであり、どのくらい攻撃に結び付きそうかをアセスメントする。高覚醒は状況にも影響を受ける。例えば、同じような程度で他者から罵られたときであっても、有効な活動（プログラムや日課）が入っていれば注意が逸れて敵意は下がるかもしれないのである。

　標的については、標的と加害者がアクセス不可能であれば攻撃行動をとることができない。攻撃の対象となっている当事者は誰なのか、その人は今どこで何をしているかを判断することで、次の行動を決定していく。

　このほか、攻撃性の徴候としては、視線（にらんだり、あるいは視線を合わせない）、声（大きくなったり、早くなったり、震えたりしている）、不安な様子、批判（スタッフの陰口）、歩き方（速足で歩き回る、出たり入ったりするなど）、身体に緊張した様子があることがあげられる（Kim et al. 2012）とされる。また、DASA-IV（the Dynamic Appraisal of Situational Aggression）（Ogloff & Daffern 2006）では、知覚した挑発に敏感であること、要求が拒否されると容易に怒る、指示に従うことを嫌がるという項目がアセスメントの指標であるとされている。こうした状況を判断しながら、マネジメントの手段を講じていくこと必要となる。

●その他の分類

　その他の暴力のアセスメントの分類としては、手法として分けるものがあり、専門家的判断（ベテランの判断）、保健数理的（統計学的な分析によりリスクが決められる）、

臨床的構造評価（臨床的評価に保険数理的手法も組み合わせ，柔軟にリスクマネジメントに架橋をつくる）がある。

　また，要因ごとの分類としては，静的要因（履歴として変わらないもの，例えば暴力の既往や施設での違法行為の経歴など）と，動的要因（可変の因子，例えば精神症状や社会的スキルのような治療やケアで変化し得る要因）といった分け方がある。

③リスクアセスメントの方法
●暴力リスクの性質と程度

　暴力のターゲット，規模，頻度，蓋然性（確実性の度合）を特定する。「特定の当事者，あるいはスタッフ」のみが対象の場合もあれば，女性（男性）スタッフだけが攻撃の対象である場合もある。なかには「頻繁に攻撃的にはなるけれど実際に手は出さない」という当事者もいれば，「年に数回しか暴力はないがひとたび怒れば凶器まで持ち出す」場合もある。これにより，マネジメントプランは大きく異なる。

●暴力リスクと精神疾患，環境，他のコンテクストとの関係

　リスクと他の要因との関係を評価する。どのようなときに，その当事者が暴力的になるかを確認するのである。ある当事者は妄想が活発になったときに暴力的になるかもしれないし，母親の命日が近づくと不穏になる当事者もいる。また，受け持ちの看護師が交代したときにイライラしやすかったりすることもある。その当事者の「注意すべき徴候」，あるいは「刺激」を特定し，それが存在するときに暴力のリスクが高くなったと考え，対応する。

●暴力リスクを増加させてしまう因子と減少させる因子

　考えられる暴力リスクについて，それを増加させる因子，減少させる因子を探し，有効な介入法を検討する。これは治療と支援を特定するためのものである。

　リスクを増加させてしまう因子とは，例えば勧められてやってはいるが実はSSTは嫌いだと思っているような場合に，イライラしているときにSSTへの誘いなどがあれば余計にイライラが強まるだろう。他にも，「本当は嫌だ」と思っている服薬，大部屋は嫌だと思っているが個室がないため仕方がない，というような状況が，より当事者をイライラさせる。また，そのようなときにどのスタッフがかかわりに行くかということも，イライラを増加させるかどうかの一因である。男性スタッフよりも女性スタッフのほうが落ち着いて話せる場合もあれば，逆もある。

　リスクを減少させる因子とは，例えば「仲のよい特定の当事者が近くにいてくれると怒りが静まる」「気分転換に散歩をするとすごく落ち着く」というようなもので，あ

る因子を利用することで攻撃性が減少するようなことをみつけておくことである。

また,「当事者は指示されている頓服がよく効くと言っている」とか,「教育的なかかわりでの学習効果が高い」「この当事者と関係をつくるにはユーモアを利用して楽しいと思えるようにしていくほうがよい」というように,特別に攻撃性を減じる方向に作用する介入法を話し合っておく。そして,これにより誰が介入しに行くかも決めることができる。

●治療者,関係者,当事者の間の評価のギャップ

どこかにずれが生じる際に事故が起こりやすい。ここで注意するのはリスクマネジメントの基本である。当事者と周囲の人の評価の間にギャップがある場合には注意を要する。急性期では「俺は病気じゃない。なんともないからここから出せ!」「俺はもう治ったから外出できるはずだ」というような言動が当事者側にあり,一方で医療者は精神症状が活発で治療が必要と思っている。このようなとき,当事者は攻撃的になりやすい。

例えば,精神科の服薬場面では当事者が拒薬することがあるが,当事者には飲みたくないという気持ちが強いから起こることである。一方で,スタッフ側は「何とか飲んでもらえないだろうか」という思いが強くなるので,ついつい「でも,飲んだほうがいい」というようなことを押し付けがちになってしまうことがある。このような,当事者の思いとスタッフがしたいことがずれていることに注意し,リスクを下げるようにプランすることが必要になる。

このずれは,次項で述べるディエスカレーションでは特に注意する必要がある。スタッフがよかれと思ってやっていることが実は当事者には迷惑というようなことは,マネジメントの失敗になることが多い。

●被害者保護の方法

リスクアセスメントでは,被害者となる可能性のある者をいかに保護するかも検討しておく必要がある。考え得る最悪の状況を想定し,それを回避する方法を検討し,さらにそれでも起こってしまった場合にどのように被害者を保護するか,ということである。一方で,最善の展開も想定すればそのための方略が検討できる。この際にはシナリオを作成してみることが有効であるといわれている。

④リスクアセスメントの際の注意点

リスクアセスメントの際には,できる限り当事者と行うことが実際のマネジメントを助ける。例えばイライラするとき,カッとするとき,攻撃したくなるときはどんな

ときかを当事者と一緒に話し合っておく。これは，怒りの認知行動療法でも行われる（Williams & Barlow 1998，壁屋ら訳 2012）。これにより，当事者自身も危機的な徴候に気がつくことができるし，また当事者，スタッフともに，どのように対処し，支援すればよいかがわかるようになる。

　こうした事前の話し合いのために利用されているツールには，「セイフティプラン（佐藤2014）」や，暴力のみならず危機状況に対応するための「クライシスプラン（野村2014）」「事前指示：advanced directives（Stuart et al. 2005，安保ら監訳2007）」，あるいは「advanced decision（NICE 2015）」などがある。

　セイフティプラン，クライシスプランは，リスクアセスメントを当事者とスタッフがともに行う方法であり，当事者が暴力を起こしそうになったときに当事者自身がどうしたらよいか，またどのように援助してほしいかについて，事前に行動をプランする。一緒に暴力を振るいそうになるまでの本人の変化を考え，その変化に合わせて，

　○○という状況になったとき
　当事者（私）がどうするか
　スタッフにはどうしてほしいか

ということをまとめておくものである。詳しくはそれぞれの解説を参照していただきたい。

　また，事前指示は本来，末期などで自分が意識を失ったときにどのような治療を望むかを指示しておくものであるが，欧米では精神科領域でも自分が取り乱して自分自身をコントロールできなくなった状況でどのような治療的介入を望むか，あるいはどのような介入を望まないかを，指示あるいは説明しておく文書である。これらは，緊急事態にあっても当事者の思いを守るための方法である。

　CVPPPでもこのような方法は重要であると考えられるが，CVPPPの理念としては，こうした手法が「スタッフ主導」にならないようすることを重視する。例えば「さあ，今から○○プランをつくりましょう。一緒に考えましょう」といって当事者と面接し，「あなたはこうなってしまったときどうしたらいいと思いますか？」と聞いたとする。もしその関係のなかで，少しでも当事者が「うまいことを言わなければ」という思いがあれば，それは当事者にとって「つくらされたプラン」ということになる。CVPPPではできるだけ日常の会話から当事者の人生とその後の希望が語り合われ，その結果それを助けるものとして何が必要かを話し合うという姿勢を重視する。これは，構造化すればするほど形式的に当事者から何かを「聞き出す」という姿勢になることを防ごうとするものである。

演習課題4　ケアするときのリスクの把握

目標：
ケアするときのリスクを意識して把握することができるようになりましょう。

方法：
① 3人一組になって，当事者役，スタッフ役，観察者を各1名，決めます。
② 当事者役とスタッフ役が，通常会話をするような距離（1m程度）で向かい合います。
③ 当事者役は，手，足，口など，武器となる場所を決めて，攻撃するような動作をします。このときに，危険と思われる空間（そこにいたら当ってしまいそうな場所），誰かが傷つき，傷つけられるような空間がどこかを，観察者役に指摘してもらいましょう。また，お互いにその場所を確認します（指摘された位置は，リスクアセスメントとして意識して近づかないようにする場所です）。そして，さまざまな手段（叩く，蹴る，かみつくなど）を想定して確認しましょう。
④ 続けて今度は，③の動きを，座って話す場合，また可能ならベッドに寝ているような場合も想定して確認してみましょう。

⑤まとめ

ここまでのアセスメントを総合すると，図6のようになる。

図6のシートは，CVPPPの理念である，当事者が希望をなくすことなく，またスタッフと互いに尊重して攻撃的な状況を一緒に乗り切るためのものとなっている。

このシートの特徴は，ケアプランを立てるわけでもなく，評価するわけでもない，ただお互いをわかり合い，希望を言い合うことなのである。

前述の通り，スタッフはともすると，こうしたシートを使ったプランを立てるというとき，「今からこのプランをつくります。あなたはこれについてどう思いますか？」と聞いて答えを求めることがある。ツールを用いることはエビデンスのあるケアとし

て有効な方法ではあるが，ときとして無言のうちにプランづくりを強要したり，スタッフ側の業務の効率化のためのツールとして扱われたりする。

　このシートはまずそういったことを求めないところが，通常の〇〇ツールと呼ばれるようなシートとの差である。であるから，このシートを利用するのに完ぺきに記入する必要はない。一部分としても利用できる。

　上段では当事者のこれまでの人生での体験やここでの思いを，日常の会話から記入してみる。当事者の生活のなかでも楽しい，あるいはそうでないといった体験に目を向けることで，カルテのための情報収集ではなく，その人の人生に興味をもち，それまでの生活に耳を傾けることになる。このなかには，リスクになる項目や，あるいは希望につながる項目が含まれているはずであり，ディエスカレーションに利用するアイテムとなる。

　次に，当事者の希望を話してみる。どのようなことであっても当事者が期待する未来には対話のためのヒントがある。

　各段階の山の絵の上のカッコ部分には，それぞれの段階の名称を入れる。例えば，通常穏やかの次は不安であるが，当事者によってはそれは「心配」だったり「憂うつ」だったりするかもしれないし，あるいは「疑心暗鬼」とか「不信」かもしれない。イライラのときにも，それは「焦り」の人もいるかもしれないし，「混乱」の人もいるかもしれない。いったん攻撃がおさまった後には「不安」の人もいるが，「疲労感」や「ばつの悪い感じ」かもしれない。その人にあった状態を探してみる。

　そして，山の部分には各段階でのその人なりのそのときの感情の表現のされ方を示す。例えば穏やかなときには，「だいたい一人で部屋にいる。あまり人と交流はない。表情はあまり変化せずどちらかといえば暗い感じ」の人が，不安ではどう変化するかということを見ていく。これはBVCによるアセスメントでいう「普段の状態」からの変化をどのように見ているか，ということになる。

　各段階でのきっかけとなる出来事は，リスクアセスメントツールなどで取り上げられているリスク因子が代表的であるが，その人なりのきっかけとなるものを選択する。例えば，突然テレビを消されてしまう，やりたくない当番のことを言われるなどは，本人にとっての不快刺激である場合がある。これにはエスカレートに導く出来事と，逆にリラックスするように働く因子があるが，これはリスクアセスメントの項（p62）にある「怒りを上げる因子，下げる因子」ということになる。リラックスするほうに働く因子には「自分を助けてくれる人」も含む。ここには例えば奥さんであったり，ご両親であったり，あるいはスタッフの誰か，ということもある。

第1部 理論編 Ⅲ CVPPP実践の手引き

図6 対処ケアシート

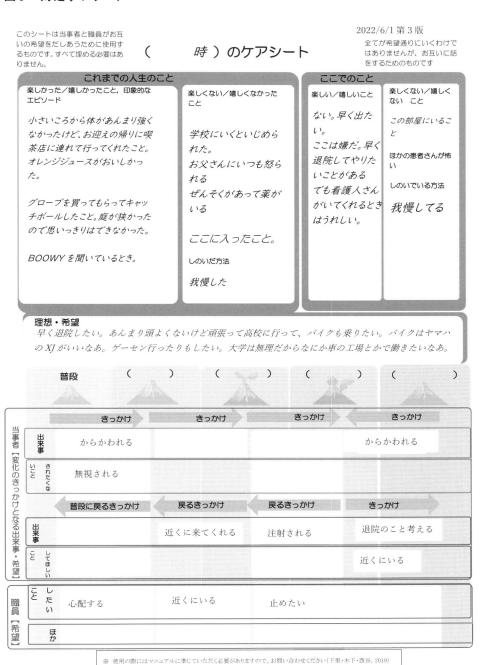

連絡先:下里誠二(信州大学医学部保健学科.sshimos@shinshu-u.ac.jp)

されたくないことは，事前指示のようにされたくない対応を伝えておくもので，隔離拘束的な対応，あるいは注射や薬など，治療的な対応として望まないことと，対応されたくないことと，もう一つはスタッフの対応として嫌なこと，つまりはディエスカレーションとは逆の行動が該当する。

　また，してほしいことは，ディエスカレーションそのものに合致するような当事者が望む対応となるはずである。このとき，内服薬がそれに該当する場合には内服薬もディエスカレーションの一部である。

　そして，スタッフからもスタッフがしたいこととしての行動を示す。ここには万が一緊急介入が必要なときにはされたくないことをしなければならないことがあるかもしれないが，希望を失うことがないようにかかわりたいということも含まれている。このため書き方としては，「します」ではなく「したいと思います」となる。

　また，お願いしたいこととして，当事者にしてもらえると嬉しいことを伝えておく。スタッフも当事者も「こうしてください」ではなく，「こうしてもらえたら嬉しい」を伝え合う。

　緊急的な介入のときにはどうにもならないような事態になってしまうこともある。しかし，こうした日常のかかわりが少しでもお互いを分かり合い，労り合うということにつながってほしいとの願いが込められている。なお，このシートは正確に使用するためにはほかにも注意事項が必要である。興味のある方はご連絡をいただきたい。

2）ディエスカレーション（de-escalation）

①ディエスカレーションとは
●ディエスカレーションの定義と考え方

　ディエスカレーションとは，「言語的・非言語的な介入によって怒りや衝動性，攻撃性を和らげ，当事者が普段の穏やかな状態に戻るように助けること」（Paterson & Leadbetter 1999）と定義される。すなわち，当事者がエスカレートした状態から脱するのを助けることを意味する。

　この技術は単純に鎮静を図ることではない。協働的関係をつくり，指示したり強制するのではなく，協働し交渉して問題解決や環境調整などを行うことで，危機を回避するというあらゆる方略を含む。

　ディエスカレーションというと，通常多くの人が考えることは「スタッフの言語的なコミュニケーションで怒りを緩和する対応法」だろう。欧米でもディエスカレーショ

ンというと言語的コミュニケーションを主として，非言語的コミュニケーションも加わったもの，という色彩で語られることが多い。しかし，CVPPPのディエスカレーションは，スタッフが当事者とかかわればすべてのことがディエスカレーションにつながると考える。どこにいて，どの役割をとったとしても，ここで自分の役割上行うディエスカレーションは何かを考えることが重要となる。例えば，身体介入中に腕を支えるメンバーの役割（チームテクニクス参照）をして当事者を支援している人には，その腕に伝わる感触などの非言語的なメッセージ，周囲への気配り，すべてがディエスカレーションの意味を含む。知らないうちに発せられる動作や表情からのメッセージが共感的ではなく管理的なのであれば，また触れているところに必要以上の力が入ってしまっているような状態であれば，それは無理やりで管理的と感じられることになり，言葉では「大丈夫ですか？」と心配するように言っていても，当事者には二重拘束（ダブルバインド）のメッセージとして伝わる。

　最も重要なのは，これまで述べてきたようなCVPPPの基本的な理念である「ケアとして真剣に当事者のことを助けたいという思い」をもち，それを言語非言語のメッセージとして示すことである。

　例えば，これまで受け持ち患者が他の当事者とトラブルを起こさないようにがんばっている姿を見ていたのだけれども，急に他の当事者と喧嘩になってしまったとする。そうすれば自然に「これまでせっかくがんばってきたことを知っているからこそ，今，自分ではどうしようもないことが起こったのかもしれない。ここを乗り越えるために，当事者に対して何か助けになることをしたい」と心底願うだろう。その気持ちを示して，「心配している。助けに来たよ」という言葉をその当事者に対して自然に出すことが重要なのである。

　これは「Person-centered」という言葉にも通じる。なぜならば，「何とか落ち着かせたい」という考えで「何を助言しようか」と考えることは一見合理的なように思えるが，目の前にいる当事者を「患者」として認識しているのであれば，すぐに医学的な処置や制度としての対応法を考えて指示するとか説明することになる。しかし目の前の「人」を助けようとするのであれば，もっと単純にその人を思いやることから始めるだろう。ディエスカレーションはまさに「Patient-centered」ではうまくいかず，「Person-centered」な考え方のもとに成立するのである。

　ディエスカレーションは，隔離や拘束，投薬といった手法を必要以上にとることを減らすものである。例えば頓服薬の利用についても，「落ち着いていくことを助けるものであればディエスカレーションの一つの手法とも考えられるが，指示による強制

的な薬物投与はこれに含まれない」とされている（NICE 2015）。「興奮しているから薬」ではなく，ディエスカレーションを助けるときだけ薬，と考えることができる。

この後，一般的なディエスカレーションの記述をしつつCVPPPでのディエスカレーションについても述べていくが，CVPPPでのディエスカレーションでは，最終的に当事者が，味方になってもらえている，労ってもらえている，気にかけてもらえていると感じることができ，希望を失わないようにいられることで当事者が平静を取り戻すことを目指す。

●ディエスカレーションのコミュニケーションスキル

ディエスカレーションでは基本的なコミュニケーションスキルを利用するとされるが，基本的な方向は単純である。傾聴，交渉（negotiation：強制や押し付けは最小にして，協働し「お互いが満足する」方向を話し合う），葛藤の解決技術（conflict resolution：早期に介入し，問題を発見し対処しつつ当事者の問題解決技能を支援する）というものである。

また，ディエスカレーションではスタッフ個人のパーソナリティと個人との関係性を治療的に利用することが必要となる。すなわち，自分自身をよく知っていることが重要であり，単に理論的に攻撃性を理解することよりも，自分なりの方法で，直感的にディエスカレーションできるスキルが重要といわれている。ディエスカレーションに標準的なアプローチはなく，そのため，文脈によって似たような場面であっても，まったく正反対の方法がとられることもある。CVPPPでのトレーニングでロールプレイが重視される理由の一つはここにある。

日本では特に，「コミュニケーションスキルについてよく知りたい，勉強したい」という声がよく聞かれる。通常欧米では，ディエスカレーションにはコミュニケーションスキルも含まれているといわれ，アサーション，ストレスマネジメントなどのトレーニングは別途受けていることが望ましいとされている（Leadbetter & Trewartha 1996）。

確かに，コミュニケーション技法などは重要なスキルではある。しかし本当に重要なことは，真剣に当事者を助けたいという意思をもってそれを表明すると同時に，言語的抑制（verbal restraint）をしないことなのである。ある当事者は隔離も拘束もされていない。そんな状態になることもない。だが精神科の病棟でその人は，「こうしないと退院できない，これはしてはいけない…とがんじがらめにされている」というのである。治療という名のもとに「これを受けなければ退院できない」「これを守らなければ罰則になる」という文脈の表現は驚くほど多く，看護師は無意識に言語的な

抑制をしていることも多い。興奮時に一見落ち着いてくれたと思われるその状況が，当事者の忍耐を基礎にした落ち着きであるかもしれないことに注意を向けているだろうか。それが続く限り，いくら「ディエスカレーションが重要です」などといっても意味はない。当事者にあきらめを強いるのではディエスカレーションではない。

　例えば，マネジメントプランとして「約束を確認する」ということを実行しようとして，「そういう約束だよね」と当事者に言う。すると，それは「約束を破ったらひどいことになるぞ」というメッセージになることがある。「薬飲めた？」という問いかけには「飲んで当たり前」というメッセージが込められてしまう場合もあるのである。そして，せっかくコミュニケーションスキルを使っても，「聞いてあげる」という姿勢はディエスカレーションではない。本当に関心を持ち続けることを助けるのは，スキルではなく理念と姿勢である。100％当事者の声に耳を傾けなければディエスカレーションは成立しない。宇田川は，看護者メガネを外すことの重要性を述べている（宇田川2009）。コミュニケーションスキルがあったとしても，それがスタッフ側の都合を満たすものとしてではなく，「ケアの方法」として使えるように適合させて利用する必要がある。

　現在のコミュニケーションスキルは，認知行動療法（CBT）のような治療法のなかで用いられる技法として紹介されているものも多い。熊谷（2017）は当事者研究の立場から，病院治療の空間でのSSTやCBTでは，「変わることが期待されているのは当事者の認知や行動」であることについて指摘している。治療者というものは無意識のうちに「支援する側」となり，当事者に支援したことでの変化を求めやすい。当事者に「支援される側」の変化を求めるようなコミュニケーションにならないようにすることも気をつけるべきである。

　言語的なディエスカレーションでは，心理学的なコミュニケーション技術を「治療的に」活用したいと考えてしまうとそれは結果的に当事者に変化を求めたりして逆に心理的に追い詰めることになりかねない。エスカレーションでは何よりも，「（当事者の）逃げ場をふさがないように，追い込まないこと」，そして「当事者とスタッフの間の誤解を解くこと」が重要なのである。

● 拘束の種類

　なお，拘束（restraint）は，抑制帯によるもの（mechanical restraint），徒手抑制（manual restraint）のほかにも，薬による抑制（chemical restraint），そして，言語による抑制（verbal restraint）がある。どの抑制も，「抑制」であることには変わりがない。ただし言語的抑制は，もっともらしい理由をつければ抑制とみなされず，当事者の忍耐を

強要することになりかねない。

　CVPPPのディエスカレーションでは，常に自分の言語的，非言語的コミュニケーションが「言語的抑制につながっていないか」ということを慎重に吟味することがなければ，達成されないのである。

　また，ディエスカレーションは個人のスキルを利用するため，立場の違いでも行うことが変わる。Richmondら（2012）は，救急精神科医療において必要な言語的ディエスカレーションについて，10の領域を示している。概略をまとめると，次のようになる（筆者が手短に意訳しているため，正確には原著を参照のこと）。

①パーソナルスペースを保つ
②挑発しない（ノンバーバルメッセージとしての挑発をしない，落ち着いた態度）
③かかわり方（適切な一人が対応する。安心してもらえるかかわり）
④簡潔にする（簡単にわかりやすくする。聞いてもらえるまで繰り返し伝える）
⑤望んでいることと気持ちを理解する（望みを聞く。ノンバーバルメッセージなどさまざまな情報から理解する）
⑥当事者が何を言っているのかをよく聞く（当事者が言っていることを本当のこととして聞く）
⑦同意するか，意見が一致しないことを認める（真実，原則，可能性への同意，意見が一致しないことへの同意）
⑧法的な指示と制限設定（双方が尊重される条件で限界を設定する）
⑨選択してもらう（選択してもらう間には，現実的に利用できる親切さを示すものも提供する）
⑩患者とスタッフへの事後の報告

　しかしこれらも，「医師」が治療的に行う場合と，「コメディカル」がケアとして行う場合では利用の仕方も異なるだろう。例えば，「⑧法的な指示」は特に立場が異なれば印象も変わる。それぞれの専門職としての役割と同調させながら行ってみるとよい。
　本書におけるディエスカレーションのトレーニングでは，緊急時に行う複合的なスキルについて，最も重要な部分をロールプレイなどで検討していく。このなかで重視されるべきは，「介入せざるを得ない場面でもPerson-centerdでありつづけ，本当の意味で協働すること，敬意をもって関心を示すとはどういうことか」を考えることにある。

また，4日間の研修プログラムのなかでは，緊急事態に身体介入を用いる間のディエスカレーションを最大限に重視する。これは身体介入技法が人権を守る上で最も配慮されたものでなければならないからである。4日間24時間の限られた研修のなかでは，通常のコミュニケーションスキルまでは取り扱えない。これらは別の研修に譲ることとしている。

②ディエスカレーションの6つのポイント

ディエスカレーションには，大きく次の6つのポイントがある（Distasio 1994, Cowin et al. 2003, Shimosato 2012）。

❶協働

ディエスカレーションで最も重要なのは，協働（collaboration）するという姿勢である。一方的に指示をしてスタッフ側に従わせようとすることは，葛藤状態にある当事者にとっては逆効果になる。対立したり，管理したりしようとするのではなく，協働するということが最大のポイントなのである。

協働とは「共通の目標を追求するために複数の人が協力すること」であり，協力（cooperation）は「ともに助けあって計画し活動すること」である。似ているようであるが，協力はあまり積極的ではなく，渋々協力しているという状態も含んでいる。一方，協働するという関係では「お互いに合意して決定した目標に向かって歩む」という，積極的にかかわろうとすることが必要になる（Gottlieb et al. 2005, 吉本監訳 2007）。協働的な行為のなかでも特に重要であるのは，当事者に対してどのくらい真剣にかかわろうとするかという姿勢である。当事者が感じる気持ちは本当のことであるとして受け止めると同時に，当事者が何を言いたいかに耳を傾ける。表面的な共感はかえって危険なのである。

○主語を私たち（We）にする

協働するためにまず心がけることは，「私があなたをこうする」のではなく，あくまで「We：私たち（当事者とスタッフがともに）」を前提にして考えることである。私たちが一緒によい方向に向かっていくためにどうしたらよいかを考える。

○相手が感情を語る

ディエスカレーションでは，相手が感情を語れるようにする。感情をもつことは正当であることを承認する（安保・武藤 2010）。このとき，「気持ちはわかるよ」などと言うと，「お前に何がわかる！」という気持ちにさせてしまうことがある。自分が知っているように言わずに，相手に感情を語ってもらうことに気をつける。このためには，

はっきりと話す，静かに話す，「どのように感じているか」を話してもらう，時間を十分にとる（当事者が状況やゴールを考える時間，答えを考える時間をとって，急かさない）というような方法が有効である。

当事者の感情は，スタッフからすると一見「怒り」に感じることもある。しかしよく聞くと，実はそれぞれが微妙に異なる。「ドアを開けろ」と怒鳴るとき，自分ではどうにもならない悔しい気持ちがあるかもしれない。また，それは家族が心配だという「心配な」気持ちなのかもしれない。「ふざけるな」というときにはひどい扱いを受けているという「憤り」かもしれないが，悔しさやさみしさといった感情，あるいは助けてほしいという気持ちがあるかもしれないことにも注意する必要があるだろう。ただ単純に「怒り」のレベルが下がるかどうかではない。感情を語るその人に意識を集中して，その感情の意味を吟味する必要がある。

○開放性（openness）

情報を共有しつつ，できる限り自分自身もオープンにするようにすることで一方的でないという姿勢を示す。

○相手に敬意のある関心を示す

例えば，ただ「話を聞きますよ」というよりも，「しっかり聞きますからね」というときでは，関心を示してくれたと思う度合いは違うだろう。このとき会話の冒頭に，「しっかり」に該当するような一言を加えるようにしてみる。約束するときも，できるときには「必ず」というような言葉をつけると，言葉はより関心をもって受け入れられる。

なお，Walsh（2005，松本ら訳 2007）は，自傷行為のある人に反応するときには，控えめで冷静な態度，敬意のある好奇心，決めつけをしない思いやりの心が必要と述べている。このとき「援助したい，助けてあげたい」といった「関心と支援」はむしろ逆効果であるとされる。ディエスカレーションでもこの考え方が重要となる。

❷交渉

交渉（negotiation）は，攻撃性の高まった当事者と，協働するためのコミュニケーションをとる際の重要な要素であるとされている。当事者が欲求不満状態で怒りが強い場合にはこちらの話を聞いてもらえないような場合も多いが，可能な限り交渉することが重要になる。特に重要なこととして，命令したり，禁止したり，（強制するような文脈で）質問することは「指示的」な言動とされている。これをせずに交渉することが重要である。交渉という言葉自体が支援者の目的に従わせようとする行動になりやすいため，注意すること。

実は，当事者の興奮の度合いが強いほどスタッフ側からの声かけは，命令，禁止，指示になりやすい。緊急事態であればあるほど，スタッフからは「落ち着いて」「話聞

くからね」というような言葉だけが聞かれることがある。実際，ここで発せられている言葉をよく聞くと，それはスタッフ側からの送信のみなのであって，当事者からのメッセージを受信し，返信していないことがある。当事者は「離して」と言っているのに，「落ち着いて」としか言わないような場合である。だからこそ，当事者の言葉にきちんと返答することがなければ対話にはならない。交渉するためには，以下のような方法が有効であるとされている（Mason & Chandley 1999）。

○選択肢を示し，最終的には当事者に決定してもらう

　当事者が選択できるように，できるだけ選択肢を出す。当事者が完全にコントロールを失っているなど，安全のためにやむを得ない場合もあるが，できる限り当事者本人が行動を選択できるようにする。

○お互いが「良くなる」

　交渉では「お互いが満足」するように話し合う。お互いが満足するとは，win-win（互いに成功）となる解決策を導くことであり，これに対しlose-lose（互いに不満足・失敗），lose-win，あるいはwin-lose（どちらかが満足・成功）となっては，交渉がうまくいかなかったということになる。ただし，行動の結果が，暴力によって当事者が利益となることを学習してしまったり，規範や法の逸脱を容認して言うことを聞くことではないことは，当然のことである。

○スタッフ自身の行動も交渉する

　例えば，当事者に近づいていこうとする場合も，「今からよくお話をうかがいたいので，少し近寄ってもいいですか？」と尋ねてから行動することで，交渉することになる。このことで，当事者にとっては自分が認めた行動となる。また，身体的介入に至った後で立ち上がって行こうとする場合，あるいは座ろうとする場合など，すべての動作を行う際には「今からいすに座ろうと思います。そこでゆっくり話を聞くことができます。協力していただけますか？」などと聞くようにする。交渉に応じてくれた場合には素直に感謝を示す。

○自己開示，部分的な同意，紳士的な議論

　交渉の際には，適度に自己開示していくとよいとされる。例えば「助けたい気持ちがある」「何とかしたいと思う」というような自分の気持ちを出すことはよい。少し落ち着いてくれたら「ホッとしました」。自分が困ったら「私も実は困っているんです」「どうしましょうかねえ…」「そういってもらうとうれしいですね」など，その場で思うところを話せることは多い。また，すべてを拒否する姿勢ではないことを示し，部分的にでも同意できるところがあれば同意する。

自己開示というと，引き合いに出されるのは怒りのある当事者と話す際に「私も怖いです」というようなことを伝えるということであるが，ケアの場面で当事者が私たちに少しでも助かることを言ってくれたりしたのならありがたいと思うのではなかろうか。その気持ちを話すのである。であるから，身体介入に至ったとしても「本当はしたくない。こんなことをしてごめんなさいね」という思いをもてば，それを伝えることは対話につながるきっかけにもなるだろう。ところが，もし理念が理解されなければ実際にはそんな気持ちにはなれるものでもない。やはりディエスカレーションにも理念が先行するのである。

　先に述べたが，自己開示するときも「聞いてもらえてうれしい」というより，「とてもうれしいです」というほうが伝わるだろう。そして，あくまでも紳士的に話を進める態度が有効とされる（Wondrak 1989）。

○**武器を除去する**

　武器をもっている場合などでは，ゆっくりした動作と言葉で，「数分考えてみてください」「（武器となるものを）下に置いてもらえますか？」「ゆっくり下がってもらえますか？」というように，時間をかけて交渉することになる。この方法はslow down approachと呼ばれ，意思決定の速度を遅くし，感情的な反応を避けることができるとされている（Judge & Millar 1991）。

○**誠実さ（嘘をつかない，できない約束をしない）**

　交渉をするのであるから，嘘をついたり，できない約束をしてその場をしのごうとするような行為は，後に関係の悪化を招く。誠実に対応することが重要である。できない約束はしないが，できる約束はするということが重要である。例えば，「ここから出してくれ」という問いかけに「出してあげられます」とは言えないが，「必ず味方でいる」ということは約束してもよいだろう。

○**構造や見通しを話す**

　「入院したときの約束で，ここでは穏やかに過ごしたいといっていましたよね？」とか，「この後何もなければ外泊ができて，その後は退院される予定ですよね？」などと，治療構造について話すことで本人に冷静さを取り戻してもらう方法とされる。このとき，「これまでこんなに上手にやれてきた」というように，これまでの努力についても認めるようにすると対話しやすくなる。また，「約束したはずなのになぜ守れないのか」というニュアンスにならないように気をつける。

　そして，例えば入院したくないというような思いがある場合，「必ずよくなること」を保証することは，当事者に対して回復した未来を思い描いてもらうことを助ける。

❸ 落ち着いてかかわること

　ディエスカレーションでは，我々が落ち着いていることが大変重要になる。スタッフの行動が曖昧なときには，特に敵的帰属が起こりやすい。慌てていたり怯えていたりすると，協働することも交渉することもできないのである。

　スタッフは言葉で攻撃をされると，不安・恐怖，罪悪感，怒りといった感情が喚起される。不思議なことに，どんなにスタッフ側には非がないと思っていても，どこかに「自分が悪いことをしたのだろうか」といった罪悪感が起こる。不安や罪悪感が起こるとつい無口になってしまったり，できない約束をするとか，あるいは嘘をついて誤魔化そうとするような反応をしてしまう危険がある。無口になってしまうと相手は「俺の言うことが正しいから何も言えなくなった」とさらに攻撃的になる。

　例えば，「院長を呼んでこい！」と言われ，院長が来ることができないことをわかっていながら恐怖のために「後で来てもらいます」などとできないことを約束してしまうと，後から「院長と話せると言われた」ということになり，スタッフへの不信感が高まる。その場しのぎでなんとか誤魔化そうとするのは相手には伝わるもので，そうなると「この人は自分の要求を真剣に考えようとしてくれているわけではない。ただこの場をやり過ごそうとしているだけだ」と感じるだろう。これでは「援助してくれる人」とは思ってもらえないので，当事者は余計にフラストレーションをためることになってしまう。

　一方，怒っている当事者にも変化は現れる。怒りが引き起こされると，アドレナリンの作用による「闘争－逃走反応（fight-flight response）」が起こる。よく知られているのは，心拍が上昇して発汗，呼吸が早くなるなどの生理的な変化であるが，実は認知面の変化が問題なのである。認知面では，意識が怒りの対象に集中し合理的に考えられなくなり，集中できず判断力が鈍る。当然，人の話を聞けない状態になり，ディエスカレーションをしにくい状態となっているのである（Leadbetter & Trewartha 1996）。こんな風に，当事者自らが落ち着きを取り戻せないような状況になってしまっているのであるから，最初から「だめでもともと」くらいの考えをもつとよい。「うまくやれなければ自分はだめだ」と思ってしまうと，うまくいくものもいかなくなる。

　落ち着けるようになるための練習としては，ロールプレイによる演習が有効である。実際の場面で「さて，どうしよう？」と思ったときに，演習で体験したことを思い出してみるようにするとよい。

❹ ノンバーバルメッセージ

○距離

パーソナルスペースとは自分が所有していると感じられる空間であり，自分に脅威を及ぼす相手から自我を防衛する機能が含まれており，この空間に侵入されると居心地の悪さを感じる（深田1999）。パーソナルスペースは相手との親密さの度合いによって変化するが，通常「社会的距離」と呼ばれる，職業として他者とかかわる距離は120cm前後であるといわれている（下里2002）。しかし，特に統合失調症など精神障害者のなかにはパーソナルスペースへの侵入をより嫌う者もいる。また攻撃的な状態では，人はパーソナルスペースが広くなることが知られている。

　暴力介入では，この距離は「観察可能な距離」「対話可能な距離」「当事者から蹴る，殴るなどの攻撃を受けないための距離」としてとらえられている。特に興奮時には，身長，あるいは腕2本分程度のパーソナルスペースが必要で，むやみにこの空間を侵略しないことが強調される（Paterson et al. 1997, Leadbetter & Trewartha 1996）。ただし，あまり当事者と距離をとりすぎても当事者には「逃げている」と感じられ，コミュニケーションがとれないので注意する。この距離は，テキストによっては短い距離で記述されているものもあるが，CVPPPでは安全に，そして安心してかかわれる距離を腕2本分程度と考えている。

　この距離を基本とし，これより近づく場合には交渉し近づくことに同意を求めてゆっくりと接近する。この際，先に一歩を出した足に後ろの足をつけるように歩く。これをサイドステップと呼んでいる。この動きは急に迫ってくるという印象を和らげると同時に，咄嗟に反応しやすくなる動きになっている。

○姿勢（サイドウェイスタンス）

　姿勢はノンバーバルなメッセージとして大変重要な役割を果たす。重要なことは「威嚇的，管理的，攻撃的ではない姿勢で，当事者にとって話を聞いてくれると思えること，安全を確保できること」である。

　この一つがサイドウェイスタンスである。これは通常，約45度程度の角度で立つことである。正面に正対して立つと，立ちはだかるイメージになる。また，同じ距離である場合，正対するよりも圧迫感が少ない。

　急激な動きを避け，身体の前で手のひらを開きポケットに入れたりしないようにする。筋の緊張を解き，リラックスした姿勢をとる。これらは当事者に「私はあなたを攻撃しようとしているのではない」という態度を伝えると同時に，当事者からの攻撃を効果的に避けるための姿勢である。また，手を開いて身振りを大きくして表現するように心がけるとよい。

○位置

演習課題5　ノンバーバルコミュニケーション

目標：
当事者と協働するために必要なノンバーバルスキルを体験し，理解することができるようになりましょう。

準備：
2人一組で，お互いのつま先をしっかり向かい合わせるように正面に立ちます。

方法：
次のことをしていきましょう。

○距離

① まず，社会的距離（120cm）程度を保ってみましょう。日常の当事者との会話の距離であることを確認します。

② 次に，この距離のまま順番を決めて，どちらか一方が会話中に合図をせずに，右手で相手の右肩を触ろうとしてみてください（会話の内容は自分の趣味など適宜決めておきます）。また，相手は触られないように避ける努力をします。このとき，簡単に肩に触れることがわかると思います。役割を入れ替えてやってみましょう。

③ 今度は，お互いに右腕をまっすぐ前に伸ばしてこぶしを握ります。こぶしとこぶしがちょうどくっつくところまで距離をとります。このときの意外と遠く感じる距離を覚えましょう。

④ そして，先ほどのように，片方が相手の肩を触ろうとしてみてください。すると，よけられてしまうことがわかるでしょう。この距離が安全な距離です。役割を入れ替えてやってみましょう。

○サイドウェイスタンス

① 正対し，つま先とつま先を合わせるようにします。真正面に立ち，お互いそのまま「これ以上は無理」という距離に近づいてみてください。このとき，胸から腹部あたりが圧迫されるように感じるのではないでしょうか。

② 次に,そこからお互い左足はそのままで,右足を少し下げて相手に対して斜め45度くらいになってみます。これにより,同じ位置でも斜めを向くほうが楽になることがわかると思います。

○急激な動作
① お互いに正対して立ちます。2m程度離れて立ち,役割を決めます。
② そして,視線を合わせておいて,一方が急に前に一歩,踏み出すようにします。わずかな動きでも驚く体験となるでしょう。急に近づかれることで起こる恐怖を体験できます。

○アイコンタクト
① 予め,何か話題を決めておきます。先ほど行った,お互い腕を伸ばした距離程度のところで相手と会話をします。
② 「凝視する」「伏し目がち」「それぞれが感じる適度なアイコンタクト」の3パターンで会話し,お互いに感想を言い合ってみましょう。どのくらいが程よい感じか考えてみます。

○手の動き
① 同様に会話を始めます。このとき,できるだけ手を開いたまま,手の身振りも交えて話す場合と,こぶしをつくったまま話をする場合の2パターンをやってみましょう。
② 感じ方はどのように違うでしょうか。互いに話し合ってみましょう。

○自分の癖
① 相手と向かい合い,会話のテーマを決めて,お互いの様子を観察しながら何かを話し合ってみましょう。視線,口元の動き,眉間,頭の傾き,手の位置,足の位置,話し方など,その人には何か癖のようなものがあるでしょうか。
② 気がついたことをお互いにフィードバックしましょう。そして,強みになりそうなところも指摘し合ってください。

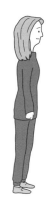
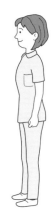

演習課題6 | 対等であるとは? 看護師メガネをかけていることはないか?

目標:
当事者と協働するために,「対等であること」について考えることができるようになりましょう。

準備:
3～6人でグループをつくり,話し合いましょう。

方法:
① 日常のケアのなかで,スタッフが当事者に対応している場面において,当事者の人にかけている声かけにはどんなものがあるかをあげてみます。そのなかで,上から看護師メガネになっていると感じることを見たことがあるでしょうか? 同じような発言でも何が違うのかなど,話し合ってみましょう(看護師以外の方も当事者との対応を考えてみます)
- 例えば,怒りのある当事者に「お話を聞きますよ」とよく言いますが,言い方によっては「話を聞いてやる」という文脈になっていることはないでしょうか?
- また例えば,薬を落とした当事者に「今度から気をつけてください」などと言っていないでしょうか?

② 何気なく声をかけていることを思い出し,実は気になる言葉かけを考えて,出し合ってみましょう。

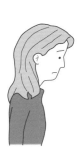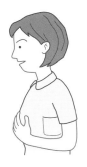

当事者と向かい合う場合，安全を考えるときには当事者の利き手の外側に位置するほうが安全であるとされる。これは，攻撃を受けにくい，あるいはかわしやすいという点でスタッフにとって安心できることにつながるという考え方であり，後述の「攻撃線」という考え方とともに，リスクの低い位置という考え方である。安全だと思えば介入する際にも落ち着きができる。

　もう一つ，正面に立ったりしないことで「逃げ場がない」と思われないようにする意味でも，位置をどうするか考えるとよい。

○視線

　視線は通常「適度なアイコンタクト」として示される。じっと見つめ続けるとにらまれるとか，あるいは追い込まれて行くような感覚を覚えるだろう。かといって，まったくアイコンタクトをとらないのではコミュニケーションにはならない。視線回避は自分を非個性化するために，攻撃を受けやすくなる（福原 2006）。例えば，あまり凝視しないときには顎などの少しずれた部分に視線を合わせるなどするとよいだろう。伏し目がちに視線を避けるような動作は，おどおどとして見えるので避けたほうがよいとされている。適度に視線を合わせつつ，当事者の動きや表情をとらえていることが必要になる。

○タッチ

　怒りの高まった状態では，急に触れられると「攻撃された」と直感し，防衛的に反撃行動を行ってしまうことになる。不安に寄り添う治療的な意味でのタッチもあるが，攻撃性の高いときには，触れる前に同意を求めるなどの工夫が必要になる。

❺攻撃行動因子を除外する

　アセスメントの項で，BailyのモデⅣ，即ち暴力が起こるためには，引き金(trigger)，武器(weapon)，高覚醒(high level of arousal)，標的(target)が必要であると説明した。

　この考え方に基づいて，それぞれの因子を取り除いていくようにかかわることを考えて，攻撃行動が起きないようにマネジメントすることを考える。一例をあげると，当事者同士のトラブルの原因を仲裁し解決する（引き金を除去）。殴られないように距離をとって当たらないようにするとか，あるいはよりリスク（後述）の高い際に用いるチームテクニクスで腕をサポートして手が出ないようなケアをする（武器の除去），深呼吸を勧めて呼吸法で怒りの程度を下げる（高覚醒の除去），喧嘩の相手の声が聞こえない・見えない場所まで誘導する（標的の除去），というようなことが考えられる。

❻治療プランの利用

　攻撃的な当事者が興奮を静めるためには，その状況から逃避，あるいは回避し，短

時間の休息をする（時間をとる）ことで，社会的に不適切な行動を減少させる技術がある。例えば，ある当事者が他の当事者に暴力を振るいそうなとき，刺激の少ない静かな環境で一定時間（少なすぎても多すぎてもいけないようであるが，5～15分程度がよく使われる）座って過ごして興奮を静める，というような手法である。これは「タイムアウト」と呼ぶばれる手法である（Ellis & Tafrate 1998, 野口訳 2004）。本来この方法は，日常，当事者と一緒にプランされた対処方法として，自発的に怒りをコントロールすべく自らが選択して自分なりの休息方法として自室で休むとか，1時間はホールには近づかないというように決定して行うべき手法であるが，スタッフが「静かなところで休んでみませんか？」と勧めて，同意を得て行う場合も多い。このタイムアウトの場合，落ち着くことが目的であるので，落ち着けば設定した時間中でも出ることが許されるべきである。

　一般的にタイムアウトでは，当事者は一人で過ごす。他にはスタッフが寄り添う場合もある。スタッフがサポートして，いすやベッドに座って落ち着くのを待つという方法である。

　また，負の行動を強化しないようにするために行う「リミットセッティング」という方法もある。ある許容ラインを決めておき（例えばスタッフの注目を引くための行動をとる），そこまでは特に何も反応しない。この行動以上のことが起こった（スタッフに攻撃する）ときには事前に話し合って決めておいた方法（スタッフからやめるように声をかける，おさまらなければタイムアウトを勧めるなど）で介入する，というものである。

　これらの介入は，当事者がコントロールを失いかけたときに当事者は何をし，スタッフはどう支援するかを，予め当事者と協働して作成しておくということが重要な点である。後になって当事者から，「自分で保護室に入ることを決めたわけではない。罰として保護室に入れられた」ととられないようにすることには注意する必要がある。

③ 段階的なディエスカレーション

　ここまで解説してきたディエスカレーション技法を実際の場面で適用するために，図5（p53）の怒りのモデルの段階に合わせて解説する。これらはPaterson & Leadbetter（1999），Cowinら（2003）などを参考に作成している。

　また，ここではいくつかの例を出している。そもそもコミュニケーションは言葉だけでは表現できるものではないこと，ましてディエスカレーションはその状況に応じた正反対の行動がとられることもあるから，単に文章で表現された文字を見ても文脈

は伝わらない。コミュニケーション技法に関する専門書には多くの例が載っているが，ただ読んでも相手に対する思いや関係は伝わってこないものである。そのことを意識して，そのまま言葉だけを真似しようとしても，かえって失敗する危険があることには十分注意して実践に活用してほしい。

　同時に，ここでは言語的コミュニケーションにも言及している。言語的コミュニケーションでは一般的なコミュニケーションスキルも利用する。ただし，前述の通り，言語的抑制をしないことに注意する。よくあることだが，「本人の希望を聞く」と学んだ後，「退院したい」と興奮気味に訴えている当事者に若い看護師が，「どうしたら退院できると思います？」などと聞いていることもある。スタッフ側の当事者に対する態度によって，文脈は変化する。当事者が「聞き出されている」「押し付けられている」と感じれば，ディエスカレーションはうまくいかない。

　なお，最初に述べたが，ディエスカレーションではあらゆる方略がその場面における相互作用のなかで利用される。例えば「オープンクエスチョンで聞こう」ということがあったとしても，それは当事者を追い込まないための方法として考慮される。追い詰めずに仲間になろうとするときに，当然のことながらクローズドな方法も取られ得る。自分の強みを知りながら，さまざまな場面での自分なりのディエスカレーションを演習で考えていってほしい。

　図5とあわせて見てもらいたいが，ディエスカレーションの各期は以下のようになっている。

　　A…不安：何らかの引き金によって不安反応が開始される。
　　B…怒り：次第に敵意が高まっていく。
　　C…攻撃：コントロールが効かなくなり，身体的暴力に及ぶ。
　　D…怒り：次第に落ち着きを取り戻すが，まだ高い覚醒状態にあり，再攻撃の危険がある。
　　E…不安：完全に怒りはおさまり，不安，罪悪感，疲弊感などが感じられることがある。

この流れには一定の時間があるわけではなく，また気がついたときにはすでにCの段階であることもある。

　また，それぞれの期について，「Do（すべきこと）」と「Don't（してはいけないこと）」（Turbull et al. 1990）を記載しているので，参考にしてほしい。

●A　不安

　当事者は何かしらのきっかけにより，怒りの前の不安な状態になる。

○アセスメント
- 引き金は何か。
- 落ち着ける環境はどのようなところか。
- 誰が介入するのがよいか。

○すべきこと
- 一般的なコミュニケーション技法を使い不安の援助をする。
- 不安を和らげる快適な環境をつくる。
- コミュニケーション：アイメッセージ（I Message）を使う。主語を私にする。「なんだか私には，あなたが少しいつもと変わって見えますが，何かありましたか？心配になります」などのように，当事者に関心を向けているのだということを伝える。アイメッセージは「何を怒っているのですか？」というように，「怒っている」ことをスタッフ側が決めつけず，スタッフから見た印象を伝えることができる。なお，アイメッセージのほかにユーメッセージ（You Message）もある。原田（2019）によれば，「相手がいきなり殴ってきたと思ったから君もカーっとなったんだね」というように，主語があなたになる方法もうまく使うことで「話を聞いてもらえている」と感じてもらうことができるとしている。
- 言い換え：当事者の言動をスタッフ自身の言葉で要約する。「○○さんが言いたいのは～ということですね？」のように，当事者の言いたいことを正確に把握する。
- 承認：不安に思うこと，イライラなどの感情が出ることは当然のことであると認める。また，話してきてくれたことに感謝する。
- オープンな質問：言いたいことを言えるような質問にする。これは，質問が「指示的」にならないようにするためである。
- 感情の反射：当事者の表情の動き，あるいは話し方，言動など，あらゆるもののなかから当事者の感情を読み取れる部分を伝え，気持ちに焦点を当てる。図5ではAを不安としているが，実はその時々によって起こっている感情は違っている。単に不安とかではなく，悲しいのか，やるせないのか，といった細かな感情，気持ちを聞くことに関しては，当事者との関係性が大きく影響する。気持ちを聞かれてうれしくもない相手に聞かれれば当然のように反発する。誰しも気持ちを聞かれたくないことはある。ケアは気持ちに寄り添うといわれるが，気持ちに寄り添うからこそ聞いてはいけないこともあることには気をつける必要がある。
- 気分転換：散歩に行く，レクリエーションに誘うことなど。

○してはいけないこと

- 「なぜ？」を繰り返して聞く：「なぜ？」「どうして？」，あるいは「それで？」というような，次々に問い詰めていくような方法は，当事者を追い込む形になる。結果的に当事者は，社会的に望ましい答えを探すなど本当の気持ちとは違うことを言うことになり，フラストレーションが増加する。このため当事者は，防衛的になってしまう。質問をしてはいけないということではない。追い詰めるような言動にならないようにするということである。
- クローズドクエスチョン：「はい」か「いいえ」でしか答えられないような質問を続けると，言いたいことがあっても表現をさせないことになってしまい，イライラさせてしまう。それと同時に，こうした質問の仕方には，看護師側の主観が入り指示的になる場合が多い。「宿題やったの？」と言うと怒り出す子どもは多い。そこには「ちゃんとやらなきゃダメじゃない」という文脈が含まれるからである。
- 複雑な質問：いくつかの質問が含まれるような文章で聞くと，当事者は混乱してしまう。できる限り優しい言葉で単純化して話すとよい。
- 脅威を与える：当事者に恐れを抱かせるような態度や言動を見せると，当事者は防衛しようとしてさらに攻撃性を高めてしまう。急激な動作をせず，ゆったりと落ち着いてかかわる。

●B　怒り

　当事者はイライラから攻撃性が高まっていく。不安から徐々に焦燥，怒りへと変化する。この時点から安全を優先しつつかかわる。

○アセスメント
- 危険となるものはないか，周囲の人はどうか：例えば，近くに投げられそうなものがあれば遠ざける。ホールで他の当事者もいる場合には，いったん部屋に戻ってもらう。ディエスカレーションを助けることのできる場所はどこか考える。
- この当事者にとって落ち着くことができる手法は何か？：リスクアセスメントの際の，個人に特有な怒りを下げる因子を考慮する。
- 暴力になったら何人必要か，応援態勢は？：できれば，マネジメント役（通常は現場の責任者）がその後の展開について検討し，必要なスタッフ等を集め指示を出しておく。

○すべきこと
- 会話の促進：話し続ける。基本的には会話は続けたほうがよいとされるが，考える時間をつくる場合などには，意図的に静寂を利用することもある。また，一般的には低い声で話すのがよいとされているが，相手が冷静さを失っているような

場合は，ときには大きな声で，いったんは自分のほうに注意を向けるというような場合もある。

- ノンバーバルな手法：前述のノンバーバルメッセージに注意する。安全を維持しつつ，威圧的，管理的対応にならないように注意する。
- 覚醒レベルを下げるためにできることを勧める：深呼吸など。
- 落ち着く：慌てたり怯えたりすると，当事者はより攻撃的になる。
- タイムアウト，リミットセッティングの利用：もしも，日常的にプランされた方法がある場合には実行する。その際，「今，話し合ったあの状況になっているようです。あの方法を試してみましょう」と，当事者に一緒に行動することを促す。初対面時などプランがない場合にも，興奮を鎮めるために必要な休息はどのくらいかをアセスメントして休息を提案する。例えば，「今は少し気が動転しているようですね。10分ほど休息して，冷静になったらその後もう一度お話したほうがよいと思います。今のままだとよい案が出ないようです。落ち着いたら必ずお話をおうかがいしますし，よい解決案が出ると思いますよ」というように。このとき，空間を静かで落ち着くことを助ける場所にするよう考慮したり，押し付けではなく提案するという姿勢をもつ。
- 話す：今起こっていること，規則，あるいは自分や他者がその当事者に期待することについて説明する。ただ単に「規則ですからできません」というような答え方をすると，攻撃の引き金になる。当事者が落ち着くことを助ける情報をすべて提供する。
- 方向性，行動の結果を伝える：当事者には，治療としての方針，方向性，起こり得ること，将来の見通しについて情報を提供し，できるだけ当事者に決定してもらうようにする。一見，当事者が納得したように見えても，後から聞くと「スタッフに指示されたから仕方なく応じた」というように解釈されていることもあるので，注意深くコミュニケーションをとる。「私たちも周りの人もみんな，○○さんが暴力的にならずに落ち着かれて，また穏やかないつもの○○さんに戻って病棟で過ごされることを期待していますよ」「これまでずっとがんばってうまくやってきたと思いますよ」など，当事者が認められることも加える。また，交渉であるのだから，どうすることで当事者に「ちょっといいこと」が起こるのかを知らせることができるとよい。「お部屋に移れば，私も安心してゆっくり話をできます。今よりもよい案が出せるかもしれません」「うまくいけば，予定通り外出外泊につながっていけると思いますよ」などである。

- 自己開示：自分の気持ちを話す。また返答に困ったようなときには，そのまま「うーん。何とお答えしていいものか，困ってしまいます」というように，思っている内容を伝えてみる。宮本（2012）は一貫して，臨床心理学者のRogersと看護理論家Orlandoの自己一致（congruence）の重要性について指摘している。「自分の感情を自覚的に相手に投げ返すことで得られる反応」がニーズの把握に結び付く。これが対話的な問題解決につながる。
- 周囲の人の影響を考える：周囲に人がいると，挑発されてエスカレートしやすい。身体介入を行わなければならない状態になったとき，周りの人に見られていると当事者は面子をつぶされることになるので，周囲に人がいる場合は離れてもらう。ただし，周囲の人がいることによって当事者が「興奮していては恥ずかしい」と感じてコントロールを取り戻せると判断できるときには，周囲の人の効果を利用することもできる。一般的には，落ち着くことができる安全な場所に移ることが望ましい。

○してはいけないこと
- 急激な動きをする：当事者は「攻撃される」と解釈し，防衛しようとして暴力に発展する危険がある。
- 感情に任せて怒りを表出する：攻撃はさらに相手を攻撃的にする。懲罰的と感じられる対応をすると報復行動を生み出す。
- 後回しにしたり，不適切にスタッフを変える：より関係のよいスタッフに変わるとか，責任者に変わるという適切なスタッフの変更はよいが，対応に困ってとりあえず自分と同じ立場のスタッフに変わるというようなことは，当事者を苛立たせるだけである。
- できない約束，嘘をつく：保証のできない約束は，当事者との信頼関係を壊す。約束に限らず，嘘をついてその場をやり過ごそうとする場合，当事者は「困っているな。もう少し攻めれば要求が通るかもしれない」と思うかもしれないし，または「この人は自分の問題を解決しようとしてくれているわけではない」と察するかもしれない。基本的にはできることとできないことははっきりさせつつも，よい方向に行けるようにしたいということを伝える。
- タッチ：不安に対して，タッチは安心感を与える効果がある（森ら 2003）が，攻撃性が高まった状態では，不意に触られることは威嚇と解釈され，衝動的な暴力に発展することがあるので避ける。
- 感情について議論すること：「そんなに怒ってどうするのですか？」というような，

感情についての議論は問題解決にならないばかりか,当事者の面子をつぶすことになる。
- 当事者のパーソナルスペースへの侵入：個人空間の侵略は,当事者にとっての脅威である。

●C　攻撃（身体的暴力）

　ここではすでに攻撃行動が開始されている。急に一人で攻撃されたときにはブレイクアウェイで逃げる。身体介入に移行する場合,スタッフは素早くチームテクニクスを利用する。

○アセスメント
- 一人で攻撃された場合：安全な場所はどこか,武器はあるか,助けは求められるか。
- 安全：当事者が呼吸できているか,外傷はないか,他に被害はあるか。
- 当事者の様子：何か言いたいことがあるか,要求は何か。
- 誰がリーダーになるか：誰が最も安全かつ効果的にマネジメントできるか。
- 誰がどの役割をとるか：チームテクニクスに加わる人,マネジメントする人,周囲の環境を調整する人など,それぞれが役割を負う。この判断には,当事者との関係,身長差,性差などを考慮する。性差については,特に女性当事者に男性看護師がつくと,心理的にも大きな負担となることが予測される。可能な限り同性で行うことが望ましい。
- どのように介入するか：どこでどのように介入していき,最終的にどこまで移動してどのようにかかわるかを決める。可能であれば,管理者（通常その場にいるなかでの責任者）を含め方針を決定する。

○すべきこと
- 避難,自己防衛：一人で対応している場合や,介入の準備が整っていない場合は,いったんその場を離れ準備してから介入する。
- メッセージ：身体介入に至ったことについてメッセージを伝える。申し訳ないという気持ち,スタッフが味方であり助けにきたことを伝える。また,当事者の言葉に冷静に反応し答える。日常の生活に戻ったときに,スタッフが「助けに来てくれた人」と理解してもらえるようなメッセージを伝える。「今,どうしても仕方がなかったので両手を持たせてもらっています」「私たちは味方です。助けに来ています」「できるだけ早く少しでも安心できるようになってもらいたいと思います。話をしっかりうかがいたいと思います」「絶対に痛くないようにします。お互い協力して早く楽になりたいのですが,すみません,協力してくれますか？」

などである。

- 説明：今していること，今からしようとすることをすべて説明し，協力を求める。気配りしつつ，ディエスカレーションを試みる。
- 先の見通しを話す：当事者はこれから何をされるのかと不安になる。「歩けるようになれば，すぐお部屋に帰れます」「横にスタッフが一緒にいて，落ち着くのを手伝います」「そこで話を私がしっかりうかがいます」。
- 感謝といたわり：身体介入している際には必ず，当事者が協力してくれた，あるいは，スタッフ側が期待することができたという場合には「ありがとうございます」「うれしいです」と伝える。また，当事者が不本意ながら介入されていることについては，素直に謝罪も示す。
- 投薬，隔離：隔離しても興奮がおさまらないときは，チームテクニクスでの抑制を続けて，対話し，時間をかけて当事者が鎮静するのを待つこともある。まず静かに休むことが必要で，いったん鎮静を最優先する場合にも，落ち着いたら必ず話を聞くことを約束する。

○してはいけないこと

- 落ち着きを失う：何をしていいかわからなくなってしまうと適切に対応できず，ケアにならない。
- 過剰な反応：特に過剰な力を加えて，当事者に痛みを加えること。痛みや不快刺激が加わることはディエスカレーションを妨害する。痛みに関しては禁止事項である。

● D　怒り

当事者も少しずつ回復してくるが，まだ怒りが残っており，刺激により再度攻撃行動が誘発される可能性がある。

○アセスメント

- 再燃の可能性はあるか？
- どの段階まで移行するか（移動可能か，交渉は可能か）。

○すべきこと

- 安全の維持と早期の抑制中止：安全を維持しながら，可能な限り早期に抑制を中止する。安全を確認しながらも，少しでも当事者が楽にいられるような方向にシフトしていく。可能であれば，できるだけ早く座った体制に移行することなどを検討する。ただし，リスクがあるのに無理に体制を変えようとしたりすることは危険であるので，リスクマネジメントとして十分にアセスメントをする。この際

には，誘因・高覚醒状態・武器・標的の除去が確認され，力が抜けて無防備な状態であることが示される必要がある。このとき，スタッフが「まだリスクが高いと思う感じ」があり，不安感が残るときには，重要な判断材料として慎重に判断する。アドレナリンが高まっている状態は約90分持続するので，観察は続ける必要がある。また，知的能力障害や器質性疾患によるものでは，予測のつかないことがあるので注意が必要である。

- 状況の説明と交渉：「今から立ち上がって，一緒に部屋まで帰りましょう。座ったほうが楽になるでしょう？ そしたらゆっくり話ができますよ。困り事を何とかするのを必ず手伝います。よいですか？」「力を抜いていてくれますか？」などと声をかける。一緒にどうしていきたいのかを話すが，交渉になるように「こうしたほうが，このようなよいことが起こる」ということを示して，選択してもらう。リーダーは再度，メンバーに動きを指示するが，直接メンバーとだけコミュニケーションすると当事者は「自分は置き去りにされている」と感じてしまう。また，当事者に声をかけずにメンバーに「立たせましょう」などと声をかけているリーダーを見かけるが，これでは当事者は「無理やり連行される」と思ってしまうだろう。移動するときはすべて，当事者に声をかける。「今から右手が少し上のほうに動きますよ。楽にしていてください」，協力してくれているのであれば「ありがとう。助かります。嬉しいですよ」としっかりと感謝も示す。
- 投薬（必要時）：投薬がディエスカレーションを助ける場合は，これもディエスカレーションの一部である。
- 管理者（マネジャー）が関与すると全員がわかりやすくなるため，その場をまとめる人がいると現場が安定する。
- 攻撃性が本人の利益につながると解釈されることを最小限にする。
- 行動の引き金となった問題を解決すること。
- 今後当事者が使える手段の確認。
- ルールの妥当性の検討：もしも，病棟や組織のルール，やり方に不満であるような場合には，必ず検討することは保証する。ただし，ルールが必ず変わるわけではないので誤解を招かないように注意する。

○してはいけないこと
- 再刺激すること。
- 報復ととられるような行動。
- 個人を罰するような議論。

- 複雑な問題解決をしようとすること：当事者が混乱している間は，難しい課題は避ける。

●E　不安（穏やかに戻る）

　当事者は穏やかさを取り戻して，冷静になって通常の生活に戻る。このとき当事者は，罪悪感や疲弊感が起こることがある。

○アセスメント
- 当事者には疲労，もじもじ，そわそわ，ばつの悪い感じなど，複雑な気持ちがある。
- 表情や言葉から，当事者の気持ちを聞いてみる。

○すべきこと
- 振り返り：方法に関しては，「振り返りと報告」の項を参照（p111）。

○してはいけないこと
- 蒸し返す。
- モニタリングの早すぎる中止：しばらくは不安な状態も残るので，穏やかになったからといってすぐにモニターを中止してはならない。例えば，もう大丈夫と思ってスタッフが部屋から出た直後に再燃することがある。

演習課題7　ディエスカレーションを理解する

目標：
4日間の課題シートを利用して状況に応じたディエスカレーションを理解していくために，まずは基本的な方法を試してみることにします。

準備：
- 3名(4名)でチームをつくります。
- 最初に，イライラした話をする役（今イライラする必要はありません。そのときのことを思い出して話してください。仕事に関係する話でなくても構いません。できるだけ状況を詳細に語って，だからとても腹が立ったといえるような内容がよいでしょう）と，その人のディエスカレーション役を決めます。
- 残りの人は観察者です。

方法：
① 2名が会話します。イライラした役の人は，状況と自分のそのときの気分について話します。ディエスカレーション役は自分で考えて言語的に介入してみます。
② 観察者は対話をメモしながら，スタッフ役の言語的なコミュニケーションを観察します。
③ 1～2分程度つづけ，いったん切りのよいところで終了します。
④ それぞれの役割で感想を言います。
⑤ 次に，観察者のメモを見ながら対話の流れを見ます。どのやり取りの時点でどのような変化が生まれたのかを，観察者，イライラ役の人が指摘してみます（例：こう言ってもらったときに心配してもらっていると感じた）。
⑥ 効果ありと思ったことはディエスカレーションの技法としてはどのようなものだったと考えられるでしょう？　話し合ってみましょう。
　また，これは逆効果と思ったことはディエスカレーションにはならなかっ

たことです。してはいけないことの成分があったでしょうか？ 話し合ってみましょう。
⑦ 観察者，イライラ役の人は，介入した役の人の言語的ディエスカレーションでの強み（その人の得なところ）を伝えてあげましょう（例：こういうところがとても親しみを感じるところだと思う）。
⑧ 時間があれば人物を変えて繰り返しますが，このときには，前のセッションまでに出てきたよいことを，演者なりの方法に変換して取り入れてやってみましょう。

3）ブレイクアウェイ（breakaway）とチームテクニクス（team techniques）

　身体介入技術には，①一人で緊急時に離脱するための「ブレイクアウェイ」と，②チームを組んで安全に抑制・移動するための「チームテクニクス」がある。

　ブレイクアウェイ，チームテクニクスの手技の詳細は「第2部　実践編」で詳細に記述するので，ここではその基本的理論を述べる。

　身体介入の手技では，基本的に援助者側は大きな筋群，関節の力を入れやすい状態で，当事者は大きな筋群，関節の力が入りにくい状態であるように働きかける。このことで動きがしやすくなる。

①ブレイクアウェイ（breakaway techniques）
●ブレイクアウェイの基本（quick-technique-surprise）
○ダメージを与えることなく，いったん離れて次のケアに備える

　ブレイクアウェイは，護身術や合気道を基礎に，相手から攻撃され抑えられたりしたときに逃げるためのテクニック（Stirling 1997）で，「離脱技術」と訳されることもある。「離脱」という用語は単に「攻撃者から逃げる」という意味になる。しかし本書では，次のケアにつなげることを目的としている。このため，そのまま「ブレイクアウェイ」と表記する。

　ブレイクアウェイで想定される状況は，当事者がスタッフの腕や手首を持っている場合（図7）やパンチ，キック等である。これらの状況それぞれに対応して，いったん離れ，ケアをする準備の方法を習得する必要がある。

とはいえ，我々はあくまでも医療的な視点で介入を行っている。医療的視点とは，可能な限り当事者に痛みやダメージを与えることなく離れ，次のケアに続けられるようにかかわることである。できるだけ関係を損なうことなく，ただ離れることができればそれに越したことはない。CVPPPのブレイクアウェイも，この視点を核にして開発されている。つまり，ケアのためにいったんパーソナルスペースを確保する技術ということになる。

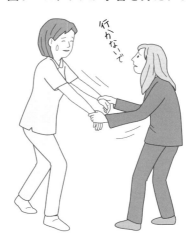

図7　スタッフが手首を持たれる

　ここで，ケアのためにという点で注意することを伝えておく。それは，このプログラムにあるいくつかの手法が「果たして，どのような状況を想定するか」ということである。緊急な対応を迫られるような危険な状況もあり得る。これは例えば，首に手がかかったような状態であると想定されるが，この状態では危機を回避するということが主眼になる。しかし例えば，「当事者がスタッフの手首を持つ」のはどのような場合であろうか？　多くの場合，それは攻撃とか暴力と呼ばれるようなものではない。むしろ，すがっているような状況なのである。そう考えると，この場合は緊急に脱するという必要はなく，むしろやわらかい力で構わないことになる。この点を理解し，ブレイクアウェイを単なる護身術としないことが重要である。

○ブレイクアウェイを用いる前に‼ーそうならないためのマネジメントこそが重要

　ブレイクアウェイは基本的に，「まず，そのような状況をつくらないことを考える」ということが大前提である。「面接などではリスクの高い当事者と1対1にならない」「必ず出入り口を確認し出口に近いほうに位置する」などは古くからいわれてきた対応策であり，これにはリスクアセスメントとしての妥当性はあるとされる。加えて，これまで述べてきたリスクアセスメントにより，リスクを減らす。よく「突然叩いてくる当事者さんがいて困っているんです」と相談をされることがある。話を聞いてみると，「大体は近づいてきて急に叩く」とか，「叩くときにはいつも右手で肩のあたり」というようにわかっていることが多い。このことがわかっているのだから，接近してくるときにどのような方法をとるか（離れる，あるいは他のスタッフに入ってもらうというような）を検討する必要があり，"右手"という武器が作用しないマネジメントを検討することで回避しやすくなるはずである。

ブレイクアウェイについては，「座っているときに攻撃されたらどうするのか？」「飛び蹴りの場合はどうするのか？」「手をふさがれているときに攻撃されたらどうするのか？」など，次々に「ではこんな風になったらどうする？」という疑問が出てくるかもしれない。しかし問題は，「こうされないようにするにはどうする？」なのである。

　それでも予測できずに突発的に攻撃されるようなことは起こり得る。そのようなときにこのテクニックを身につけることにより，取り乱したり，凍りついてしまうことなく，安全に，安心して対応することが可能になる。

　なお，これも注意事項であるが，ブレイクアウェイはあくまで離れる方法なので，必ずこの技術を使わなければならないなどということはない。近くに人がいるなら助けを求めて手伝ってもらうほうが，早くて安全に介入できる。

●ブレイクアウェイの原理

　欧米では，ブレイクアウェイでは次の3つのことを重視しているとしている。

　①quick…素早い動きで振りほどいて逃げる。
　②technique…解剖生理を理解し，振りほどきやすい方向に力を加える。
　③surprise…相手が驚いている間に逃げられるような手法。

　この3つを意識するとうまくいくといわれているが，前述の通り，状況や文脈によってはquickやsurpriseは必要がない。このうち，techniqueに関する理論は以下のようなものである。

○効果的な力の使い方

　効果的に力を使うためには，まずスタッフが力を入れやすく，当事者は入れにくいということがある。このために有効な方法として，例えば持っている当事者の手首が90度屈曲するようになるというものがある。

　当事者の手首が90度に近くなるまで背屈，あるいは掌屈すると，握力は弱まる。この動きをすることによって離れやすくなる。

　もう一つは，力を加える方向を理解して力を加えることである。例えば，持っている手を離そうとする。このときに手が抜ける方向は一つしかない。それは，親指と人差し指の間である。この方向に力を入れるとうまく離れていくことが可能であるが，意外とそうはなっていないことが多い。このことを知ると動きやすくなる（図8）。

　パンチをされそうになることを考えてみよう。右手で真っ直ぐにパンチが来るようなときに，スタッフがまっすぐに正対していると，拳の来る直線上に位置することになる。この方向をCVPPPでは「攻撃線」と呼んでいる。人間の腕は右手でパンチをするとき，攻撃者の正中矢状面（身体の中心方向），すなわち左方向に力が加わりやすい。

この身体の中心方向を攻撃線の内側といい，この方向に逃げるとより力が加わりやすく危険となる。このため，攻撃線の外側に逃げるのがよいとされる（図9）。これを知っていると，攻撃が来そうなときも安全な位置を意識することができる。ただし，ブレイクアウェイの手法はそのまま再現されないことが多い（RCP 2007）。実際には，かかわるときにリスクとして攻撃の外側に動こうとする動きが自然に備わるような覚え方のほうが安全は確保しやすい。

図8　解剖学的な平面と方向

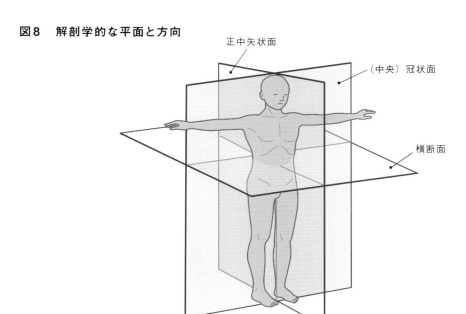

図9　攻撃線の外に出る

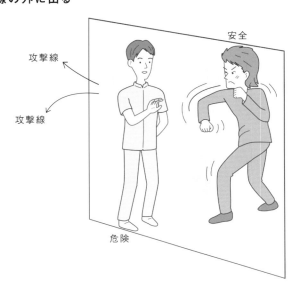

演習課題8　　ブレイクアウェイ

目標：
ブレイクアウェイの原理を理解することができる。またケアに応用ができるようになりましょう。

方法：
① 当事者役がスタッフ役の片方の手首を持ちます。この状況は攻撃ではありません。
② スタッフ役の人は，ブレイクアウェイの原理を使って上手にやわらかく手を外してみましょう。うまくいかなかったらその理由を考え修正してみます。また，うまくいったらどうしてうまくいったかを考えてください。そして，次に役割を入れ替えやってみましょう。
③ 当事者役とスタッフ役がお互いに向かい合って立ちます。当事者役の人の武器は右手であると想定してください。会話をしながら，当事者役が不意に手を振り上げてみます(本当に当たらないように注意してください)。
④ スタッフ役は，❶少し左側に位置することを心がけます。そして次に，❷少し右側に位置することを心がけてみましょう。どちらが対応しやすかったかをディスカッションし，基本的な動き方を理解してみましょう。

| 演習課題9 | ブレイクアウェイ　その2 |

目標：
パーソナルスペースを確保した後のコミュニケーションができるようになりましょう。

方法：
① どれでもよいので，ブレイクアウェイの手技を一つやってみます。
② そして，パーソナルスペースが確保された後，どのようにコミュニケーションするかやってみましょう。思いつかないときには，数名で検討し，実行する人，見学する人，それぞれで意見を交換してみます。

※この演習は初回の課題シートでより理解できることを目指します。ここでは難しさを体験することが重要です。

②チームテクニクス（team techniques）

●チームテクニクスの基本

○あくまで最終手段，そして「本来してはいけないもの」

　チームテクニクスは，「チームを組んで効果的な力を使って，手と関節を押さえることによって攻撃者の動きを制限し，かつ安全に移動できる」テクニックであるが，言語によるディエスカレーションのテクニックを優先し，あくまでも最終手段としての身体抑制と考えるべきものである（Lee et al. 2001）。

　身体的介入をする判断基準は「当事者の暴力に対してすべての介入が功を奏せず，言語での介入に反応できなくなったと判断されたとき」である（Farrel & Gray 1992）。安全配慮義務責任の考え方からすれば，「チームテクニクス以外の方法では安全配慮義務責任を果たせないとき」であるが，この判断は本当に難しい。しかしそもそも，「最終手段」としての考え方に加え，「本来は絶対にしてはいけないもの」という意識が必要である。この意識をもたずに介入しようとすれば，いつの間にか力を使ってねじ伏せるということになってしまう。研修中はこのことを考える機会を多くもつ

ようにする。十分なアセスメントスキル，ディエスカレーションスキル，そしてチームテクニクスに加えて，この意識を持ち続けられるかどうかで，介入が我々の都合に当事者を取り込む対応になってしまうかどうかが変わるだろう。

　もう一つのCVPPPのチームテクニクスの特徴は，いくつかのオプションであり，ソファに座ってディエスカレーションを行う際などに利用できる。例えば，当事者が「自分で衝動性を抑えられない」ことに対してスタッフがサポートすることを選択するような場合，効果的な腕のサポート技術を利用して，当事者が安心して静かに過ごすことができるように支援することができるものである。このとき，当事者がそれに同意でき，安心できる程度のサポートは強制的な介入とはみなされないものと考えている。

○一時性，非代替性，切迫性

　身体拘束に関しては，人権擁護，あるいは倫理的問題という点から基準が定められている。

　老人施設における基準は，厚生労働省の「身体拘束ゼロへの手引き」が基本であり，身体拘束の3要件として，「切迫性（自己や他者の生命や身体が危機にさらされる可能性が著しく高い）」「非代替性（ほかに代わる介護方法がない）」「一時性（一時的なものであること）」をあげている。一方，精神保健福祉法上では実はこの要件は若干異なる。井原（2010）によれば，昭和63年厚生省告示第130号により，「非代替性」と「一時性」は認められているが，切迫性に関して自己への生命の危機については切迫性を認めているものの，他者に関しては「多動または不穏が顕著である」という表現であり，切迫性がない場合も対象に含まれるとされる。

　しかし，CVPPPの身体介入はスタッフが緊急的にやむを得ず行う行為であるから，切迫性は考慮する必要があろう。さらには，これまでみてきたように，介入は恩恵的（北村・北村 2001）でなければならない。そこで，CVPPPのチームテクニクスは「他の介入はすべて無効であり，これを緊急的に用いなければ当事者やその周囲の人々の安全を守ることができず，この方法が最も当事者に恩恵的であると判断される場合に行う。選ばれる手技はこのうち，最も制限の少ない方法であって，かつ一時的な手段として行われなければならない」ものとする。

○安全な運用

　Paterson（2009）はトレーニング中のけがについても言及している。練習中にけがをしてもよいということはない。練習でもけがをするようなものであれば，危険なものである。本来の運用ではマットはない。マットがなくてもけがをしないように練習

図10　絶対に圧迫してはいけない部位の一部

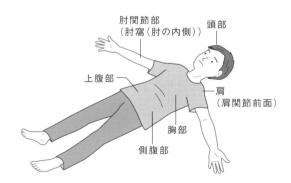

すること，さらにはマットがなくても安全に行えることが重要であり，そのためにCVPPPトレーナー養成研修では，4日間のコースが終了しただけで身体介入ができるものではないということを注意している。

　CVPPPでのチームテクニクスは最終手段としての介入であるが，このとき，当事者に痛みが加わるような介入はしてはならない。このことについて時間をかけて十分に確認し，痛みがない方法というだけではなく，介入が当事者にとって安心できるような力でなければならない。手順だけを覚えたとしても，この視点が抜けてしまえばこの技術は意味をもたなくなることを意識してトレーニングしてほしい。

　また，CVPPPでは胸部や腹部を抑えるといった窒息のリスクにつながるような行為は絶対にしないことになっている。その他，筋骨格系の傷害も含め，安全に介入できるところまでを意識して練習する必要がある。

〇絶対的な禁止事項

　事故防止のため，次の点は絶対にしてはならない。

　①肩，腹部，胸部，背部，頸部，頭部（図10）の圧迫のほか，窒息や外傷につながる行為

　②どの部位であっても，苦痛を伴う力を加えること

　③強制的，威圧的な言動のほか，当事者の尊厳を貶める言動

　④当事者が恐怖を覚えるような介入

〇窒息の予防

　腹臥位で両上肢を後ろ手に回し，かつ下肢を屈曲させた状態では，5分で健常者でも循環機能が落ちることが知られている（Roeggla et al. 1997）。特に，胸部の圧迫は重大な事故を招く。CVPPPでは，当事者の体幹には決して体重をかけないように配慮している。

本来，できる限り床での拘束は避けるべきであり，なおかつ臥位で抑制する際も腹臥位はできるだけ短時間にとどめ（NICE 2015），できる限り早期に仰臥位，あるいは座位へと移行することが望ましい。

　オーストラリアのヴィクトリア州では，2013年に腹臥位での身体拘束に関する勧告を出している。それによれば，腹臥位での拘束は基本的に行ってはならず，また拘束の過程で腹臥位になった場合，3分以上はしないようにしている。

　これまで日本では，身体介入について明確な禁止事項として指定されてはいないものの，今後は「胸部を圧迫するような抑制手法は行わない」という知識が標準的な精神科医療の知見として反映され，must to know（医療の水準として知っていなければならないこと）という基準になるかもしれない。そうなると，これを怠って胸部を圧迫し窒息させるようなことがあれば，個人の過失を問われることになる可能性も出てくる。

演習課題10　身体介入してよいときとは？

目標：
身体介入に関して，法的・倫理的に考えることができるようになりましょう。

方法：
① 例えば，当事者が「私は帰りたいだけなのに」と言って，今にも身体的な攻撃をしそうな状況です。身体介入はしてもよいでしょうか？　その他，身体介入すべきかどうか迷う場面についてできるだけあげてみてください。

② 身体介入が許される条件，許されない条件についてグループ全員で考えられるだけあげてください。研修中には，リーダー役の人が「交渉決裂したので身体介入」というような表現をしていることも見かけます。もちろん練習中のことですから，実際の場面でそのようなことが起こるとは思いません。しかし，「交渉決裂」とは交渉できる当事者（言語的に対話ができる状態）がこちらの要求を飲んでくれなかったから身体介入す

> るというニュアンスになります。こうした言葉のなかに私たちの考え方が現れていることもあるようです。
> ③ 身体介入する際の心構えについて話し合ってみてください。
> ④ 身体介入中にできる配慮には，どのようなものがありますか？ バスタオルを敷く，衣類を直す，髪を整える，他の人から見えないようにするなども考えられますが，自分ができそうなことを考えてみましょう。

○基本は3人以上のチーム編成

　チームテクニクスでは，リーダー1人と，それぞれの上肢をサポートするメンバー2人の，計3人のスタッフによるチーム編成が基本となっている。3人のみで行うだけではなく，必要に応じて下肢のサポートをする役割の人を追加したり，あるいはチーム全体を統括し環境調整をするリスクマネジャーの役割をとる者を追加することになる。これは，リスクマネジメントとしてリスクアセスメントのもとに決定される。精神科医療の現場では，いわゆる精神科特例によって看護師が少ないというような現状があり，また児童福祉施設では一人で対応しなければならないというような状況もある。CVPPPの考え方をもってすれば，十分な人数で対応してこそ当事者に安心なケアができる。我々はこのことを常に行政に訴え，より理想的な環境を目指す必要があることを指摘しておく。

　チームテクニクスを使用することに関して，暴力が減るかということについては明確なエビデンスがあるとはいえない（Farrell & Cubit 2005）。しかし，重傷を負うことは減少し，また，拘束にかかわるスタッフの数が少なくてすむようになる。何より自信をもって介入できるようになる（下里ら 2016）。また，攻撃の対象が看護師のような状況では，身体的介入がよく行われている（Parkes 1996）と報告されている。

　リーダーと左右のメンバーは誰が適当かについては，それぞれの文脈でのリスクアセスメントのなかで決定する。当事者にとってよい関係であると思われる人がリーダーとなるケース，またサイドの人の体格のバランスを考慮するケースもある。他にもさまざまな要因がある。攻撃者の身長，体重，性別，スタッフへの反応等の要因と，スタッフの身長，体重，性差も考慮して決定する。

　チームテクニクスでは理論的には性差や体格の別なく適用ができることを前提とし

ているが，例えば両上肢を担当するメンバーの身長差がありすぎたりすると，バランスをとりづらくなり効果的な介入ができにくい。また，身長の高い男性に対して身長の低いメンバーが両側を担当するよりは，より身長の高いメンバーが担当するほうがマネジメントはしやすいのである。

　また，男性スタッフよりも女性スタッフに対して攻撃的になる，あるいはその逆などのアセスメントがなされている場合は，当然，コミュニケーションがとりやすいほうがリーダーをすべきである。リスクアセスメントの一部として，チーム編成についても日常から考えておき，安全にマネジメントできるようにすることが最も当事者を助けることにつながる。

　また，チームのメンバー間の関係がよいことも，効果的なマネジメントのためには重要とされている。日常からチーム内でコミュニケーションを図っていることは重要である。

○妥当な力

　CVPPPでの介入では，人的な力を使って身体を拘束する。この際に加える力は，目的を達成するために必要な最小限の力（妥当な力）でなければならない。必要以上の力を加えると，当事者に痛みを与えたり，外傷を負わせることになる。

　痛みが加わると当事者は「報復された」などと解釈し，遺恨につながる。遺恨は再度の暴力につながる。医療としての関係を崩さないためには，痛みを加えないで抑制することが何よりも重要である。痛みを加えることは治療という意味では逆効果なのである。もっといえば，痛みがないだけではなく，さらに一歩進んで「安心できる」という感覚を当事者がもてることが何よりも重要なことであり，チームテクニクスはこれを意識して運用される必要がある。

　妥当な力を考慮するとは，そのときに安全を維持できる最小限の力のことであるから，介入中もその力は変化する。当事者の力が抜けていればスタッフも力を抜く必要がある。このとき，スタッフ側の意識として，例えば当事者の手首に自分の手があたっているとき，力を入れている自分の手を意識するのではなく，持たれている当事者の手首を意識するようにしてみる。常に意識するのは当事者の側から感じようとすることである。このことで，スタッフ側だけの意識で力加減をしないように注意する。

　このように考えてみると，この妥当な力は十分な技術の獲得がないと，人によって変化することになってしまう。演習課題2（p14）を思い出そう。手首の持ち方にもコツがあり，それを知らなければより大きな力を加えなければコントロールができなくなってしまう。また，どのように当事者を意識するかによっても力は変わってしまう。

時間をかけて練習し，なお自己学習を求める理由がここにある。

○あくまでケアとして

　チームテクニクスは最終手段である。しかし，本来してはならないはずのものであり，そうであるならば，常にケアとしての視点を忘れてはならない。例えば，当事者が横になっている状態でスタッフの足が目の前にあったら，それは屈辱的に感じる。床の上なら，頭の保護のために少なくとも頭の下にタオル程度のものを敷くような配慮がなければならない。そこはただの床の上なのである。CVPPPのトレーニングでは，未然の事故防止のためにマットなどを用いる。しかし，マットがなければできないようなら実践で利用できるはずもない。

　また，当事者への配慮は言語的なものだけではない。力が入りすぎて衣類がはだけそうなとき，髪が乱れてしまっているとき，そこに配慮ができることこそがチームテクニクスとして最も重要なことであることを忘れないようにしてほしい。

　練習中に楽しく覚えることは，学習の過程ではよい効果を及ぼすかもしれない。しかし，このときに理念との乖離があれば注意が必要である。

　例えば，練習中に当事者役となった人が「まいりました。もうしません」と言ったとしよう。ここにはどんな意味があるだろうか？　少なくとも技の練習で抑え込まれた，そして屈服して観念したという内容になっていないだろうか？　何気なく発した言葉から，日常私たちがどう感じているかということが伝わることがある。そんなときにこそ理念を思い出し，介入した側は「もう少し守ってもらえたと思ってもらうようにするにはどうしたらいいだろう？」と考えることが重要になる。そして，もしケアとして考えるならば，抑えられた当事者の心の痛みを感じていくことも心がけてほしい。練習中，当事者役になった人にどうだったかを聞いても，「大丈夫でした」と答えている人が多い。しかし，身体介入をされて「大丈夫でした」などということは絶対にないのである。

●チームテクニクスの方法

○基本姿勢－サイドウェイスタンス，サイドステップ

　前述のサイドウェイスタンス，サイドステップはチームテクニクスでは基本となる。ただし，サイドステップはディエスカレーションのそれよりも素早い動きが要求される。これは，指示が出てから素早く当事者に接近する必要があるためである。

○身体的技術のコツ－手首と肘のサポート，そして関節の動きを理解すること

　身体介入技術のコツは，筋骨格システムの理解によって当事者には大きな筋群が作用せず，スタッフ側は安定して合理的な力を利用できることにある。例えば，肩関節

演習課題11　効果的な力とは？

目標：
効果的で妥当な力について理解しましょう。

方法：
2人一組になってやってみましょう。

○リストロック

図11のような形をつくります。スタッフ役が当事者役の手をリストロックしてみます。このとき，当事者役が多少力を加えても「痛くない，苦しくない」と思えるためにはどこに注意したらよいでしょうか？　また，それでも安全が保持できる（外れない）のはどのような方法であるか，お互いにやってみて検討してみましょう。

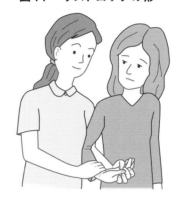

図11　リストロックの形

○手首のサポート

演習課題2（p14）の方法で，手首を持つ位置を変えて最も適切な位置を確認しましょう。手首を前腕の遠位端（手首と手の境界）で持ってみましょう。すると，手首自体の動きも少なくなり，力がより安定してサポートできます。

○肘のサポート

同じく，演習課題2の方法で肘関節を脇で挟む場合と挟まない場合でどのくらい安定度が異なるか確かめてみましょう。そのときに当事者役は単に力の入り方だけではなく，不快感についても感想を言ってみてください。

○手の位置

当事者役の右肘と手首をスタッフ役が持ちます。このときに手首の位置が身体の中央冠状面（mid-coronal plane）の前にあるか，後ろにあるかで，どのようにコントロールが変わるかを確認しましょう。

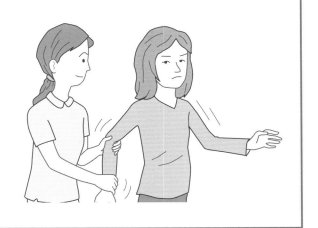

○肩と手首・肘の関係

肩関節が動くと力は入りやすくなります。指を伸ばした状態で手首と肘を指先方向に引く（腕を伸ばす）ようにすると，肩が動きにくくなることを感じてみましょう。

が自由に動くとより大きな力が出る。筋肉が最も大きな力を発揮するのは関節可動域の中間あたりであることも考慮してサポートするとよい。また，合理的な力とは妥当な力，ケアするのに有効な力が加えられるということである。このとき，当事者が大きな力を出さないですむようにするためには，以下の点に注意する。

- 手首のサポート：手首が自由に動くと，それに応じて肘や肩関節も動きやすくなる。
- 肘のサポート：肘が動くと肩や手首が動きやすくなる。このことで当事者にはより負担がかかる。逆に肘が適度にサポートされた状態では，落ち着いてもらうことを助けることができる。

○メンバーの動き

チームテクニクスは，当事者もスタッフも大きな力を使わずにすむことで，お互いに力を抜いて対話ができるようになることを助ける。

どの手法でも，リストロックと肘関節のサポートを利用しているが，それぞれの方法によってそのサポート力には違いがあるため，リスクアセスメントによりどの手法がとられるかを決定する。

リストロックは手首を屈曲させることにより手首をサポートすることである（図12）。ただしこの際，「さらに追加の屈曲ができる状態にしておく」ことが基本である。可動域限界（90度）にすると苦痛を伴う。このため多少の余裕をもって70〜80度に留める。また，手を持つ際に痛みを覚えるように，強く持つことは苦痛を与えることになるので避ける必要がある。

また，上下肢の関節を適切にサポートすることで当事者は安定し，安全でいられる。体幹部は決して圧迫しない。特に上肢の場合，手首と肘をサポートすると少ない力で

図12 手首のサポート

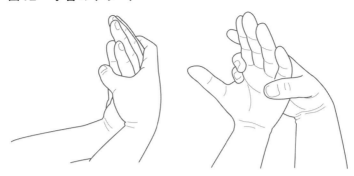

サポートすることが可能となる。このとき，肘関節は力の入れ方によっては痛みを伴う部位であるために，痛みのない方法として考慮されている。CVPPPでのチームテクニクスにはいくつかのバリエーションがあるが，いずれの場合も程度の差はあれ，手首と肘を効果的にサポートするようになっている。

なお，「立位と移動のサポート」（p186参照）では，当事者の身体の後ろに手を回す方法がとられている。この方法は当初，日本人の女性が適応可能であることを考慮して開発されたものであるが，使い方によっては周囲の当事者からは屈辱的な印象を与えることがあるかもしれない。CVPPPの技術が「可能な限り当事者が安楽，かつ面子を保ったまま」というコンセプトのもとに開発されたことを考えれば，常に必要最小限の抑制手法をとるべきであって，リストロックしないでもコントロールが可能な場合はそうするべきである。

私たちは当事者を「押して歩かせる」のではない，「支えて一緒に歩く」のである。チームテクニクスではこの「支え続ける」という意識をもたない限り，安易な抑制術になってしまうことを必ず意識する。

○リーダーの動き

リーダーは，基本的に安定するまでの間は当事者の頭部を保護する。特に床に伏せる場合などは，当事者は自分で保護できないのであるから，必ずリーダーが頭部を保護するようにする。

また，床に伏せる場合，可能であれば当事者の頭が直接床に触れるようなことをせず，やわらかい布を敷くなどの配慮をする。

チームテクニクスでは，リーダーとなるスタッフが，攻撃者へのディエスカレーション，身体介入，環境調整，移動などの介入方法の判断をする。チームで介入する際に3人が寄ってたかって当事者に声をかけては，当事者は誰が交渉すべき相手なのかわからなくなり混乱してしまう。また，当事者は抑制されたことでこれから自分がどう

されるのかと不安を抱く。十分な説明がなされなければ，より当事者の攻撃性を高めてしまうので，リーダーは「なぜこのような状態になっているか」「これからどうしようと考えているか」を説明すると同時に，協力を求める。また，常に当事者の呼吸循環状態を確認し，痛みがなく，安全にコントロールすることを心がける。当事者が屈辱的な思いをさせられていると感じないようにメッセージを送る。

実際には，リーダーとしてどう声をかけてよいかわからないという声がよく聞かれる。

しかし，リーダーが当事者に声をかけることはメンバーのサポートにもなるのである。当事者は見える範囲，あるいは外したい部位に注意を集中して力を加える。このとき，リーダーの声が当事者の耳に届けば，自然と注意が逸れ，力が抜けてくる。リーダーは力を入れることよりもディエスカレーションでメンバーをサポートするのである。このことはリーダーのディエスカレーションがチームテクニクスの一部であり，不可欠であることを示すものである。

これと同時にリーダーは，常に他のメンバーの状態を把握し，次の指示を出す。サポートが弱くて振り払われそうなところはないか，不適切な位置で抑制していないか，また疲労していないか等の状態を確認し，スタッフ側の交代が必要なら適切に交代し，移動の際には体勢が不安定にならないよう支援する。

こうすることによって，次に何をすべきかについてメンバーとコミュニケーションがとれ，安全に介入することができる。ただし，前述の通り，スタッフ間でのやり取りだけに集中してしまい当事者とのコミュニケーションがなくなってしまっては問題である。最初に当事者に声をかけ，それからメンバーに指示を出す。例えば当事者に「今から右手が少し上に上がりますよ」といった後に，スタッフメンバーに，「〇〇さん，お願いします」という手順である。本当に習熟すれば，メンバーはリーダーが当事者に話している内容から動きを理解し，それに合わせることができる。またリーダーも，当事者に声をかけながら，動くべきメンバーに非言語的な合図(アイコンタクトであったり，あるいはメンバーの肩などに触れて指示する)を送ることによって，当事者との対話を妨げないでコミュニケーションを進めることができる。

さらに気をつけたいのは，当事者に絶対謝ってはならないという誤解である。謝ることで当事者に一方的に屈服したと思われてはいけないと感じることも多いようであるが，お互い人として尊重し合うという姿勢のなかであれば，例えば当事者が協力してくれたとしたら自然と「ありがとうございます」という声が出るだろうし，また抑えてしまって申し訳ないという思いがあれば素直にすまないという気持ちも表現されるだろう。

演習課題12 チームとリーダーの役割

目標：
リーダーがすべきコミュニケーションが理解できる。

準備：
当事者役1名，スタッフ役2名，観察者1名として，担当を決めます。

方法：

○スタッフが何も話さない

① 当事者役の人は軽く嫌がると同時に，「やめて」「離して」「お願い」などの言葉を言い続けてみてください（激しく大声を出す必要はありません）。一方で，スタッフ役は何も話さないようにして無言でエスコートの手技を使って5〜6歩ほど歩いてみましょう。

② その後，全員が感じたことを話してみてください（必ず一人一つ感想を言いましょう）。

○当事者が何も話さない

① 次に，今度は当事者役が同じことをしてみます（役は交代しても交代しなくてもよいです）。スタッフ役のうち一人が，「大丈夫。必ず味方になります」「助けに来ましたよ」「責任もって一緒に行きますよ」など，どれでもよいので話し続けてみましょう。

② それぞれが感想を言い合ってみましょう。

○チームで話し合う（4〜6人）

① チームでの介入時（仰臥位でも腹臥位でもよいが，そこから移動するまで）で，リーダーのコミュニケーションでよい方法，悪い方法を出し合ってみましょう（どんなことでもよいので，できるだけたくさん出します）。

② よい方法と悪い方法の2つのパターンで演じてみます。

③ グループ内で感想を言い合います。

④ 全体で発表してみましょう。また，多くの場合，「大丈夫ですか」とか「お部屋に行きましょう」とかいった言葉が繰り返されますが，その他に，

> どのような声のかけ方があるか話してみましょう（最後に，ヒントをもとに最も効果的な方法をもう一度演じてみるのもよいでしょう）。

4）振り返りと報告

①振り返りと報告の必要性

　暴力が起こった後には，かかわったすべての人の心的負荷が解消され，日常の穏やかな状態に戻るため，また再発防止の分析のため，振り返りと報告が必要となる。これらは単に調査委員会が事実の調査をして再発予防策を提案するという作業とは異なる。かかわった当事者やスタッフが起こっていた出来事を感じたままに話し合うことができる状況がつくられ，そのことから全員が安心して生活できる環境を再構築する。スタッフも当事者も，「この職場は，暴力についての自分の気持ちを受け止めてくれる場所だ」と思うことができることによって，環境そのものが安心できるものになっていく。これが最も重要な狙いなのである。「誰が暴力を起こしたのか，誰が失敗したのかという犯人探し」に陥りやすいという，リスクマネジメントのリスクをつくらないような振り返りと報告の過程は，「みんなが安心できる場」で当事者スタッフがお互いにサポートし合えるような環境をつくっていくことにつながる。

　以下では，「当事者に対する振り返り」「スタッフに対する振り返り」「報告」について解説する。なお，現在欧米では，この振り返りという作業は「debrie and formal review（NICE 2015）」「de-briefing（Huckshorn 2004）」として，スタッフも当事者も一緒に集まり，事実を話し合うということが推奨されている。わが国ではこれまでのところ，当事者には当事者に，またスタッフに対してはスタッフ間で行われることが主流である。本書では今しばらくの間，当事者に対するものとスタッフに対するものの二通りを想定している。しかし，当事者に対して振り返りを行うときに医療者側が一方的にその後を決定するのはよくない。CVPPPでは，当事者の振り返りには当事者（ピアスタッフの場合もあるかもしれない）が一緒に入ることを実現できるように働きかけていきたいと考えている。

②当事者との振り返り

　当事者の興奮がおさまったら，暴力を振り返って自己洞察できるように援助する。

このために暴力を起こした当事者に対して，スタッフが以下のことについて確認していく（Paterson & Leadbetter 1999）。

①先行する事象…暴力前に起こっていた出来事，それをどう感じていたかを確認する。

②行動…暴力の間に当事者がどう行動したか。

③結果…当事者や関与者はどうなったか。

④デザイン…再発予防のためにどのようなプランを立てるか（環境をどう調整すればよいか，どのような代替的な行動ができるかなど）。

当事者に対する振り返りにかかわるスタッフは，公平な立場で介入することが必要である。対応したスタッフがそのまま振り返りにあたるのもよいが，当事者が被害的な解釈をしている場合などでは，当事者は「結局，俺が悪いということにされるのだろう」というように感じてしまうかもしれない。このため，最も公平に聞いてくれると当事者が思えるスタッフが話を聞くのがよい。通常ならば，看護師長，主任，あるいは各勤務時間帯の責任者などが行うのもよいが，その都度誰が対応するかは検討する必要がある。もう一つは，当事者が「振り返りをさせられている」と思わないことである。そのため，決して罰するような反応をしないことも重要である。当事者は「罰せられる」と感じれば，「こう言えば何かまずいことになるかもしれない」と考えて防衛し，スタッフにありのままを話せなくなる。

このとき，スタッフ自身がどう感じていたか，スタッフは状況をどう解釈していたかを率直に話すことは，当事者が自己の行動を振り返ったり，暴力がどのように他者にネガティブな影響を与えるかについて学習して，代替的な行動を考えることを助けることにつなげることができる。さらに，将来的には当事者が一緒に入って振り返りをすることを推奨する。一方的ではなく，それぞれの立場からの見立てを話し，折り合いがつけば当事者も納得しやすい。なお，当事者に対する振り返りは，当事者が十分落ち着いてから行う。興奮や怒りの残っている時期には再刺激のおそれがあるので注意する。とはいえ，当事者にはできるだけ早期に通常の生活に戻ってもらうことも大切なので，その際は観察を継続し，適応できるよう援助する。

●**加害についての対応**

振り返りは日常の生活に戻る上で重要であるが，特に危害を負わせてしまった場合，あるいは損害を与えてしまった場合には関係の修復をいかに図るかも問題となる。この際には，他の当事者へどのように説明するか，また被害者にどのように謝罪するかも決めていかなければならない（日本精神科救急学会監修 2015）。加害について，他

罰的な意識から謝罪したいと思うようにかかわるには時間がかかることもある。生活を取り戻しつつも関係修復が図れるように支援していく。

●他の当事者に対する振り返り

例えば，病棟内にいた入院当事者のように，インシデントを目撃した当事者も衝撃を受ける。状況に応じて個別にどう感じたかなどを聞き，対応することも必要である。また，衝撃を和らげる目的で当事者全体でのミーティングなどを行い，状況を説明しつつどう感じたかを話し合うようなことが行われる場合もある。CVPPPでは理念で述べたように，最終的には当事者と共創することを目指している。環境がよくなることでわかり合うことができるようになると理想的である。

③スタッフの振り返り

暴力についてのスタッフへの振り返りにおける目的は，「起こった事実を話すと同時に，自分の思っていた感情について語ることによって心的負荷を軽減すること。また，自分のなかに起こった出来事を整理していくこと」と，「正確な事実の把握に基づくマネジメントプランができること」である。

暴力への介入には強い緊張感と疲弊感が伴うが，暴力の後に職場単位で行うカンファレンスは，通常，リスクマネジメントの一環として再発予防のために行われている。しかし，「がんばってかかわったのに，結果として悪者にされた」など負の感情を抱いたり，特に最初に対応したスタッフは「暴力にまで至ってしまったのは私の対応が悪かったのではないか？」と罪悪感をもったり，「自分の対応はあれでよかったのだろうか？」と不安にもなる。実際に暴力を受ければ，スタッフ本人が自覚しているかどうかにかかわらず，当事者に恐怖感や敵意，嫌悪感を持ち続けてしまうことも多い。

これらの反応は，暴力に介入したスタッフの特性や知識，レジリエンスによっても異なるし，また暴力の深刻さによっても変化するが，かかわったスタッフが再び通常の業務に戻ることができるようにストレスを緩和し，以降のケアに自信をもって対応できるようにする必要がある。

このため暴力介入では，正確な事実の把握のみではなく，ストレスを軽減するということが求められる。ストレスによって起こるトラウマ反応を予防するための早期介入については，心理学的デブリーフィング，サイコロジカルファーストエイド，認知行動療法的介入などが示されている（Lits & Maguen 2007，金訳 2014）。このうち，サイコロジカルファーストエイド（National Center for PTSD 2006，兵庫県こころのケアセンター訳 2011）は，災害時の心のケアにおける効果的な介入であることが示

されている。また今日では，自衛隊（防衛システム研究所編 2012）による隊員へのストレス対策もなされ，東日本大震災への介入後にストレス解除を試みる「解除ミーティング」が行われたりしている。同様に，消防隊でもそれぞれの取り組みも行われている。

一方，医療福祉現場での暴力は状況や規模によっても異なった反応になるし，何よりもその状況は繰り返される可能性があるという点も異なる。それぞれの場面で柔軟にかかわる必要がある。

● 最も大切なこと

振り返りは，ストレスを解除するために行うにしても，正確な情報を分析するために行うとしても，いずれにせよ，チームに信頼感があり，全員で取り組む姿勢がある（防衛システム研究所編 2012）という前提が最も重要であることは共通している。これがなければ，ストレスフルな状況になっても「自分があたらなくてよかった」と無関心になるとか，組織も「新人は一度や二度，暴力を受けて当たり前」「CVPPPを受けているんだから，もともと暴力から自分で身を守れるはず」「ベテランなんだから暴力受けるなんて…」などと考えるようになってしまう。個人の問題としてではなく，みんなで考えていこうとする姿勢，「どんなに臨床能力が高くても暴力を受けることはある（Linsley 2006，池田ら監訳 2010）」ということを認識する必要がある。

スタッフが安心して心情を話せる相手，聞いてもらうと嬉しい相手，公平に聞いてくれる相手がおり，自然に受け止めてくれる環境があれば，自ずとストレスは緩和されるようになるはずである。このため，スタッフに対して振り返りを行う場合には，話の聞き手としてのスーパーバイザーと介入したスタッフとで行う。スーパーバイザーは前述のように，スタッフが聞いてほしいと思える相手である。多くは師長，主任等であろうが，ときにはそうではない場合もある。スーパーバイザーは振り返りをいつ行うか決めるが，それはその状況による。場合によっては行わない場合もあり得る。またときには，「振り返りをしている」と思わせないように，お茶の時間として自然に行うほうがよいこともある。心理的に安全を確保できる環境（他の人から見られない，緊張しない）で，起こった事実とそれに伴う感情体験を語る。時間は30分程度とし，強制力，負荷がかからないように注意する。

振り返りは批判する場ではない。介入したスタッフ同士が体験を共有するために行うのである。スーパーバイザーは，批判したり否定したりすることを避けると同時に，話したくないことまでを追及しないことが重要である。また，安心できるようなかかわりをもつ。関与したスタッフは「自分の対応が未熟だったために事が大きくなってしまった」とか，「自分が悪かった」と感じやすい。もしスタッフが「怖くて何もでき

なかった」と言ったとしたら，まずは受容的に「あの状況ではそうなって仕方ないし，誰にでも起こり得ることだと思いますよ」というメッセージを送り，「このような結果になったのはあなたのせいではない」ということを伝え，安心して話せる環境を整える。また，事後であっても，対応の結果として「私が話したばかりに事が大きくなってしまって，スタッフにも当事者にも迷惑をかけてしまった」と思われることもある。当事者であるスタッフの反応の結果も考えながら，慎重に行うことが大切である。

　暴力事態後の反応は，被害の程度や加害者，スタッフの個人的な特性，あるいは周囲の状況といったさまざまな要因によって異なる。例えば，吉田と高井（2008）はGibels & Janssen（2005）の結果について，他のスタッフに表出して介入を求める人よりも，第三者に介入を求めない人のほうが情緒的な消耗が激しいという。また，性的暴力の被害者では，自己非難傾向が強いほどトラウマ反応も強い（Krahé 2001，秦・湯川訳 2004）など，スタッフの特性によってもその後のかかわりが大きく異なる。また，人によってはトラウマティックな反応後，post traumatic growthと呼ばれる，むしろ成長するような反応をする場合もあることも知られている。

　強いトラウマ状況がある場合には，仲間内でケアするよりも外部の専門家に依頼することが重要である場合もある。必要と判断されたら専門家へとつなぐ。

④報告

　暴力の報告では，暴力介入がどのように行われたか，介入は適切であったかということについて客観的に事実を記録しておくことが，リスクマネジメントの方略として重要である。この際には，介入したスタッフがどのような役割をとったかまで記載することが望ましい。例えば，女性スタッフAがリーダーを担当したが，女性であることが当事者の怒りを下げることに効果があったかについて記録されることで，以降のマネジメントプランのなかでリーダーの選択がしやすくなる。参考までに，暴力の評価のための書式を表7に示す。ただし，これはあくまでも参考例であるので，各施設でそれぞれ工夫して作成してほしい。以下，表7に沿って解説する。

●暴力を起こした当事者

　ここには暴力を起こした当事者全員を記載する。暴力では被害者と加害者が判断不可能な場合も多い。このような点は下にある「状況の記述」欄に記入する。体格等も記入してあると，介入する場合，どのようなスタッフが適切であるのかがアセスメントできる。

●状況の概要

表7　暴力の評価表（例）

暴力に必要な項目

1 発生時間
　　　　年　　月　　日　　時頃
2 発生場所
　　□ホール　□病室　□廊下　□食堂　□看護室　□処置室　□ミーティングルーム
　　□中庭　□その他病棟内　□外出中（場所：　　）　□外泊中（場所：　　）
3 インシデントの概要
　①暴力を起こした当事者　※すべての関与者を記入する
　　1　氏名　　　　　　性：男／女　年齢　　病名　　　　身長　　　cm　体重　　kg
　　2　氏名　　　　　　性：男／女　年齢　　病名　　　　身長　　　cm　体重　　kg
　　3　氏名　　　　　　性：男／女　年齢　　病名　　　　身長　　　cm　体重　　kg
　　4　氏名　　　　　　性：男／女　年齢　　病名　　　　身長　　　cm　体重　　kg
　②状況の概要
　　暴力のねらい　□0なし　□1物　□2スタッフ　□3他患　□4その他の人
　　手段　□0なし　□1言語的攻撃　□2自分の身体を使っての攻撃（叩く，蹴るなど）
　　　　　□3身体を使っての攻撃（噛む，首を絞める）　□4凶器を使用
　　結果　□0なし
　　　　　□1物に対して（損傷はあるが仕様できる状態），人に対しては10分以内で治まるような痛み
　　　　　□2物に対して（損傷させる，交換が必要），人に対しては目に見える傷があるが，治療の
　　　　　　必要はない，または10分以上持続する痛み
　　　　　□3人に対して処置は必要だが，医師の治療の必要はない程度のけが
　　　　　□4人に医師の治療が必要なほどのけがを負わせる
　　前兆（1時間前の間に観察されたもの）
　　　　　□0なし　□1精神運動興奮　□2不安の増大　□3精神症状の増悪
　　　　　□4妄想の出現・悪化　□5怒りの表出（身体表現）　□6怒りの表出（言葉）
　　　　　□7判断力のない行動　□8動揺
　　攻撃を抑えるのに要したスタッフ数　　　人
　　状況の記述

4 介入手段
　　□リストロック　□ブレイクアウェイ　□チームテクニクス　□抑制帯の使用
　　□ディエスカレーション　□デブリーフィング　□警備・警察
　　□隔離　□投薬（内容：　　　）　□環境調整（内容：　　　）　□その他
　　チームテクニクス使用の場合
　　　1　氏名　　　　　職位　　　　役割
　　　2　氏名　　　　　職位　　　　役割
　　　3　氏名　　　　　職位　　　　役割
　　　4　氏名　　　　　職位　　　　役割
　　　5　氏名　　　　　職位　　　　役割
　　介入の概要：

5 デブリーフィングの内容
　　リスクとなる因子
　　再発の可能性
　　再発を防ぐ因子
　　方法に関する検討
6 今後のプラン

7 けが・病期など健康問題に影響はあったか
　　□はい（下に詳細を記入）　□いいえ（4にすすむ）
　　氏名：　　　　　患者／スタッフ　　　状態　　　　治療内容
　　氏名：　　　　　患者／スタッフ　　　状態　　　　治療内容

状況の概要は，SOAS (Staff Observation Aggression Scale) (Nijman & Palmstierna 2002) を参考にして分類している。参考程度であるので，実際のSOASの基準とは異なっているという点には注意をしてほしい。実際のSOASは，日本語化された改定版SOAS-R (Noda et al. 2012) によって暴力の重篤度を得点化することができるが，ここでは分類の方法として参考にしている。

● **介入手段**

スタッフがどのような介入を行ったかを記す。チームテクニクスを使用した場合は，誰がどの役割をしたか，結果どうなったかを記述する。スタッフがどのように介入したのかを明らかにすることによって，今後も責任をもって介入するようになる。

● **今後のケアプラン**

上記の内容から，今後のアセスメント，ケアプランが修正されることになる。

演習課題13　振り返り

目標：
振り返りの方法について考えることができる。

準備：
3〜6人程度のグループをつくって話し合います。

方法：
① 自分がしてほしいと思う振り返りを話してみましょう。
② 自分が振り返りの担当をする場合に気をつけたいことを話し合ってみましょう。

3 日常の行動的介入とさまざまな対象へのCVPPP

1）日常の行動的介入

当事者が通常の生活に戻った後の，怒りや攻撃性に対する介入には，次のようなものがある。

●環境の調整

過度の刺激が加わらない環境を提供する（Gorman et al. 1996）。これには，家具や建物の工夫，あるいは危険時に確実に刺激を遠ざけることのできる設備を備えるなどを含む。

●転換

レクリエーションや身体活動（若い当事者ならスポーツなど，高齢であれば散歩など）を利用し，怒りの感情を転換する（Mason & Chandley 1999）。

●行動的介入

○介入の例

- 当事者が落ち着いているときに，過去の行動について批判的にならないように話し合う。
- 活動，課題の遂行，対人関係において，当事者が成功体験を得るような機会をつくり，肯定的フィードバックを与える（Schultz & Videbeck 1994，田崎ら監訳 1997）。
- 怒りに対する暴力的でない対処方法をともに考え，例えば「今日一日暴力なく過ごす」など，ゴールを設定するのを支援し，達成できたときには肯定的フィードバックを与える。
- セルフコントロールの方法（自己コントロール技術，リラクセーション法など）を練習する。

○認知行動療法的介入

- 「怒りに関する日記」（どのようなことでイラッとしたかを記入し，その対処が成功したかどうかを記載していき，どのような状況がその個人をイライラさせるか）

をつくる。
- そのうえで対処法を考える。呼吸法やself calm statement（自分を落ち着かせる言葉）（Williams & Barlow 1998, 壁屋ら訳 2012）などがある。

○セイフティプラン，クライシスプラン，事前指示
- これらについてはリスクアセスメントの項（p56）を参照のこと。

2）さまざまな対象へのCVPPP

　CVPPPは当初，成人の精神障害者を主な対象に開発されてきた。一方，プログラムの普及に伴い，障害者施設や児童思春期病棟での適用（中村ら 2013），あるいは精神科病棟でも増加しつつある認知症者への対応など，さまざまな分野でも要請が高まっている。

　単純化して説明するならば，「（CVPPPの理念，技術を正確に理解して使用することを前提に）それぞれの分野で適用は可能であるが，それぞれの特性を考慮して使用する必要がある」ということになる。ここでは，児童思春期，認知症，教育について取り上げる。

①児童思春期とCVPPP
●小児の発達と攻撃

　仲間や大人との葛藤における攻撃パターンは，かんしゃくや叩く，蹴るなどの形で2～3歳で現れる（Krahé 2001, 秦・湯川訳 2004）。発達に伴って言語的な攻撃に移行していく。6歳未満の子どもは道具的攻撃（なわばり，特権を得るための攻撃）が多く，6～7歳で他の子どもからの欲求不満に報復する目的で相手のプライドを傷つけるような敵意的攻撃性を示すことが増える（齊藤総編集 2009）。低学年時ではプライドを傷つけられるようなことは暴力に至りやすい。高い認知レベルでは人より物に向けて破壊的になったり，より言語的なスキルで攻撃しようとするような形態をとりやすい。逆に発達が低い場合，かみつきやひっかきといった行動が起こりやすい。成人と同様に，スタッフが要求を拒否すること，物のやりとり，スタッフとの不快な相互作用（身体接触，フラストレーション，活動への要求，ネガティブな内容の発言など）は攻撃行動の引き金となる。

　児童思春期においては，発達障害者等の暴力や攻撃性への対応が必要となる。一般的な手法は変わりがない。個々の発達段階に応じて，最も彼らの包括的な能力に適したコミュニケーション法を選択することが求められる。自閉スペクトラム症であれば，

変化やわかりにくさが苦手であることが攻撃行動の誘因となりやすい。いったんパニックになると激しく暴れるが，一般的には15分程度以内にはおさまることが多い。認知的発達にもよるが，「からかい」，あるいは「注意を受ける」などによりプライドが傷つけられることも誘因となるので，注意が必要である。また，知的能力障害の場合は入院環境で暴力が起こりやすい，障害の重症度に応じて増加し，単純に叩く，蹴るが多く，武器の使用は少ない（Allen 2000）。

また，児童思春期では規範から外れることを容認しない態度が攻撃性の保護因子である（齋藤総編集 2009）とされており，ディエスカレーションで気をつけるとよい。

● 思春期病棟でのCVPPP（コラム①参照）

児童思春期で問題となるのは，比較的成人に近く体格が成長した児の身体的暴力であろう。身体的成長が成人とそう変わらなければ，身体的介入は通常のものと同様に行える。ディエスカレーションでは児童思春期の特性に合わせ，よりノンバーバルなメッセージを強調し，身振り，カードなどを有効に使うのが望ましい。パニックの場合，感覚刺激に過敏に反応することがあり，感覚刺激を遮断することも必要となる。このため，タイムアウトにより色彩を統一し，音の入らない部屋，あるいは防音できるヘッドホンを使用する場合もある。

● 児童施設の場合

児童思春期の施設の場合は，現状では一人夜勤で一人で対応せざるを得ないなど，リスクマネジメントの難しい側面もある。施設は一般家庭のような雰囲気をもった家屋構造であったりする場合もある。リスクレベルに合わせた環境や人員配置ができるよう働きかけていく必要もあり，今後，制度そのものが変わっていくことも必要である。

CVPPPはリスクマネジメントとして，チームテクニクスについて3人以上を推奨している。このことからすれば，一人で攻撃者と対応することは容認できない。しかしながら，現状ではそうせざるを得ないという状況があるのも事実である。CVPPPをもとに，それぞれの施設に合わせた方法を独自の手法として検討していくことになるだろう。

②認知症とCVPPP―安心感がキーワード

認知症者の暴言，暴力は基本的に，不安や恐怖といった感情に起因したり，ケア提供者が自尊心を傷つけるなど不快刺激を与えることによって起こる。一見何もわからないと思われがちな認知症者は，周囲の環境によって恐怖や怒りを引き起こしている。

セルフケアの援助で身体に触れようとすれば，触れたことが不快刺激となったり，

何をされるかわからないという恐怖に結び付く。行動を制止しようと「ダメ」「やめなさい」というような言葉を使うと，自尊心が傷つけられる。

中核症状である記憶や判断力，実行機能の障害が進行しているとき，また，幻覚妄想に支配されているときは，本人はまったく知らない世界に置かれ，不安と恐怖のなかにいる。そのようなときに，無理やりに介入することはかえって恐怖を促進させてしまう。

このようにみると，認知症者に必要なかかわりは，ディエスカレーションの基本と同じだということに気がつくだろう。言語にせよ非言語にせよ，よりはっきりとこれを意識し，安心感をもってもらえるようにかかわるのが一番なのである。特に認知機能の低下については，ノンバーバルなメッセージを使うことを心がけるとよい。

認知症者に対する身体介入は，あくまで安心させるように意識することが必要である。抑制的というよりは，サポートをするという意識が重要になる。つまり，「安心してもらうことができるようなかかわり」でなければならず，「行動制止目的」での身体介入は逆効果になる。

認知症ケアで有名なユマニチュードも，新しい人間主義（斎藤 2018）という哲学である点で，CVPPPと共通するものである。

③学生とCVPPP（コラム②参照）

対人援助職の専門教育において，暴力に関する対応はおそらくほとんどの領域でされてはいない。看護学教育を例にあげると，これまで当事者の攻撃性に対する介入はほとんどされてこなかった。しかし「認知症の方のケアの際に叩かれた」というようなことを話す学生は案外多い。

確かに，暴力に対する学生教育は必要なようである。精神看護学では現在ほとんどの教科書に「暴力防止プログラム」という名前で内容が紹介されているが，実際に講義に取り入れているところもあればそうでないところもあるだろう。

学生への暴力の教育には難しさもある。リスクアセスメントについては，精神科では暴力にとどまらず，さまざまな事故に対するリスクアセスメントが必要であり，暴力についてのリスクアセスメントも当然含まれるべきである。しかし，初学者である学生にいきなりブレイクアウェイを教えても，学生にとっては「暴力のある環境」というイメージが先行してしまうだろう。イメージのわかない学生に「精神科には暴力はあるが，プログラムがあるから大丈夫」と言っても，学生には「暴力」というイメージしやすいものだけが印象として残り，ネガティブなプライミングが起こるかもしれ

ない。また，ディエスカレーションとはといっても，実際には現場をイメージできなければ何を言ったらいいかなどわかりはしない。

　しかし，CVPPPの理念は看護基礎教育に共通するものであり，「身体拘束や隔離，暴力への介入は，一見安楽を提供する看護とは逆の立場であるように思えるが，実はそこにある考え方は看護学そのものである」ということについて伝えることは可能である。

　本書のエスコートの方法を使って「演習課題2」（p14）をやってみると，より理解しやすいと思われる。この際に学生に求めるべきは，やり方を覚えることではない。やり方は少々雑であったとしても，ケアとしての方法を模索するということが伝わることこそが重要である。

児童・思春期精神科病棟におけるCVPPP

東京都立小児総合医療センター
看護部看護科看護師長　久松久美子

CVPPPは有効な介入技術

　児童・思春期精神科病棟では，2006年からCVPPPを取り入れ普及を図ってきた。対象となる児は小学生から高校生までで，体格もさまざまである。発達に偏りのある児が多く入院しており，パニックを起こすと，成人顔負けのパワーの暴力を引き起こすことがある。CVPPPは，成人を想定して作成したプログラムであるため，そのまま使用することが可能か否かの議論が当初あったように思うが，基本をしっかりとおさえた技術をもって行えば，かなり有効な介入技術であることを実感している。

　CVPPPの導入にあたっては，身体介入技術だけが独り歩きしないよう，CVPPPの理論を看護師全員が理解できるよう学習会を企画し，全病棟に出向いた。学習会では，トレーナー研修の初日に行われる内容を30分から1時間くらいにコンパクトにまとめ，「CVPPPの概要の理解」を目的とした。当時，院内にトレーナーが一人のみであったためそのような方法を取ったが，現在は各病棟のトレーナーがその役割を担っている。

　院内研修でブレイクアウェイを教えるときには，「髪の毛をつかまれたとき」と「噛まれたとき」を必ず入れている。その理由として，対象の児の身長は低く，髪の毛をつかまれることはあまりないが，ドアの縁やドアの取っ手，服を「つかむ」ということは多い。噛ま

コラム①

コラム①

れたときの反応として,「引っ張る」か「押す」かでは,スタッフの受傷の程度がまったく違ってくるため,解剖学的な解説を含めて説明している。「噛む」既往がある場合は複数でかかわる,長袖や手袋を着用するなど,被害を最小限にするための工夫も欠かせない。

　チームテクニクスに関しては,「相手の腕を脇に挟む方法」もOJTでよく教えている手技である。その際,相手の手首を持つ力はソフトに,自分の手首を持つ力はしっかり入れることを強調している。移動するためにこの手技を使うときは,「身体に触って移動を手伝ってもよいか」と声をかけるようにと説明している。身体接触をきっかけにさらに興奮度が増す児も少なくないためである。身体接触を拒否する児に「それでは,自分で歩いて行こうか」と声をかけると,自ら歩いて行けることもある。

　児童思春期精神科病棟での暴力は,音やにおい,空腹など本人にとっての不快因子が暴力の原因となることがある。また,暴力を起こす児はコミュニケーションに問題を抱え,認知が通常とは異なっていることが多いため,暴力は本人なりの援助要求や拒否,勘違いから起きた結果として現れることが多い。暴力は本人なりのコミュニケーションの結果であることを理解する必要がある。

　発達の偏りや知的障害により,言語的には表出されにくいので予測不可能なこともあるが,過去の暴力歴や頻度を確認し,どのよう

な場面でどのような暴力が出現したかを個別にアセスメントし，暴力のきっかけになった出来事に手当てしていかなければならない。暴力を起こす多くの児は，その環境との不適応の結果であり，環境をわかりやすく整え，「見通し」をもたせることが予防的な介入となる。リスクファクターやリスクアセスメントをしっかりと行った上で，児の認知特性に合わせたディエスカレーションを行うことが鍵となる。

暴力に至った理由に焦点をあてる

　ディエスカレーションを行う際は，コミュニケーションの困難さを考慮し，その児の認知レベルに合わせる必要がある。言語を使う場合は多くの言葉がけをせず，短くゆっくりと低い声で話すと認知しやすい。興奮度が高くなければ絵や文字を使って，「何があったのか」「どうしたかったのか」を書きながら，共通認識をもつようにすることで落ち着くこともある。

　また，十分なパーソナルスペースをとり，不意の攻撃に備えるのも重要である。児の感情のコントロールと非言語的コミュニケーションが未熟なため，表情と感情が一致せず，笑いながら攻撃してくることもあるからである。ときには何もアプローチせず，何もない場所で過ごしたり，好きなことを行ったり，感覚を満たすようなアイ

コラム①

コラム①

テムを使うことで気持ちが切り換えられることもある。絵や文字を使ってのコミュニケーションは，日常的に行うと，コミュニケーション能力の向上にも役立つ。感情の切り替えについては，「そのようになったらどうする？」ということを本人と話し合い，普段から練習しておくことが望ましい。

　暴力後の振り返りを行うことを拒否する児も多い。今まで叱られてばかりいた児にとっては，たとえ大人にそのつもりはなくても，また叱られると思ってしまうことが多い。その場合は，その児が話をする準備ができたときに行うか，振り返りをしないことを選択する場合がある。「あなたの言い分は十分に聞くので，話したくなったら言ってきて」と言うと，話してくれることも多い。

　児童思春期精神科においては，暴力という行動そのものに焦点をあて行動変容をさせるのではなく，そこに至った理由に焦点を合わせて環境調整を行うことや，その児の強みに着目し，よい行動を伸ばしていくようにすることが，暴力の防止に役立つことが多い。

　注：身体介入の呼称については本書の内容と異なる表記がある。

看護基礎教育におけるCVPPP

信州大学学術研究院保健学系
助教　木下愛未

CVPPPの演習を通して学生が感じること

　近年，看護基礎教育のなかでCVPPPを取り扱うところも出てきているという。本学では，実際の精神看護学の方法を学ぶ3年次で取り扱っている。総論やリスクアセスメントは講義のなかで触れ，演習で実際にCVPPPを含めた行動制限の体験をする。3年次までは座学が中心であることから，学生はまだまだ精神看護に対するイメージが希薄であり，教員の講義の内容や体験談なども実にさまざまな解釈がなされ得る。なかでも，暴力への対応という話は，学生にとってはネガティブな印象をもつこともあるため慎重に扱う必要がある。

　演習は，隔離・拘束のための手段にCVPPPの手技を使うわけではないことを説明した上で，学生の身体面，心理面に配慮しつつ行なっている。まず演習では，身体拘束体験（1名の学生にベッドに寝てもらい，一時的に身体拘束を体験するもの），CVPPPエスコート法の体験をする。その上で，行動制限をされてみて，してみてどのような感情が生じたのか，必要とされる看護とは何かについてディスカッションを行っている。これらは抑制や誘導の技術を高めるものではなく，できる限り当事者の目線で看護を考えるために行っている。

　学生のなかにはこれらの演習を通して，当事者に起こり得る不安，当惑，恐怖，怒り，不信感，不満，羞恥心，惨めさ等の感情を知り，看護師が無意図的に当事者に不快な思いをさせてしまう可能性があることに気がつく者も多い。そして看護師に起こり得る感情として，

コラム②

罪悪感，恐怖，困惑などの感情を知り，繰り返し実技をするなかで感情が薄まってきて，「初めは当事者の気持ちを考えながら行っていたのに，次第に事務作業のようになってしまった」という反省点などもあがる。

　しかし一方で授業の一環であることから，友達と楽しく体験するという感覚である学生や，状況のイメージがつかず当事者の思いを考えることが難しい学生も少なからずいる。そのため，COMHBO地域精神保健福祉機構で2017年9月に実施された身体拘束に関するアンケート調査結果（https://www.comhbo.net/?page_id=15538）を読んでもらい，当事者の思いを知ってもらうようにしている。また，教員は学生と年齢の近い当事者の体験談から身近に感じてもらうことで自分に置き換えて考えてみてもらうようにしたり，演習グループに同性の教員が妄想状態にある当事者役で入ったりすることで状況をイメージしやすくするようにしている。他には，後日の講義の際にディスカッションや個々の学生の感想をフィードバックすると同時に，解説をしながら共有することで考察を深めてもらうようにしている。

学生は当事者の目線に立つことができる

　最後に，CVPPPは単なる便利な身体技ではなく，Person-centeredを理念としたケアである。学生は初学者であるからこそ，看護師や教員よりもずっと当事者の感覚に近く，当事者の目線に立つことができ得る。よって，学生が当事者体験をして，当事者が感じるであろう思いを学び，行うべき看護を考えることにCVPPPを利用することは価値がある。エスコートをしている学生は手技に集中しがちであるが，手技の正確さにはこだわらないその手技をもとにCVPPPの理念と看護をつなげるのである。今後さらにCVPPPを看護基礎教育で取り扱う教員が増えるかもしれないが，教員自身もCVPPPの理念を十分に理解していなければならないと考える。

当時，私が望んだこと。

アドバンスレベルWRAP®ファシリテーター（フリーランス）
増川ねてる

「・・・拘束してもいいですか？」
「ああ・・・，助かります。・・・どうぞ，よろしくお願いします」

　何度目かの入院でした。当時の私は30歳くらい。今回は，いわゆる「処方薬物（リタリン）中毒」でした。数年前から仕事ができなくなっていて，収入は障害年金と生活保護。故郷を遠く離れての一人暮らし。どうにもできない頭の暴走。止めたいと思っても…，止まらない自傷行為。予測できない自分の行動。…安全を確保したいと思った私は，やがて自分で自分を縛るようになっていました。最初は，ビニールの紐。やがて，針金で。
　刺激を少なくしたくて，人には会わないと決めて…とにかく，一人で耐える日々。そこに，

「入院して，薬を減らすことをやりましょうか？」

　主治医からの提案がありました。
　「とてもありがたい…」。一人での闘病はきつかったし，「病院なら"安全"だ」って思ったから。読みたい本を大量にリュックに詰め込んで，"待望"の入院生活に入りました。だから，私にとって"拘束"は，拒否するものではありませんでした。

当事者の声

当事者の声

・・・

「何かあったらこれで呼んで下さい」
「助かります」

　縛ってもらって，ナースコールのボタンを教えられ，看護師さんが部屋を出ていった後，同室の方の独り言が始まりました。僕は，それから逃れようとするのですが，体が動かせない…。自分で手足を縛っていたときとは違って，体はベッドに固定されていました。寝返りも打てない…。自分を守るための拘束が，今は私を追い詰めるように働いていました…。皮肉でした。こんなはずじゃないと思いました。頭が壊れる…。マズイと思いました。

「静かな部屋をお願いします」「在りません」
「安全な場で治療をお願いします」「これ以上はできません」

　夜中，隣の人の声を聴き続ける僕にとって，ナースステーションのなかだけが，「安全で平和な場所」に思えていました…。

　そして，「ここは安全ではなかった」と思い，外にも電話で助けを求め，1週間で退院。脱出した感じです。病院は治療に最適な静かで清潔，安全な環境ではなかったし，あの"縛り方"は僕の望んだものではありませんでした。
　そしてまた，一人で自分を縛る日々…。

・・・

僕が入院したときに欲しかったのは,「安全な環境」で(自分で自分を傷つけることなく),薬物中毒から抜けること。そのために,"丁度よい"拘束を望みました。しかし,病院にそれは存在しませんでした(「あの拘束は,誰の声を聴いて開発されたものなのだろうか?」と,思います)。

最初は《ユーザーのニーズ》に基づいたものであっても,次第にユーザーから離れていき,提供者ロジックで発達したがため,意味をなさなくなっているものってあると思います(よかれと思っている分,悲劇的に感じます)。また,どんなに素晴らしいサービスであっても,提供の方法が"不適切なら"効果を上げない,機能はしない。
　大切なことは,目の前の人が望んでいることを,その人の一歩先をいく専門的見地から,"プロの技"で提供することではないでしょうか?

皆さんには,"目の前の"患者さんの声を聴いて欲しい。教科書のなかの「モデルの声」ではなくて,目の前の「人の声」。すべてはそこから始まるって思います。僕たちは,一人一人違う「個人」です。そして感覚のない「モノ」ではなく,まさに今,病に苦しんでいる「人間」です。
　目の前の人を,誰とも違う個別の"人"として受け止めて,みなさんが大切な研修で身につけられたプロの技,最良のサービスを提供していただけたらと思います。

　　　　　　リカバリーの起きる「精神科医療」に期待を込めて。
　　　　　　2019. 01. 25(桑名の駅を通過したところ)

当事者の声

第 2 部　実践編

I

ブレイクアウェイ

ブレイクアウェイの手技について

　ブレイクアウェイはスタッフのための護身術という誤解があるが，それであれば「護身法」と記述すればよい。また，ブレイクアウェイが想定している行為であっても，当事者にとってみれば「攻撃」を意図して行われていない行為である場合も多いはずである。ここでの目的は，ケアにつなげるための方法としてのブレイクアウェイであることを忘れないようにしてほしい。解説する方法は，攻撃されたそれぞれの状況に対応する方法であるが，すべての状況がケアにつなげるものであることに注意する。例えば，「状況1．同側の手首を持たれているとき」の後に，「いったん離れてケアにつなげる方法」という言葉をつなげて，「同側の手首を持たれているときにいったん離れてケアにつなげる方法」が正しい表現である。なお，ケアにつなげるとは，攻撃されたスタッフが直接かかわることを意味することではない。「第1部　理論編」にあるように，リスクマネジメントの上に，最もケアとして適切な方法がとられるべきであることはいうまでもない。重要なのは，使うべきときに思い出せない方法を学ぶことではなく，理論を理解して対応することが可能になることである。このため，同じテーマに対して異なる2つの方法が紹介されているものがあることを，先に述べておく。

　ここで紹介する手技には，「攻撃というわけではなく，離れてケアをすることを助ける場合」「攻撃されそうなときにリスクを回避し，いったんスペースを確保してからかかわりをもつ場合」，また，「実際に起こってしまったときの回避方法」などを含んでいる。ブレイクアウェイは，スタッフ側だけの安全のために行うものではなく，当事者自身にとっても安全で安心な環境になるものである。本書では援助者がケアにつなげるための方法として記述するが，当事者が他の当事者から攻撃されやすい状況で離れるための方法として利用してもらうことも可能である。なお，CVPPPトレーナーとしては本書に掲載された方法については正確に習得する必要があるが，鈴木・吉浜（2005）にも別の方法が紹介されている。

●基本的な用語の解説
○握力の減衰
　物を持つときに手首が屈曲していると，握力が弱まる。この動きにより，負担がないままに離れることができる。多くの方法では，この原理が使われている。
○力の方向
　例えば，物を持つときに最も自然に離れやすくなるのは，持たれた状態であれば，持っている人の親指と人差し指の間の方向になる。このように，力を加える方向を考慮することはテクニックの一つである。
○攻撃線（p96・97参照）
　攻撃線とは，攻撃する力が作用する方向のことである。例えば，まっすぐにパンチが来る場合には正面方向が攻撃線となるが，弧を描くようにした場合には，肩関節の動きから，身体の中心に向かう方向が攻撃線となり，そこに向かって力が作用する。そのため，この攻撃線よりも外側に位置できれば，リスクのない安全な場所に位置しているということになる。

状況1．同側の手首を持たれているとき

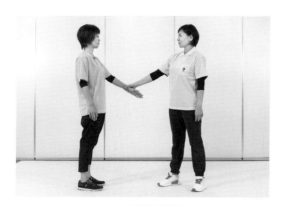

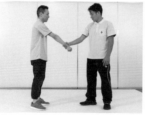

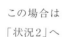
この場合は「状況2」へ

ここでは，当事者がスタッフの同側の手首を持っている場合（スタッフの左手首（右手首）を当事者の右手（左手）が持っている）について説明する。反対側の手首を持っている場合は「状況2」を参照してほしい。

≪POINT≫
手首を持つときというのは，攻撃とはいえないことが多い場面である。当事者が攻撃しようとしているかどうかをよく吟味することが大切である。攻撃でないなら，言語的な介入を試みることで解決する場合も多い。当事者のニーズに焦点をあてること。**このような場合であっても，理論編で示した quick とか surprise は意識する必要がない。**手首の屈曲と方向を考えることで，当事者に負担がかからないように，一度離れることができる。

その①

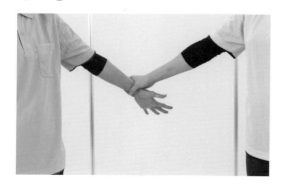

▶**手順1**

手指を開くことによって，主に伸筋群の腱が太くなり，当事者に負荷がかからないようにすることができる。

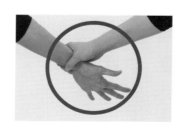

第2部　実践編　Ⅰ　ブレイクアウェイ

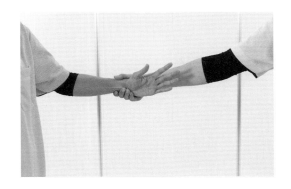

▶手順2

持たれた手は開いたまま，内側に回しながら当事者の手首内側につける。

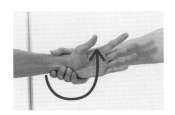

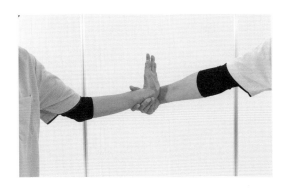

▶手順3

当事者の手関節内側に，伸ばしたスタッフの手の小指側を置き，当事者の手は掌屈位（手首が手のひら側に90度折れた状態）になる。

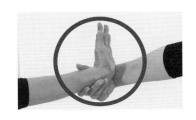

≪POINT≫
このようにすることで，合理的な位置になる。当事者が余計に力を入れなくてすむように，理想的な位置を覚えよう。

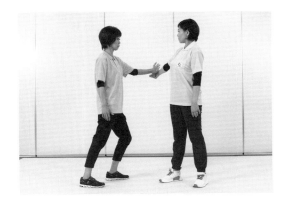

▶手順4

つけた手を外側に水平に押し出すのと同時に，同側の足を一緒に出す。

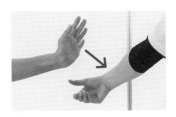

≪POINT≫
ここでは，理想的な動き，かける力の方向をテクニックとして理解することを覚える。
当事者にとっては何かを求めている行為であることに意識をおき，声をかけ，ニーズを把握することも忘れないようにする。

▶ **手順5**

これにより，いったん距離をとることができる。この後，再びケアをする際にはコミュニケーションを十分にとり，リスクを回避しつつ行う。

課題と目標

当事者への配慮としてすべきこと	スタッフ役の手順	スタッフ役として理解すべき原理	スタッフ役が確認すること	当事者役を体験することで理解すること	1日目	2日目	3日目	4日目	後1	後2
・当事者がどのような意図をもって手首を持っているのかを考える必要がある ・スタッフが脅威ではないと判断した場合は，quick や surprise は意識する必要はない ・手首の屈曲と力を伝える方向を考えることで，当事者に痛みを与えることなく，スタッフは安全・安心な位置に移動することができ，ケアを継続することができる ・お互いが安全・安心な位置に移動してから対話をもつ必要がある	持たれている手首側の手指を開く	手指を開くことで，伸筋群の腱が太くなり，当事者役は手首を持ちにくくなること	・手指を開いたときに伸筋群の腱が太くなったことを確認する ・手指を開いたときに意識が向くことを確認する	スタッフ役が手指を開いたときに，手首を持ちにくくなることを体験する	▲	○	●	/		
	当事者役の手首内側に，手の小指を垂直になるようにつける	・当事者役の手首内側に手の小指を垂直になるようにつけることで力点をつくり，掌屈位にすること ・当事者役の手首を掌屈位にすることで握力が減じること	当事者役の手関節が90度曲った掌屈位になっているか確認する	掌屈位になれば痛みはないが，握力が弱まり持ちにくくなることを体験する	○	●	◎	/		
	当事者役の手を外側に押し出すのと同時に，押し出した手と同じ方向に同側の足を出す	当事者役の手を外側に押し出すことで，当事者役の親指と人差し指の間からスタッフ役の手が抜けやすくなること	どの方向に力を伝えると手首が抜けやすいか確認する	スタッフ役がつくった力点で手を押し出されても痛みはなく，手首を持ち続けられなくなることを体験する	○	●	◎	/		
		手と同側の足を踏み出すと力点が体幹に近いため力が伝わりやすいこと	足を踏み出す方向を確認する	妥当な力を体験する	▲	○	●	/		

△：手技の手順を理解する　▲：インストラクターと同じ動きがとれる
○：構成された技法の解剖学的な効果要素・注意点・重要ポイントを理解できる
●：構成された技法の解剖学的な効果要素・注意点・重要ポイントを踏まえて動くことができる
◎：他者へ教えることができ実践できる

その②

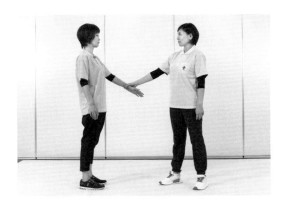

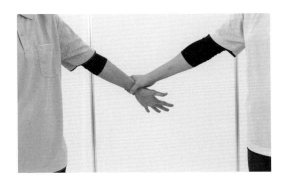

▶手順1

持たれている手首（写真ではスタッフの左手）の手のひらを開く（その①の手順1参照）。

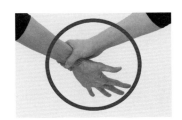

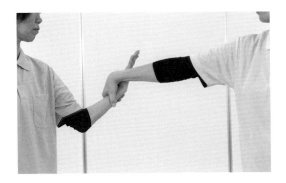

▶手順2

手を開いたまま外方向にもっていき，当事者の前腕の外側へ上げていく。

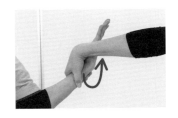

≪POINT≫
当事者の上肢が前腕回内，尺屈位，掌屈位になり，複合的に握力が減ることで，当事者に負担がかからずに動くことができる。

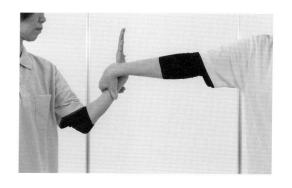

▶手順3

当事者の前腕外側にスタッフの手の小指側をつける。このとき,スタッフの手のひらをスタッフ自身の顔のほうへ向けるように動くことで,当事者の手首が適度に屈曲する。

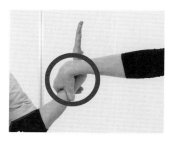

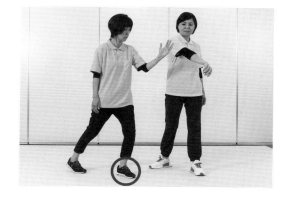

▶手順4

スタッフの手(写真ではスタッフの左手)で当事者の腕を外方向から内方向(ここではスタッフの左から右方向)に動かす。このとき,同時に,動かしている手と同側の足(ここでは左足)も同方向に動くと,より離れるための動きは強くなる。ケアにつなげるためのものであることを意識する。

> ≪POINT≫
> 加える力はそのときの状況によって変化する。緊急で離れる必要がないなら,当事者の話すことに注意を向けてコミュニケーションを重視する。

▶手順5

手が離れたら,すぐにケア介入を目的とした行動に移る。

課題と目標

当事者への配慮としてすべきこと	スタッフ役の手順	スタッフ役として理解すべき原理	スタッフ役が確認すること	当事者役を体験することで理解すること	1日目	2日目	3日目	4日目	後1	後2
・当事者がどのような意図をもって手首を持っているのかを考える必要がある ・スタッフが脅威ではないと判断した場合は,quickやsurpriseを意識する必要はない ・手首の屈曲と力を伝える方向を考えることで,当事者に痛みを与えることなく,スタッフは安全・安心な位置に移動することができ,ケアを継続することができる ・お互いが安全・安心な位置に移動してから対話をもつ必要がある	持たれている手首側の手指を開く	手指を開くことで,伸筋群の腱が太くなり,当事者役は手首を持ちにくくなること	・手指を開いたときに伸筋群の腱が太くなったことを確認する ・手指を開いたときに意識が向くことを確認する	スタッフ役が手指を開いたときに,手首を持ちにくくなることを体験する	▲	○	●	/		
	当事者役の手首外側に,手の小指を垂直になるようにつける	・当事者役の手首外側に手の小指を垂直になるようにつけることで力点をつくり,掌屈位にすること ・当事者役の手首を掌屈位にすることで握力が減じること	当事者役の手関節が90度曲がった掌屈位になっているか確認する	掌屈位になれば痛みはないが,握力が弱まり持ちにくくなることを体験する	○	●	◎	/		
	当事者役の手を外側に押し出すのと同時に,当事者役の空いている手の方向に同側の足を出す	当事者役の手を外側に押し出すことで,当事者役の親指と人差し指の間からスタッフ役の手が抜けやすくなること	どの方向に力を伝えると手首が抜けやすいか確認する	スタッフ役がつくった力点で手を押し出されても痛みはなく,手首を持ち続けられなくなることを体験する	○	●	◎	/		
		手と同側の足を踏み出すと力点が体幹に近いため力が伝わりやすいこと	足を踏み出す方向を確認する	妥当な力を体験する	▲	○	●	/		

△:手技の手順を理解する　▲:インストラクターと同じ動きがとれる
○:構成された技法の解剖学的な効果要素・注意点・重要ポイントを理解できる
●:構成された技法の解剖学的な効果要素・注意点・重要ポイントを踏まえて動くことができる
◎:他者へ教えることができ実践できる

状況2. 反対側の手首を持たれているとき

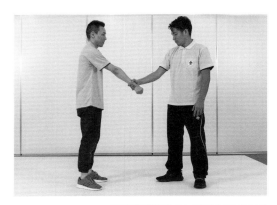

この場合も，状況としては当事者の話していることに注意を傾け問題解決をすることが優先される場合が多いと想定される。手首を持つことが攻撃の手段であるかどうかについては，十分に判断することが必要である。ここで利用されている理論は，主に力を加える方向を考えることである。当事者に負担のないまま次のケアに結び付ける。

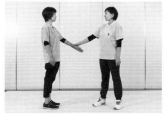

この場合は
「状況1」へ

≪POINT≫
「状況1」では，同側の手首を持たれている場合を紹介した。反対側の手首で持たれた場合には，「状況1-その②」の方法（p139）は利用可能な場合もある。いずれにしても最も重要なのは，当事者の反応から当事者のニーズに気がつくということである。

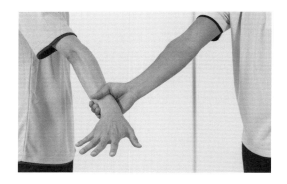

▶手順1

持たれている手首（ここでは右手）を外方向に出しながら背屈させると，当事者が持っている手のひらとスタッフの手首との間に隙間ができる。

第2部　実践編　Ⅰ　ブレイクアウェイ

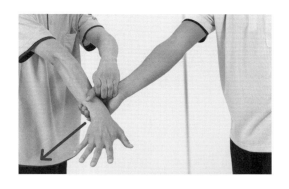

▶手順2

できた隙間に反対側の手（ここでは左手）の第2〜5指を差し入れるように添える。親指は当事者の母指の付け根にあてる。このとき，親指と第2〜5指で保持されることで当事者の握力が下がるような位置で保持する。ただし，絶対に痛みがないよう包み込むようにする。

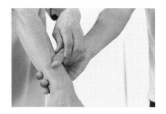

親指の持ち方に
注意する

≪POINT≫
母指の付け根を支えて親指と人差し指の方向に力を加えて外れていくことで，当事者に不要な力を加えず，無理なく自然に外れていくことができる。

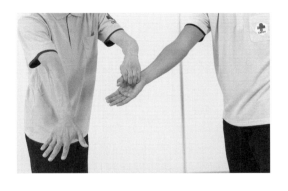

▶手順3

スタッフの手首を当事者の親指と人差し指の間から手順2の写真の矢印方向に向かって力を加え，外れていく。
手が離れたら，いったん離れてケアにつなげる。

課題と目標

当事者への配慮としてすべきこと	スタッフ役の手順	スタッフ役として理解すべき原理	スタッフ役が確認すること	当事者役を体験することで理解すること	1日目	2日目	3日目	4日目	後1	後2
・当事者がどのような意図をもって手首を持っているのかを考える必要がある ・スタッフが脅威ではないと判断した場合は, quickやsurpriseを意識する必要はない ・痛みが加わらないように, 保持する位置と力の入れる方向を理解することで, スタッフは安全・安心な位置に移動することができ, ケアを継続することができる ・お互いが安全・安心な位置に移動してから対話をもつ必要がある	持たれている手の手関節を背屈し, 当事者役の手のひらと持たれている手首の間にスペースをつくる	手関節をしっかり背屈することにより, 当事者役の手のひらと持たれている手首の間にスペースができること	当事者役の手のひらと持たれている手首の間にスペースができていることを確認する	スタッフ役が手関節を背屈することにより, スタッフ役の手首と手のひらとの間にスペースができることを体験する	▲	○	●	/		
	持たれている手と反対の手で当事者役の母指の付け根を持ち保持する	スペースができることにより, 当事者役の手を保持しやすくなること	しっかりと当事者役の手を保持できていることを確認する	親指のどの部分を持って保持されたら痛みはなく保持されるかを体験する	○	●	◎	/		
	当事者役の持っている手を保持したまま, 持たれている手の小指の方向に力を伝える	持たれている手の小指の方向に力を伝えることで, 当事者役の親指と人差し指の間から手首が抜けやすくなること	どの方向に力を伝えると手首が抜けやすいか確認する	どの方向に力を伝えられると手首が抜けやすいか体験する	○	●	◎	/		

△：手技の手順を理解する　▲：インストラクターと同じ動きがとれる
○：構成された技法の解剖学的な効果要素・注意点・重要ポイントを理解できる
●：構成された技法の解剖学的な効果要素・注意点・重要ポイントを踏まえて動くことができる
◎：他者へ教えることができ実践できる

状況3. 両方の手首を持たれているとき

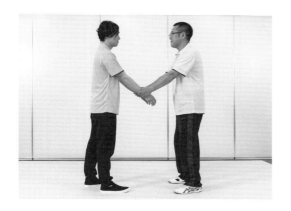

この方法でも，攻撃でない場合も多いと考えられる。当事者の声を聞き，ニーズに対処することで解決する場合がある。十分にアセスメントすることが必要である。

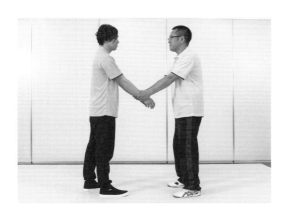

▶手順1

両手の手のひらを合わせる（手を組む）。手を組むことで両側の肩周囲の筋群が同時に働きやすくなる。

《POINT》
当事者の行動が攻撃ではない場合には素早くする必要はなく，ゆっくりとかかわること。その際にはコミュニケーションが重視される。

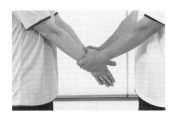 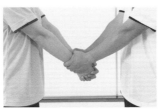

手は合わせるだけでも，組んでもよい

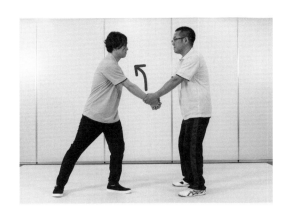

▶手順2
片足を一歩後ろに引く（引く足は左右どちらでもよいが，写真では右足を引いている）。

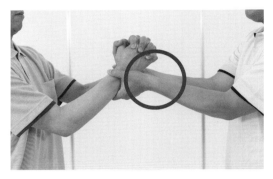

▶手順3
（片足を一歩引きながら）肘を支点として素早く両手を引いた足と同じ側の肩（ここでは右肩側）に引き寄せる。両上肢を引きつけることにより，当事者の前腕が回外し，手関節が背屈することで当事者には負担のないままに外れることができる。

なお，片方の手首を当事者の両手が持っていることもあるだろうが，例えば左腕を持っている場合，スタッフは当事者の腕と腕の間に，上から右手を入れ，スタッフ自身の手を持ってそのまま引き上げるようにすると外すことができる（鈴木・吉浜 2005）。

いったん離れたらケアにつながる。

≪POINT≫
当事者の行動が明らかに攻撃行動である場合には素早く（quick）行うことが求められるが，状況をよく確認すること。

課題と目標

当事者への配慮としてすべきこと	スタッフ役の手順	スタッフ役として理解すべき原理	スタッフ役が確認すること	当事者役を体験することで理解すること	1日目	2日目	3日目	4日目	後1	後2
・当事者がどのような意図をもって手首を持っているのかを考える必要がある ・quick（素早く）で抜けたほうが，当事者に無理な力が入らなくてすむ。ただし，これもスタッフが脅威ではないと判断した場合は，quickやsurpriseを意識する必要はない ・お互いが安全・安心な位置に移動してから対話をもつ必要がある	両手を組む	両手を組むことで，両側の肩周囲の筋群が同時に動きやすくなる			○	●	◎	／		
	片足を一歩後ろに引く（引く足は左右どちらでもよい）	片足を一歩後ろに引くことでバランスがとれ，体制が安定しやすい	どの程度足を後ろに引くと体勢が安定するかを確認する		○	●	◎	／		
	肘を支点として腕を曲げながら，引いた足側に素早く腕を引き上げる	肘を支点として腕を曲げることで，腕を引き上げるスピードが上がること	肘が伸びたままになっていないかを確認する	・スタッフ役が肘を支点として腕を曲げながら引き上げることで，痛みはなくスタッフ役の両手首を持ち続けられなくなることを体験する ・妥当な力・quickを体験する	○	●	◎	／		
		片足を一歩引いた側に腕を引き上げることによって，腰の可動域も加わり大きく動くことができる	どちら側が小さい力で腕を引き上げることができるかを確認する		○	●	◎	／		
		腕を引き上げることにより，当事者役の手関節が背屈位となり握力が減じ，当事者役の親指と人差し指の間から手首が抜けやすくなること	・当事者役の手関節が背屈位になっていることを確認する ・どの程度の力，quickが必要かを確認する		○	●	◎	／		

△：手技の手順を理解する　▲：インストラクターと同じ動きがとれる
○：構成された技法の解剖学的な効果要素・注意点・重要ポイントを理解できる
●：構成された技法の解剖学的な効果要素・注意点・重要ポイントを踏まえて動くことができる
◎：他者へ教えることができ実践できる

状況4．髪を持たれているとき

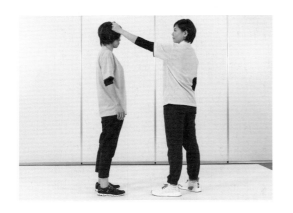

これは，すでに当事者が髪を持っている状態への対処である。例えば，この際に周囲の人の助けを借りて離れることができれば，そのほうがよい。また，コミュニケーションをとることで離れてもらうことができるのであれば，それも重要である。ブレイクアウェイ以外の方法も，可能な限り試みることが必要である。

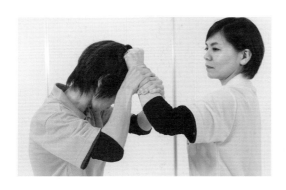

▶手順1
当事者の手が動かないようにすることを優先し，当事者の手首を両手でしっかりと保持する。できるだけしっかりと，ずれたりしないように，自分の頭部に押し当てるようにするとよい。このことでスタッフ自身の痛みを軽減し，落ち着いて対応できる。

≪POINT≫
手首をしっかり持っている間にも，できる限りコミュニケーションをとることで外れることもある。

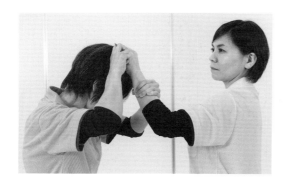

▶手順2
当事者の指を保持する。次に，当事者の手背側に向くように少しずつ力を加えると，当事者の手が背屈する。できる限り広い面積で指を保持するほうが安全なので，配慮して行う。
いったん離れたら，リスクマネジメントを考慮しつつケアにつなげる。

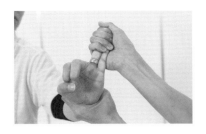
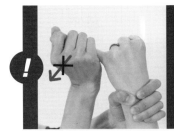
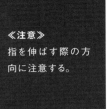

≪注意≫
指を伸ばす際の方向に注意する。

課題と目標

当事者への配慮としてすべきこと	スタッフ役の手順	スタッフ役として理解すべき原理	スタッフ役が確認すること	当事者役を体験することで理解すること	1日目	2日目	3日目	4日目	後1	後2
当事者の指の付け根を持ち、指に最も負担がかからない方向と角度を考えることで、当事者に痛みを与えないように配慮する。そして、お互いが安全・安心な位置に移動してから対話をもつ必要がある	髪を持っている当事者役の手首を、まずは両手で保持する	髪を持っている当事者役の手首を保持することで、髪を引っ張られることを防ぐ	髪を持っている当事者役の手首を保持するにはどのくらいの力が必要かを確認する	スタッフ役が手首を保持することで、手を動かしにくくなることを体験する	○	●	◎	/		
	左右どちらの手でもよいので、当事者役の指の付け根を保持し、手背側に少しずつ指を伸ばす	当事者役の小指を持つことができれば、小さな力で効果的に力を分散することができるが、持ちにくく指に負担をかけることがある。持ちやすく、負担がかかりにくいのは親指だが、ある程度の力が必要である	どちらの手が当事者役の手首を保持しやすいか、指を持ちやすいかを確認する	・スタッフ役が手背側に指をゆっくり伸ばすことにより、どのくらいで握力が弱まり、痛みはないがスタッフ役の髪を持ち続けられなくなることを体験する ・指に負担がかからない方向と角度を体験する ・妥当な力を体験する	▲	○	◎	/		
	当事者の手背よりも外側（小指側）に伸ばすと、指に大きな負担がかかるため注意すること		当事者役の指に負担がかからない最も安全な方向（当事者役の手背）へ指を伸ばしているかを確認する		▲	○	◎	/		
	当事者の指を1本ではなく数本持つことでさらに安全で、握力が入りにくくなること		当事者役は「痛み」で力が入らないのではなく、「機能的肢位」が保てず握力が入りにくくなることを確認する		○	●	◎	/		

△：手技の手順を理解する　▲：インストラクターと同じ動きがとれる
○：構成された技法の解剖学的な効果要素・注意点・重要ポイントを理解できる
●：構成された技法の解剖学的な効果要素・注意点・重要ポイントを踏まえて動くことができる
◎：他者へ教えることができ実践できる

状況5. 後ろ襟を持たれているとき

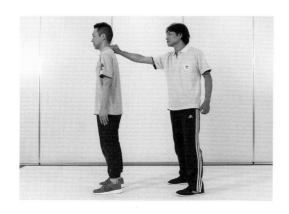

この場合には後ろ向きでいるために，スタッフはどのような状況であるかわかっていない。冷静に，まずは状況を確認し，攻撃行動であるかどうかについて判断をすることが必要となる。当事者の声に注意し，ニーズに沿った対応をする。ここでは，当事者が攻撃としての行動をしている場合に対応する方法を紹介する。

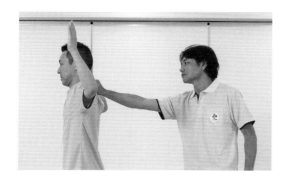

▶手順1

両肘を90度に曲げて肩の高さまで上げ，しっかり胸を張り，手のひらは開く。この体制でいることで，当事者に負担をかけたりすることがなく，以降の動作が行える。

≪POINT≫
絶対に配慮すべきことは，当事者の脇腹や顔などに腕が当たらないようにすることである。また，胸を張ること。さらに，スタッフの肘，手の位置と当事者の身体の位置について意識し，安全に行うこと。

▶手順2

軸になる足（ここでは左足）を一歩前に出し，当事者の肘の外側方向に腰をひねるように回転する（写真では当事者が右手を出しているために右回りに回転している）。

▶足の動き

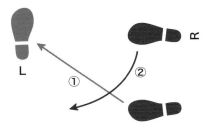

一歩前に足を出したら，それを軸にしっかり回転すること。

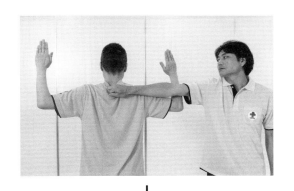

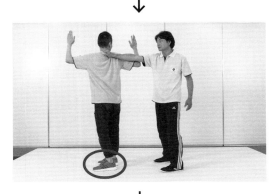

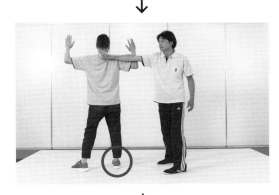

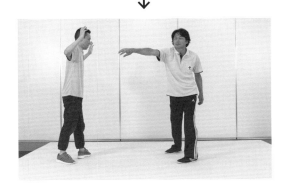

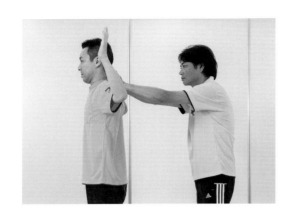

▶手順3

そのまま身体を回し続ける。しっかりと回り切ると，当事者と離れることができる。離れることができたら十分なパーソナルスペースを確保し，声をかけるなどリスクマネジメントをしつつ当事者にかかわる。

また，写真のように両手で持たれている場合，回転方法はどちらでもよい。

課題と目標

当事者への配慮としてすべきこと	スタッフ役の手順	スタッフ役として理解すべき原理	スタッフ役が確認すること	当事者役を体験することで理解すること	1日目	2日目	3日目	4日目	後1	後2
背後から当事者が来る状況であり,当事者の状態や表情が見えにくく,状況を把握することが難しいことが考えられる。そのため,特に安全に配慮を行い,お互いが安全・安心な位置に移動してから対話をもつ必要がある	両肘を90度に曲げて肩の高さまで上げ,胸を張る(手のひらを開いて指先は天井に向ける)	手のひらを開いて指先を天井に向けることで,「攻撃」の意図はなく,「技術」としてしようしていること	・指先を前に向けて行うと,当事者役に肘が当たり危険であることを確認する ・指先を前に向けて行うと,回転しても前腕で押し出しにくいことを確認	・スタッフ役が指先を天井に向けることで,肘が自分に当たらないことを体験する ・スタッフ役が指先を天井に向けることで,スタッフ役の前腕で腕を押し出されやすくなることを体験する	○	●	◎	/		
	胸を張り,肩から肘までの距離をできるだけ長くすることで,より力が伝わるようになること	胸を張った姿勢が保持できているかを確認する	スタッフ役が胸を張ったときと,胸を張らなかったときとの伝わる力の差を体験する		○	●	◎	/		
	当事者役がどちらの手で持っているか確認する	どちらの手で持っているかによって回転する方向が決まること	当事者役がどちらの手で持っているか確認する。当事者役が右手(左手)で持っていたら右方向(左方向)に回転する。両手で持っている場合はどちらに回転してもよい	スタッフ役が肘の内側に回転すると,肘関節で力が吸収され効果がないことを体験する	△	▲	●	/		
	回転する方向と反対の足を前に出しながら身体を回転し,当事者役が持っている手を外側から前腕で押し出す	・当事者役の手を外側から前腕で押し出すことにより,当事者役の手関節が背屈し握力が減じ,手首が離れやすくなること ・回転する方向と反対の足を前に出すことでパーソナルスペースをとりやすいこと	・胸を張って,回転しているかを確認する ・回転するスピードは当事者役に合った力が伝わるスピードかを確認する(妥当な力) ・当事者役と身長差がある場合は,両手を上げる角度や膝を曲げるなどして調整することを確認する ・回転する際に回転する方向と反対の足を前に出すことでよりパーソナルスペースをとりやすいことを確認する	・手の外側をスタッフ役の前腕で押し出されることにより,手関節が背屈し握力が弱まり痛みがなく手が離れることを体験する ・足を前に出して回転されることでパーソナルスペースがとれることを体験する ・妥当な力を体験する	△	▲	●	/		

△:手技の手順を理解する　▲:インストラクターと同じ動きがとれる
○:構成された技法の解剖学的な効果要素・注意点・重要ポイントを理解できる
●:構成された技法の解剖学的な効果要素・注意点・重要ポイントを踏まえて動くことができる
◎:他者へ教えることができ実践できる

状況6. 前襟を持たれているとき

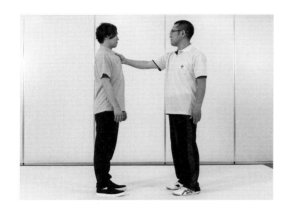

これは，すでに当事者が襟を持っている場合に離れること，あるいは持たれそうになっている場合にかわすことの両方に対応する方法である。ただし，可能な場合には，これ以前に十分にディエスカレーションを試みること。

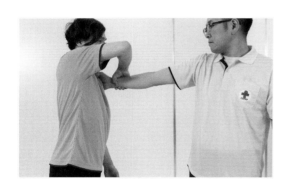

▶手順1

襟を持っている当事者の手首（写真では右手首）を，上方から右手で保持する。これ以降，手首を回転させる動作があるために，上方から保持するほうがよい。

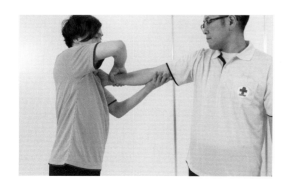

▶手順2

反対側の手（ここでは左手）は，下から当事者の肘関節全体を包み込むようにしっかりと保持する。このとき，肘関節をしっかり伸展するように一歩下がるか，もしくは肘が伸びるように肘関節を上方に移動するとよい。

≪POINT≫
当事者の肘関節をしっかりと持つことで，痛みがなく回転できる。

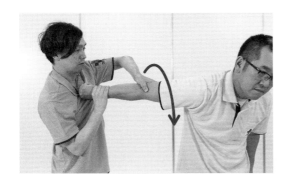

▶手順3

当事者の肘関節が伸展したまま,当事者の肘関節が内旋するように動く。このときにスタッフは,体幹を動かさないように注意する。前腕の回内と肩関節の内旋が同時に起こることで離れることができる。

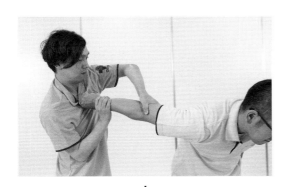

▶手順4

当事者が自然に前傾するので離れる。いったんパーソナルスペースを確保するため,下がって離れる。

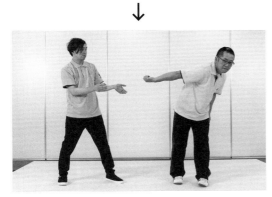

▶手順5

離れたら，リスクマネジメントを行いつつ当事者の問題解決を図る。

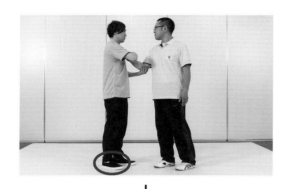

▶**当事者の肘が曲がっている場合**

肘が曲がっている場合は，慌てずにスタッフが片方の足を下げ，上半身を後方に下げることで当事者の肘は自然に伸びる。

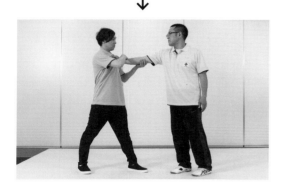

課題と目標

当事者への配慮としてすべきこと	スタッフ役の手順	スタッフ役として理解すべき原理	スタッフ役が確認すること	当事者役を体験することで理解すること	1日目	2日目	3日目	4日目	後1	後2
・前腕回内,肩関節内旋が最大可動域の状態になるため,痛みを感じていないか十分に配慮する。また,前傾姿勢になるため強い力を伝えすぎると当事者がバランスを崩す可能性があるので妥当な力を意識する ・スタッフが脅威だと判断した場合は,素早く手技を行い,お互いが安全・安心な位置に移動してから対話をもつ必要がある	当事者役が襟を持っている手と反対側の手で,当事者役の手首を上から持つ	当事者役の手首を上から持つことにより,前腕の回内させる範囲が大きくなること	当事者役の手首を横から持つと,前腕の回内させる範囲が小さくなることを確認する	スタッフ役が手首を横から持ち回内させても前屈姿勢にならないことを体験する	△	▲	●	/		
	当事者役が襟を持っている手と同側の手で当事者役の肘を支えるように持つ	当事者役の肘関節を伸展させることにより,肩関節を内旋しやすくなること	肘関節が伸展していないと,肩関節が内旋しにくいことを確認する	肘関節が伸展していないと肩関節が内旋せず前傾姿勢にならず握力が減じないことを体験する	○	●	◎	/		
	当事者役の腕を外側から内側に向かって回転させ前傾姿勢をつくる	当事者役の腕を外側から内側に向かって回転(前腕回内,肩関節内旋)することにより,当事者役が前傾姿勢となり握力が減じること	・前腕回内,肩関節内旋する方向が反対であれば,当事者役が前傾姿勢にならないことを確認する ・どのくらいの力を伝えると対象者役が前傾姿勢になった際にバランスを崩さず安全が保つことができるかを確認する(妥当な力)	・前腕回内,肩関節内旋することにより,前傾姿勢となり握力が減じることで痛みもなく手が離れることを体験する ・妥当な力を体験する	△	▲	○	/		

△:手技の手順を理解する　▲:インストラクターと同じ動きがとれる
○:構成された技法の解剖学的な効果要素・注意点・重要ポイントを理解できる
●:構成された技法の解剖学的な効果要素・注意点・重要ポイントを踏まえて動くことができる
◎:他者へ教えることができ実践できる

状況7. 首を持たれているとき

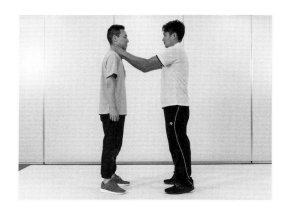

ここでは，すでに当事者が首を持っている場合に離れること，あるいは持たれそうになっている場合にかわすことの両方に対応する方法を紹介する。リスクアセスメントにより予防に心がけること，また，可能な場合には，これ以前に十分にディエスカレーションを試みることが必要である。

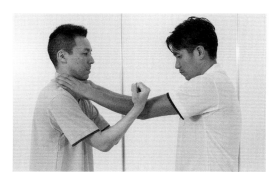

▶手順1

両手を握り，肘関節あるいは前腕の外側に軽く刺激を与える。この部分（前腕外側）は，当事者にとって負担にならない部位である。当事者の意識をそらすことを目的にしている。

肘への刺激

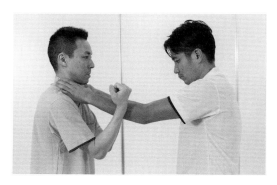

前腕への刺激

▶手順2

素早く両手を当事者の腕の内側に入れていく。

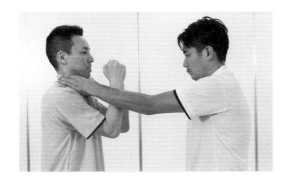

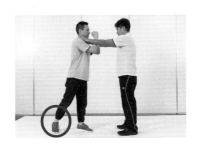

▶手順3

後ろに下がりながら，両手を外側に回すように左右に開いていくことで離れる。手は当事者の前腕部，手関節にやや近いところで開くのが望ましい。これは，最も力が効率よく作用するためである。

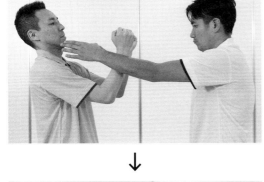

↓

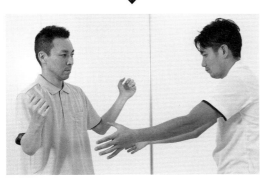

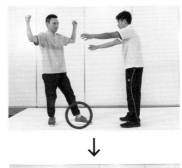

↓

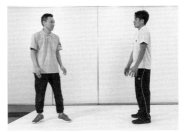

▶手順4

離れたら，いったん安全な位置からリスクアセスメントをしつつ言語的介入等のマネジメントを試みる。

課題と目標

当事者への配慮としてすべきこと	スタッフ役の手順	スタッフ役として理解すべき原理	スタッフ役が確認すること	当事者役を体験することで理解すること	1日目	2日目	3日目	4日目	後1	後2
・まずはこのような状態にならないようにリスクアセスメントを行うことが重要である ・首を持たれることは短時間でも生命に直結することがあるため、素早く（quick）手技を行い、お互いが安全・安心な位置に移動してから対話をもつ必要がある ・被害を少なくすることは、当事者を社会的不利益から守ることにもつながる	両手で当事者役の肘、または前腕を外側から内側に向かって刺激を与える	・肘または前腕を外側から叩くことで、当事者役の意識をそらせること（surprise） ・首を持たれることは生命に直結することがあるので、当事者を加害者にしないためにも肘または前腕を刺激することは妥当な力であること	どの程度の力で刺激すると意識を逸らすことができるか確認する	・肘または前腕を外側から刺激されることで、意識がそれ、力が弱まることを体験する ・妥当な力を体験する	○	●	◎	/		
	当事者役の両腕の内側に両腕を入れ、後ろに下がりながら両手で円を描くように両腕を上げる。そして、前腕で当事者役の前腕を外側に押し出す	・当事者役の両腕の内側に両腕を入れ、後ろに下がりながら両手で円を描くように両腕を上げることで、当事者役の両手と持たれた首にスペースができること ・後ろに下がりながら手技を行うことでパーソナルスペースを確保できること	・どの程度スペースができると素早く安全に離れることができるか確認する ・当事者役の腕に伝える力の方向を確認する	両腕の内側にスタッフ役が両腕を入れ、両手で円を描くように両腕を上げることで、首を持ち続けることができなくなることを体験する	○	●	◎	/		

△：手技の手順を理解する　▲：インストラクターと同じ動きがとれる
○：構成された技法の解剖学的な効果要素・注意点・重要ポイント理解できる
●：構成された技法の解剖学的な効果要素・注意点・重要ポイントを踏まえて動くことができる
◎：他者へ教えることができ実践できる

状況8．仰臥位・腹臥位の状態

①仰臥位

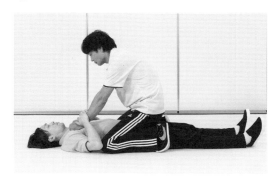

この状態では、まずは緊急的に離れることで、次のケアに結び付ける必要がある。ただし、当事者がこのような方法で攻撃をしなくてもすむようなケアは行われていなければならず、またリスクアセスメントとマネジメントにより、可能な限り回避されなければならない。

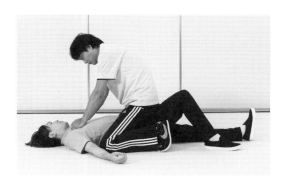

▶手順1

手を当事者の殿部の下にあてる。まず、片方の手（ここでは右手）を自身の側腹部と当事者の足の間に入れるため、身体をひねる（右手の場合は左方向にひねる）。すると、背中に空間が生まれるのでその空間に手を差し入れ、当事者の殿部まで到達する。反対側も同様に行う。

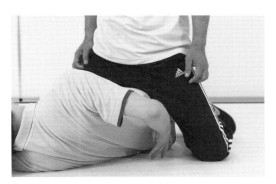

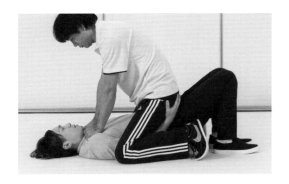

▶手順2

膝をしっかりと立てる。

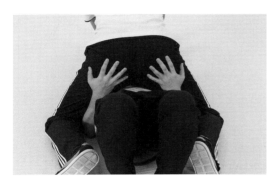

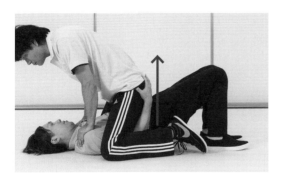

▶手順3

自分の腰を上げることで当事者が上方に動く。殿部にあてた手で当事者をコントロールする。

> ≪POINT≫
> 当事者と離れることを目的としているため,適度な力を心がけること。必ず妥当な力とコントロールの方法を覚えて安全に配慮する。

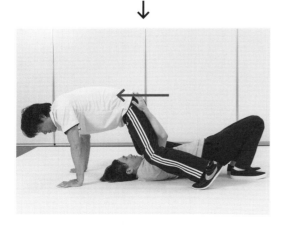

課題と目標

当事者への配慮としてすべきこと	スタッフ役の手順	スタッフ役として理解すべき原理	スタッフ役が確認すること	当事者役を体験することで理解すること	1日目	2日目	3日目	4日目	後1	後2
・まずはこのような状態にならないようにリスクアセスメントを行うことが重要である ・仰臥位の体勢は，短時間でもスタッフは安全を保つことが困難となるので素早く手技を行い，お互いが安全・安心な位置に移動してから対話をもつ必要がある ・スタッフの被害を少なくすることは，当事者を社会的不利益から守ることにもつながる ・腹臥位になれれば，「②腹臥位」の方法で対応する	身体を左右どちらかにひねり，自分の背中と床にスペースをつくる。できたスペースから腕を入れて当事者役の殿部を手のひらで支える（左右片方ずつ）	身体をひねることで自分の背中と床にスペースができ，腕を入れ当事者役の殿部を安定して支えやすくなること	どのようにすれば腕が入り，当事者役の殿部を安定して支えることができるかを確認する	・スタッフ役の身体に足を密着させていても，スタッフ役の背中と床のスペースからは腕を入れられることを確認する ・殿部のどこを支えられると体が安定するかを確認する	○	●	◎	／		
	両膝を曲げる	両膝を曲げることにより，当事者役を上に押し上げる力が強くなること	膝を曲げる角度により，当事者役の身体を上に押し上げることのしやすさが変化することを確認する	スタッフ役が両膝を曲げないと，身体を上に押し上げられないことを体験する	△	▲	○	／		
	腰を上げると同時に，両手で当事者役の殿部を頭の方向へ押し出す	最後まで当事者役の殿部を押し出すことで，当事者役が前に押し出されること	・当事者役の殿部を安定して安全に押し出すにはどの程度の力が必要かを確認する ・当事者役を押し出すときに，バランスを崩し転倒しないことを確認する ・押し出した先に壁など障害物がないか確認する	・スタッフ役が腰を上げると同時に，両手で殿部を押し出すことで，体勢が前傾姿勢となり前へ押し出されることを体験する ・妥当な力を体験する	○	●	◎	／		

△：手技の手順を理解する　▲：インストラクターと同じ動きがとれる
○：構成された技法の解剖学的な効果要素・注意点・重要ポイントを理解できる
●：構成された技法の解剖学的な効果要素・注意点・重要ポイントを踏まえて動くことができる
◎：他者へ教えることができ実践できる

②腹臥位

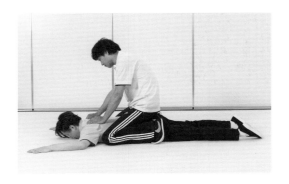

この方法は腹臥位の状態から離れるものであるが,「①仰臥位」の状態から自分が反転するとこの状態となる。状況により選択すること。

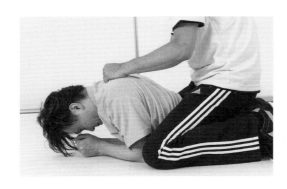

▶手順1

自分の脇を締め,両肘を胸の下で曲げる。このことは,以降の動作への効率的な動きを助けることになる。

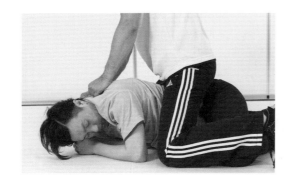

▶手順2

身体をひねるようにして(この場合には左足を動かすために左向きにひねっている),腹部の下に隙間をつくる。その隙間に片足(この場合は左足)の膝を入れるようにして膝を曲げていく。その後,反対側の足も同様の動作をすることで,膝を曲げた体勢になる。このときうまくいかなくても,同じ動作を繰り返すと,この動作だけでも離れることが可能である。

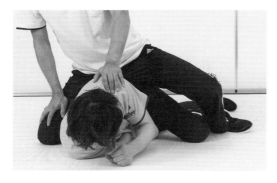

スタッフの頭側から見た状態

第2部　実践編　Ⅰ　ブレイクアウェイ

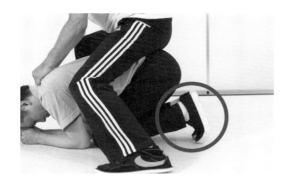

▶手順3

両膝を曲げた状態にまでなったら，つま先を立て踏み込みやすい姿勢をとると，次の動作が楽になる。

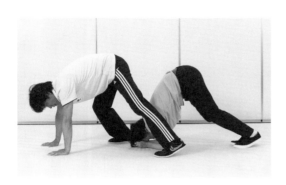

▶手順4

次に，腕は動かさないまま，膝だけを伸ばすように動く。これにより，離れることができる。その後は素早く距離をとった後，アセスメントに基づいて介入する。

課題と目標

当事者への配慮としてすべきこと	スタッフ役の手順	スタッフ役として理解すべき原理	スタッフ役が確認すること	当事者役を体験することで理解すること	1日目	2日目	3日目	4日目	後1	後2
・まずはこのような状態にならないようにリスクアセスメントを行うことが重要である ・腹臥位の体勢は,短時間でもスタッフは安全を保つことが困難となるので素早く手技を行い,お互いが安全・安心な位置に移動してから対話をもつ必要がある ・被害を少なくすることは,当事者を社会的不利益から守ることにもつながる	両肘を曲げ,胸の下に引き寄せる	胸の下に引き寄せることで上半身が安定して持ち上げる力が強くなる	安定して上半身を持ち上げるにはどのくらい肘を引き寄せるかを確認する	スタッフ役が両肘を胸の下に引き寄せたときと,引き寄せないときにどちらが安定していることができるかを体験する	○	●	◎	/		
	身体をひねって,腹部と床にスペースをつくり膝を引き寄せる(左右片方ずつ)	身体をひねることにより,自分の足が入るスペースができること	どのようにすれば膝を引き寄せやすいかを確認する	スタッフ役が身体をひねるだけでも上に乗り続けることが難しいことを体験する	○	●	◎	/		
	両足のつま先を立て踏み込みをつくる	足のつま先を立てて踏み込みをつくることで,当事者を押し出す力が入りやすくなる	踏み込みをつくることで安定した状態のまま当事者役の身体を上に押し上げることができるかを確認する	スタッフ役が踏み込みをつくっていないと,身体を上に押し上げられないことを体験する	△	▲	○	/		
	両肘を床につけたまま,両膝を伸ばして当事者役を頭の方向へ押し出す	両肘を床につけたままで両膝だけを伸ばすことで,当事者役が前に押し出されること	・当事者役を安定して安全に押し出すにはどの程度の力が必要かを確認する ・当事者役を押し出すときにバランスを崩し転倒しないことを確認する ・押し出した先に壁など障害物がないか確認する	・スタッフ役が腰を上げると体勢が前傾姿勢となり前へ押し出されることを体験する ・妥当な力を体験する。	△	▲	○	/		

△:手技の手順を理解する　▲:インストラクターと同じ動きがとれる
○:構成された技法の解剖学的な効果要素・注意点・重要ポイントを理解できる
●:構成された技法の解剖学的な効果要素・注意点・重要ポイントを踏まえて動くことができる
◎:他者へ教えることができ実践できる

状況9. 抱きつかれているとき（後方）

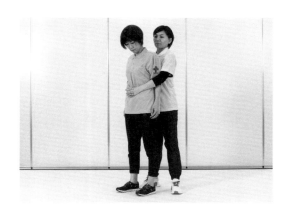

ここでは，当事者が後ろから抱きついてきているところから離れる方法を紹介する。

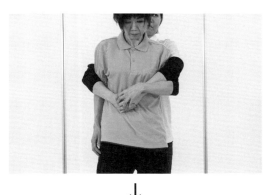

▶手順1

どちらか片方の手（ここでは左手）で当事者の手首を保持する。もう一方の手（ここでは右手）は当事者の肘を保持する。肘に到達できない場合には，脇を開いて肘を外方向に持ち上げるようにすると，当事者の肘が上方にずれる。

≪POINT≫
ここでは緊急に離れる必要のある場合に対処するための紹介している。可能な限り状況をアセスメントすることは当然である。

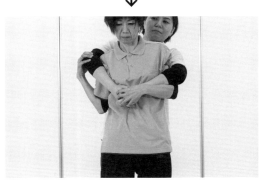

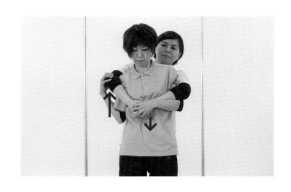

▶手順2
当事者の手首にある手(ここでは左手)を下げ,肘を持つ手(ここでは右手)で当事者の肘を上げるようにすると,腕の間に隙間ができる。肘と手首が持ち上がったことによってできる空間の位置は変わらないようにする。

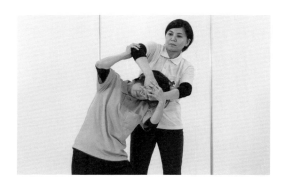

▶手順3
両手を保持したまま,手順2でできた隙間から,自分の身体をひねりながら頭を抜くようにする。

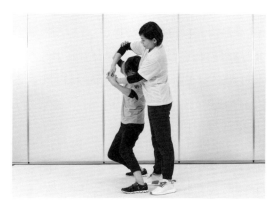

横から見ると…

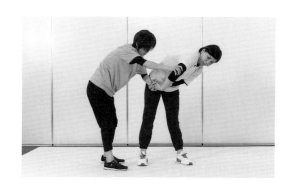

▶手順4
肘を最後まで保持しつつ,離れる。離れたら,すぐにリスクアセスメントとマネジメントを行い,適切に介入する。

課題と目標

当事者への配慮としてすべきこと	スタッフ役の手順	スタッフ役として理解すべき原理	スタッフ役が確認すること	当事者役を体験することで理解すること	1日目	2日目	3日目	4日目	後1	後2
・まずはこのような状態にならないようにリスクアセスメントを行うことが重要である ・当事者がどのような意図をもって後方からの抱きついているのかを考える必要がある ・素早く(quick)手技を行い、お互いが安全・安心な位置に移動してから対話をもつ必要がある ・当事者が前傾姿勢になるため、強い力を伝えすぎるとバランスを崩す可能性があるので、妥当な力を意識する	左右どちらかの手で当事者役の手首を上から持ち、反対の手で当事者役の肘を下から持つ。そして、当事者役の手首を下げ、肘を上げる	当事者役の腕と自分の身体の間にスペースをつくること	当事者役の手首を下げ、肘を上げることでスペースができることを確認する	スタッフ役の左右の動きでは腕は離れにくいが、スタッフ役の垂直方向の動きには対応しにくいことを体験する	△	▲	●	/		
	両手を保持したまま、当事者役の腕と自分の身体との間にできたスペースから抜け出す	当事者役の腕を動かすのではなく、両手を保持したまま、自分が体勢を低くして抜け出すこと	・身体が抜け出すまで当事者役の手首と肘を保持していると、当事者役が前屈した姿勢となるが、バランスを崩し転倒しないことを確認する ・当事者役の腕を動かさないこと、自分が低い姿勢で抜け出すことで当事者役の腕が首にかからず抜け出せることを確認する	・スタッフ役の身体が抜け出すまで手首と肘を保持されていると、前傾姿勢となることを体験する ・妥当な力を体験する	△	▲	●	/		

△:手技の手順を理解する　▲:インストラクターと同じ動きがとれる
○:構成された技法の解剖学的な効果要素・注意点・重要ポイントを理解できる
●:構成された技法の解剖学的な効果要素・注意点・重要ポイントを踏まえて動くことができる
◎:他者へ教えることができ実践できる

状況10．攻撃線への対応

その①

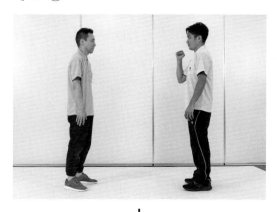

↓

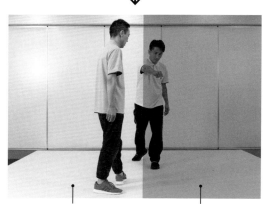

攻撃線の外側　　　　攻撃線の内側

これは，パンチやキックで攻撃しようとしている状態から離れる方法である．攻撃線（第1部図9，p97）を意識してリスクマネジメントを行う．ただし，日常のケアによる予防，リスクアセスメント，マネジメントによるかかわりを基本としている．行動が起こる以前に，ディエスカレーションが重視されていることが大切である．

攻撃行動の力が加わる方向に注意し，攻撃線の外側に位置するように動くことで合理的な運動で適切な位置に動くことができる．

ここでは，当事者が右手で叩こうとしている．この場合，攻撃線の外側とは当事者の右手側，すなわち，自分が左方向に動いた位置になる．当事者の右腕は肩の関節によって直進から身体の中心（ここでは当事者から見て左方向）になる．このため，反対側に位置することで攻撃をするための力が及ぼす方向とは反対になる．この位置にくるように合理的に動くと同時に，左手の手のひらを立てた状態で，手の小指側もしくは前腕で逸れる動きをサポートする．

≪POINT≫
かかわるときにも，攻撃線の外側からかかわることで安全に行うことができるということを覚えておくこと．

第2部　実践編　Ⅰ　ブレイクアウェイ

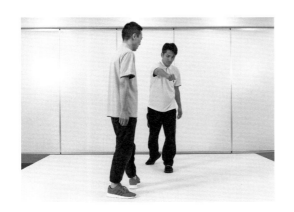

▶手順1

写真のように，攻撃する腕が右手だった場合，左足を軸にして右回りに回る。しっかりと身体が攻撃線の外側に出るまで回る。

≪POINT≫
蹴られる場合にも，これと同様の方法になる。ただし，より物理的な距離を長くとること。

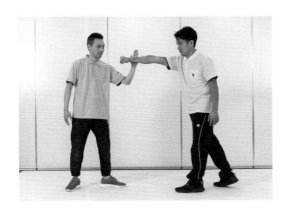

▶手順2

外側の手（攻撃が右手の場合，自分は左手）で，攻撃している手（ここでは右手）の前腕を外側から軽く払うようにする。

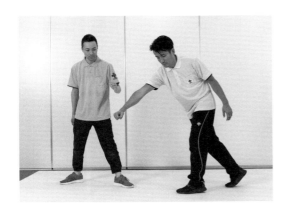

▶手順3

そのまま後ろに引くことで十分な距離をとり，いったん下がる。
この後は，適切なマネジメントに移る。

≪POINT≫
リスクアセスメントをもとに介入する。叩く攻撃の場合にはより注意深くリスクの除去を考慮しつつ，当事者の話を聞くことができる状況をつくるようにつとめる必要がある。

▶ 後方への足の動かし方

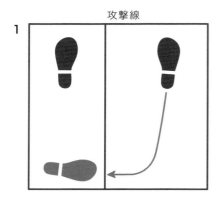

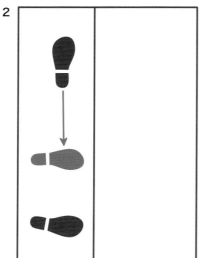

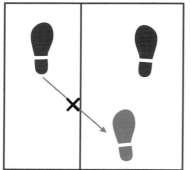

攻撃線の内側に入るため NG

まず，左足を軸にして右足を回転し，次に左足を右足の位置に下げる。

この動きは最も少ない動きで確実に位置を変え，距離をとることができる合理的な動きである。

手の動きに意識が向きがちであるが，足と一緒に身体を全体的に動かしスタッフ自身の身体の向きを変えることを意識する。スタッフの身体面がちょうど攻撃線により形成される垂直面を向くように動くようになる。

演習課題4（p65）の「リスクのある場所」を思い出し，リスクの低い安全な空間を意識すると，連動して覚えることができる。

課題と目標

当事者への配慮としてすべきこと	スタッフ役の手順	スタッフ役として理解すべき原理	スタッフ役が確認すること	当事者役を体験することで理解すること	1日目	2日目	3日目	4日目	後1	後2
・まずはこのような状態にならないようにリスクアセスメントを行うことが重要である ・攻撃線の内側や距離が近い状況ではスタッフは安全を保つことが困難となるため，素早く(quick)手技を行い，お互いが安全・安心な位置に移動してから対話をもつ必要がある ・どの位置が攻撃線の外側なのかを理解する ・スタッフの被害を少なくすることは，当事者を社会的不利益から守ることにもつながる	攻撃線の内側の足を一歩後ろに引き，攻撃線の外側に出る	・攻撃線の内側の足を一歩後ろに引くことで攻撃線の外側に出ること ・さらに，攻撃線の外側の足を引き寄せることでパーソナルスペースを確保しやすいこと	・攻撃線の外側に出ることで攻撃が当たりにくくなることを確認する ・さらに，一歩下がることでパーソナルスペースを確保しやすいことを確認する	・スタッフ役が攻撃線の外側に出ることで，手(足)が届きにくくなることを体験する ・さらに，一歩下がることにより，スタッフ役に手(足)が届かなくなることを体験する	△	▲	●	/		
	可能ならば，当事者に近いほうの手で当事者役の手(足)を外側から内側に向かって払う	当事者の手(足)を外側から内側に向かって払うことで，小さな力で腕を払うことができること	・当事者の手(足)を払うことよりも，パーソナルスペースを確保することが大切であることを確認する ・この状況でのパーソナルスペースを確保するということは，当事者からどの程度離れることかを確認する		△	▲	●	/		

△：手技の手順を理解する　▲：インストラクターと同じ動きがとれる
○：構成された技法の解剖学的な効果要素・注意点・重要ポイントを理解できる
●：構成された技法の解剖学的な効果要素・注意点・重要ポイントを踏まえて動くことができる
◎：他者へ教えることができ実践できる

その②

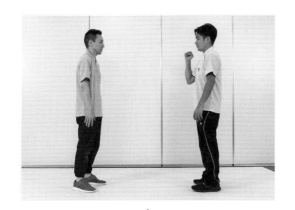

この方法は、当事者の後ろの方向に離れていきたい場合に利用する。攻撃線の外側によける原則は変わらない。また、この攻撃が起こる前に、取り得る最大限のケアがなされていることも同様である。

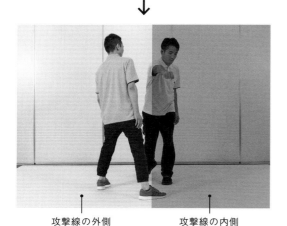

攻撃線の外側　　攻撃線の内側

▶ **手順1**

攻撃している手（ここでは右手）と同じ側にある足（自分の左足）を、斜め前（ここでは左斜め）に踏み出す。当事者が視界に入るように、自分が当事者を向いている方向になる。

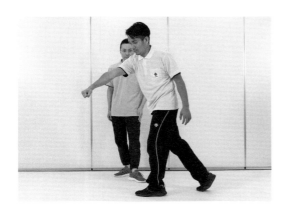

▶手順2

出した足と同じ側の手（ここでは左手）で軽く攻撃者の前腕を払った後，背後に回り離れる。離れたらリスクを考慮しつつ，当事者のニーズに対して適切に介入する。

課題と目標

当事者への配慮としてすべきこと	スタッフ役の手順	スタッフ役として理解すべき原理	スタッフ役が確認すること	当事者役を体験することで理解すること	1日目	2日目	3日目	4日目	後1	後2
・まずはこのような状態にならないようにリスクアセスメントを行うことが重要である ・攻撃線の内側や距離が近い状況ではスタッフは安全を保つことが困難となるため，素早く（quick）手技を行い，お互いが安全・安心な位置に移動してから対話をもつ必要がある ・どの位置が攻撃線の外側なのかを理解する ・スタッフの被害を少なくすることは，当事者を社会的不利益から守ることにもつながる	攻撃線の外側の足を一歩前に出し，攻撃線の外側に出る	・攻撃線の外側の足を一歩前に出すことで攻撃線の外側に出ること ・さらに，攻撃線の内側の足を引き寄せることでパーソナルスペースを確保しやすいこと	・攻撃線の外側に出ることで攻撃が当たりにくくなることを確認する ・さらに，攻撃線の内側の足を引き寄せることでパーソナルスペースを確保しやすいことを確認する	・スタッフ役が攻撃線の外側に出ることで，手が届きにくくなることを体験する ・さらに，一歩前へ出ることにより，スタッフ役に手が届かなくなることを体験する	△	▲	●	／		
	可能ならば，当事者に近いほうの手で当事者役の手を外側から内側に向かって払う	当事者の手を外側から内側に向かって払うことで，小さな力で腕を払うことができること	・当事者の手を払うことよりも，パーソナルスペースを確保することが大切であることを確認する ・この状況でのパーソナルスペースを確保するということは，当事者からどの程度離れることかを確認する		△	▲	●	／		

△：手技の手順を理解する　▲：インストラクターと同じ動きがとれる
〇：構成された技法の解剖学的な効果要素・注意点・重要ポイントを理解できる
●：構成された技法の解剖学的な効果要素・注意点・重要ポイントを踏まえて動くことができる
◎：他者へ教えることができ実践できる

▶**前方への足の動かし方**

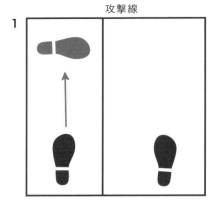

攻撃線

1

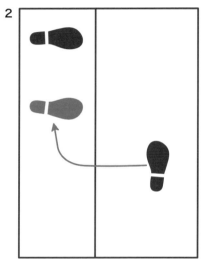

2

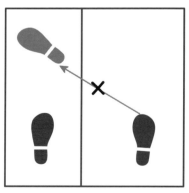

視界から外れて当事者の様子を確認できなくなるため NG

まず，左足を前に出す。次に右足を，出した左足のほうへ動かす。

これは最も少ない動きで位置を変え，離れるための合理的な動きとなる。

手の動きに意識が向きがちであるが，足と一緒に身体を全体的に動かしスタッフ自身の身体の向きを変えることを意識する。スタッフの身体面がちょうど攻撃線により形成される垂直面を向くように動くようになる。

演習課題4（p65）の「リスクのある場所」を思い出し，リスクの低い安全な空間を意識すると，連動して覚えることができる。

第2部　実践編

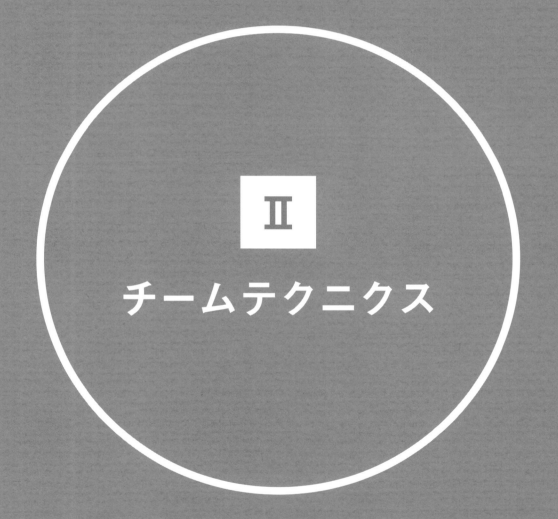

II

チームテクニクス

チームテクニクスの手技について

　CVPPPにはチームテクニクスと呼ばれる身体介入法が含まれている。この方法は安全に当事者を守るという目的のために作成されたものであり，理論編に示したように，決して隔離や身体的拘束を楽に行うためのものではないという点を意識する必要がある。身体介入はないほうが望ましい。しかし，その技術を掲載しているのは，少しでもこの問題を当事者と臨床側とが話し合うことができる端緒となればという思いからである。

　チームテクニクスを使わざるを得ない状況で当事者がどのような思いを抱くかについては，常に意識する必要がある。チームテクニクスの一連の手技は，これが完成形というわけではない。少なくとも当事者にとって少しでもよい方法があるのであれば，常に見直されるべきである。ただし，見直しの視点もスタッフ側の楽さ，に重点を置くものであってはならない。当事者の思いを聞きながら少しずつよくなっていきたいと考えている。

　チームテクニクスでは，スタッフができ得る配慮を最大限にすることを示したいと考えている。残念ながらチームテクニクスは100％の安全を保障できるものではない。しかし，CVPPPでは危険な使い方は決してしないように伝えている。利用する際には必ずこのことを意識する必要がある。

　本書に収載している写真では，男性スタッフと女性スタッフが一緒に写っているが，これは撮影時のインストラクターの男女比によりやむを得ず編成したものであって，この構成が推奨されるわけではない。やむを得ない場合を除き，同性でのチーム編成をすることとしている。

　CVPPPでは一貫して，当事者が希望を失ってしまうことがないようにと主張している。この点でメンバーにどの性別が割り当てられるべきかは，慎重に判断されなければならない。臨床でいう「結果として，男性が女性にかかわらざるを得ないことはある」を単純に正当化する根拠にしてしまえば，スタッフ側はどのような介入も許されてしまうことになる。

　最優先事項として考えるべきものは，何をおいてもPerson-centeredである。

CVPPPではこの基準を無視して，スタッフ側の都合で介入することを容認してはいない。やむを得ない場合は，介入の正当な根拠が示される必要がある。

●チームテクニクスで大切にしてほしいこと

チームテクニクスでは，次のような点を大切にして進めてほしい。
- チームテクニクスにおいては，すべてを協働するという姿勢で行うこと。
- リーダーのコミュニケーションはチームテクニクスの一部であるから，常に適切にコミュニケーションをとるよう考えること。また，サイドメンバーの動作もすべてディエスカレーションの一部として認識すること。
- 練習中は必ず体験を一つ一つ共有すること。
- 手順については，インストラクターの説明を確認し適宜メモ等で補い，研修後の自主学習の際には動画とともに確認すること。研修中にすべての手技を覚える必要はない。手順の覚えが早いかどうかは本書の目的とは無関係である。根本的には一つ一つの手順を追いながら，それぞれの役割のなかでケアとして果たすべきことは何かを知ることにある。
- 本書中の手技に関して変更がある場合には，一般社団法人日本こころの安全とケア学会CVPPP認定委員会が公表するので，最新の情報を取得するよう努めること。
- チームテクニクスは100%の安全を保障するものではない。しかし，安全を最優先に考えて行うこと。そのために必要な技術を習得すること。
- **ここに掲載された手順は必ずすべての手順を続けることを意味しているわけではない。もしリスクがなくなったのであれば，その時点で身体介入を中止すること。**

●基本的な用語の解説

○リーダー

当事者と常にコミュニケーションを図ると同時に，介入の方向を決定しサイドメンバーに指示をする役割を担う。身体介入の初期には主に当事者の頭部の保護を行う。

○サイドメンバー

主に当事者の両上肢のサポートを目的とするスタッフで，言語的なコミュニケーションは基本的には行わない。ただし，すべての行為はノンバーバルなメッセージであることを自覚すること。

○サイドウェイスタンス

　サイドウェイスタンスは，正対する当事者に対し，約45度斜めを向いた姿勢となることを指す。このとき，手を開くことで当事者に対し攻撃する意図のないことを示すが，自然な体制で不安を与えないことを原則とする。視線については，リーダーが適切なアイコンタクトをとり，サイドメンバーは原則として視線が合わないように注意する。また，ノンバーバルなメッセージを意識する。

○サイドステップ

　いわゆる，すり足を意味する。サイドウェイスタンスの状態から歩く際に，後ろ側にある足を前になっている足より前に出さないようにして移動する。ただし，これは当事者に不信や脅威を与えないことが原則である。自然に安定してできるようになるまで練習すること。

▶サイドステップの足の運び

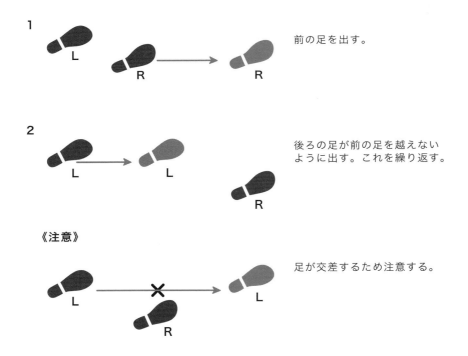

1　前の足を出す。

2　後ろの足が前の足を越えないように出す。これを繰り返す。

《注意》　足が交差するため注意する。

○リストロック

　手首を保護する方法の一つであり，図11（p106）のように，手のひらを手背側から包み込むように保護する。手首を70～80度屈曲することで握力の低下した状態となる。決して痛みの加わらない方法を学ぶこと。

チームテクニクスでは，上記の方法以外にも手首が70〜80度程度に曲がった状態でサポートする方法がとられるが，これもリストロックと呼ぶ。

○順手と逆手
- 順手：鉄棒などのときに棒を手の甲を上にして持つ持ち方
- 逆手：鉄棒などのときに棒を手の甲を下にして持つ持ち方

○サポート

本書では抑える，固定するという表現は用いないようにしている。これはあくまで支える，サポートするという意識をもつことが必要なためである。

○Go

チームテクニクスの際にリーダーが開始のために出す合図。CVPPPではトレーニング中にはGoという声で統一している。

○OK

チームテクニクスの際にサイドメンバーが自身の動作が安定したことを伝えるための合図。CVPPPではトレーニング中はOKという声で統一している。

1. 基本の姿勢

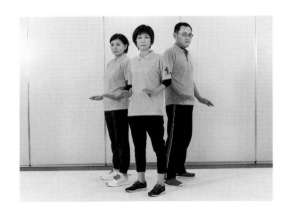

この姿勢は，リスクマネジメントを考慮してチームテクニクスのさまざまな方法に対応するためのチームの基本となるものである。ただし，決してこの方法が当事者を威圧したり従わせたりするものであってはならない。

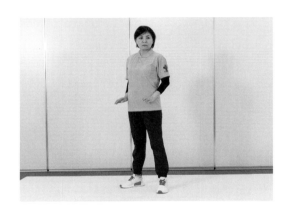

▶手順1

全員，サイドウェイスタンスをとる。サイドメンバーはリーダーに対して外側を向いてサイドウェイスタンスとなる。

手のひらを開いて，自分に攻撃の意志がないことを示すと同時に，リスクに対応する姿勢をとる。ただし，姿勢，表情，立ち方など，すべてがディエスカレーションとして落ち着いた雰囲気を出せるものとする。

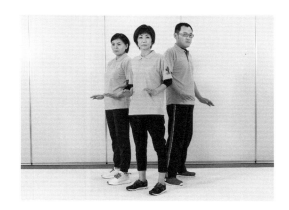

▶手順2

基本的にはリーダーが言語的コミュニケーションによるディエスカレーションを行う。サイドメンバーは言語的にはコミュニケーションをとらない。言語的な交渉は一人で行い，当事者が混乱しないことを助ける。

リーダーは適度にアイコンタクトをとり，サイドメンバーは相手と視線を合わすことは避けるが，リーダーや当事者の動きには対応できるようにしておく。

≪POINT≫
自然に，「心配していること，一方的にではなく対話を望んでいること」が伝わるような非言語的メッセージを当事者に送る。同時に，リスクアセスメントをしてマネジメントできる体勢をとる。

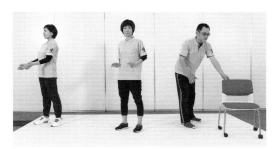

いすや他者への対応時

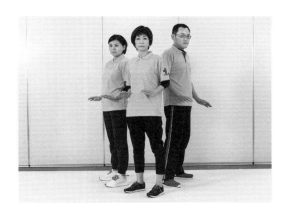

▶手順3

全員前後への移動はサイドステップで行う。

≪POINT≫
状況に応じて，他の当事者と話したり周囲のマネジメントをしたりという行動は，自然にとられるべきである。すでに，一人の当事者に対して三人のスタッフがいること自体は，どんなに位置を変えても変わりがない。リーダーは必ず当事者と対話し，一方的に威嚇する意思がないことを伝える。

2. エスコート

この方法は，当事者と一緒に腕を支えながら歩くための方法である。通常の介助と同じで，手を取って歩くことよりもサポートする意味合いが強い。このことで当事者が安心感をもつことができることが目的であり，無理にどこかに連れて行こうとするものではないことに注意する。

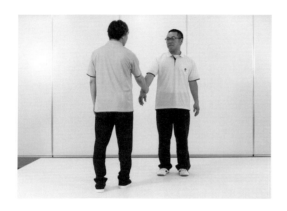

▶手順1

手助けしたいということを伝え，サイドメンバーはそれぞれ当事者の手首に，サイドメンバーの当事者の内側になる手を添える。当事者の前腕の遠位端付近を支えると手首までサポートされる。

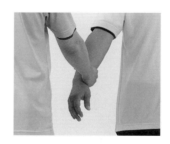

≪POINT≫
まず最初，かかわりに行く前に対話をする。圧迫感がないということだけではなく，親密さを表現する。話をするスタッフは一人だが，対等な関係で話せるスタッフが対話をする。

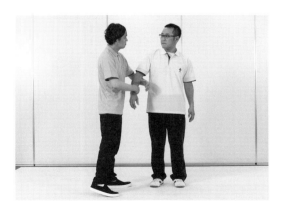

▶手順2

そのまま当事者と同じ向きになり，当事者の脇を支えながら脇を支えた手でサイドメンバー自身の手首を持つ。当事者の反応によっては当事者の肘をサポートする。サポートが不必要な場合もあるし，逆に，状況によっては立位から移動する方法に移行する場合もある。

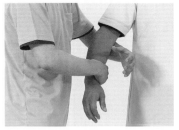

≪POINT≫
当事者に伝わるメッセージに注意する。当事者の手首を持っている握力は弱く，自分の手首を持っている握力は強くするが，このときに当事者から伝わるメッセージを読み取り，力加減を変化させ妥当な力を維持する。当事者が安心感をもてるようにかかわる。

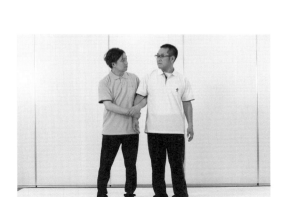

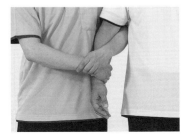

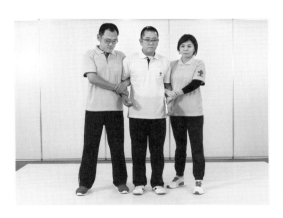

両サイドでサポートする場合

3. 立位と移動のサポート

この方法は，身体介入した状態で歩いて移動する方法である。リーダーが，この手法以外では支援することができず，また，この方法をとることが最もその時点で当事者にとって恩恵的であると判断した場合に行う。

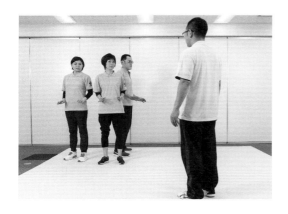

▶手順1

リーダーが言語的ディエスカレーションを試みる。チーム編成とする場合には，必ずそれが必要であるというアセスメントがなければならない。当事者にはそれ自体（言語的ディエスカレーション）が刺激因子とならないようにコミュニケーションをとる。

≪POINT≫
リーダーのディエスカレーションは言語的抑制とならないように注意すること。サイドメンバーもディエスカレーションを意識して動くこと。

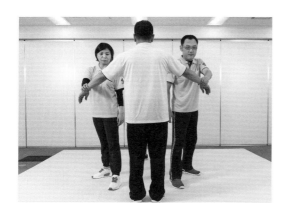

▶手順2

最終的に身体介入をする判断がなされた場合には合図をする。合図をきっかけに，サイドステップでサイドメンバーは同時に当事者に介入する。

サイドメンバーは当事者からみて外側になるほうの手で，当事者の手首を順手で保持する。また，もう一方の手の前腕を，手の甲を上に向けた状態で，当事者の肘関節内側に添える。

第2部　実践編　Ⅱ　チームテクニクス

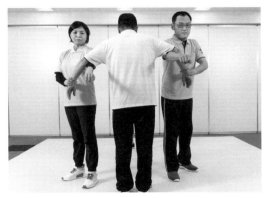

≪POINT≫
正確に行うことで当事者の肘関節が安全に，かつ自然に曲がることをサポートする。

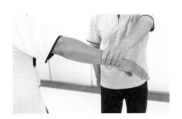

手の持ち方

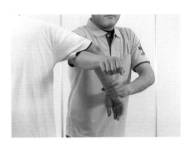

肘の合わせ方

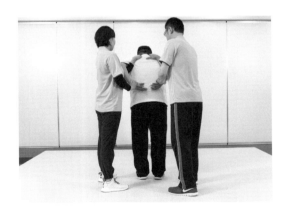

≪POINT≫
腰から手を離さず，当事者の手首をしっかり支える。当事者の肘がもう一方の手で支えられていることで，手首と肘が安定した状態を維持する。

▶手順3

サイドメンバーは身体を当事者側に回転させながら，当事者の腰に手首をしっかりと置く。これ以降，腰の位置からずらさないようにすることで腰を支える。このとき，当事者の肩甲骨上部付近にサイドメンバーの手が位置することになるので，しっかりと肩を支えながら当事者が前屈するように援助する。リスクを判断し，これ以外の方法でマネジメントできないと判断されるときには，当事者の衣類を持つことで安定度は増す。

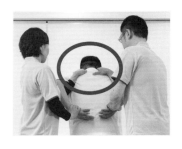
肩を深く支える

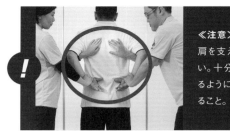

≪注意≫
肩を支えていない。十分に支えるように注意すること。

≪POINT≫
肘関節にあてられたサイドメンバーの手が伸びることで当事者が前屈する動きがサポートされる。ただし，十分な練習をして禁止事項（p101）を行わないこと。

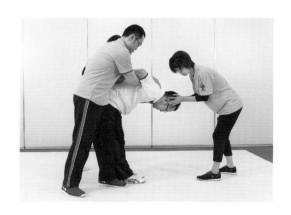

▶手順4

当事者の身体が90度近く前屈した時点で，すぐにリーダーは当事者の頭を保護する。サイドメンバーは腰から足にかけて当事者を支えるように密着する。当事者の下肢とサイドメンバーの下肢を冠状面で合わせて密着し，外側の足はやや後方に置く。

リーダーは，当事者が前屈するまでの間，当事者の名前を呼び，助けに来ていること，味方であることを必ず伝える。当事者が前屈したら当事者の側頭部をやわらかく保護する。耳を塞がないように注意する。スタッフ側の行為については対話をしつつ，相互理解に努める。当事者の声に対しては必ず応答する。また，当事者の様子を伝えるとともに，この後に一緒に行う行動について伝える。

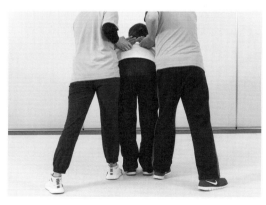

≪POINT≫
リーダーが言語的にコミュニケーションすること，対話しようとすること自体がチームテクニクスの一部であることを自覚すること。また，「サイドメンバーが支えている」というメッセージが伝わるような動きにならなければならない。

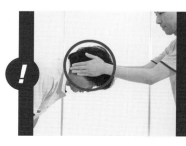

≪注意≫
耳を塞いでいる。当事者にとっては耳を塞がれることで不安が増すため注意する。

▶手順5

アセスメントにより，サイドメンバーは当事者の手首を保持している手をリストロックに変える。これは，リストロックでなければ手首を安全に支えられないという判断である。

そしてサイドメンバーは，当事者を安定して支えることができるようになったことをリーダーに伝える。

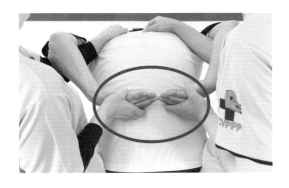

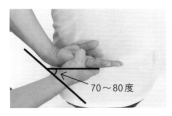

≪POINT≫
過剰な力を加えないこと。サイドメンバーの第一関節と第二関節の間が当事者の腰に密着するように置き腰をサポートする。

≪POINT≫
手首や肘，肩については，可動域に関して理解してかかわることで安全にサポートする。

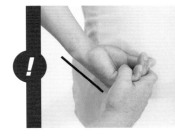

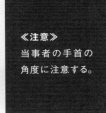

≪注意≫
当事者の手首の角度に注意する。

▶手順6

リーダーは移動することについての同意を求める。その際には当事者にとって希望がもてるように説明すること。

移動する前には当事者の顔を保護する。これは床面に当事者の視線が行くのを避けることと，万が一でも頭及び顔面にダメージがないようにするための配慮であるが，アセスメントによっては側頭部を支えたままのほうがよい場合もある。

リーダーは片方の指先を，当事者のフェイスラインに沿って当事者の顎に到達させる。そして，人差し指と中指の第一関節より先で顎を支え，

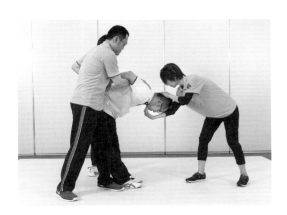

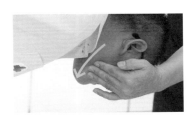

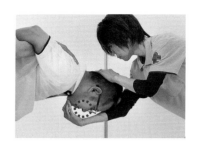

リーダー自身の手首を十分掌屈することで当事者の顔の前に空間をつくる(リーダーの手は決して当事者の顔面には触れない)。サイドメンバーの肘関節より数cm下あたりで当事者の額をサポートするようにする。もう一方の手は当事者の後頭部を支える。

リーダーの足は、顔の保護をしている手と同側の足が当事者側となる。この体制で安定するためである。

≪POINT≫
当事者が安全と安心を感じられる目的であるので支え方には十分配慮する。声をかけて会話が十分できる状態であること。

≪POINT≫
十分に顔にスペースをつくることで、負担がなくコミュニケーションが可能となる。

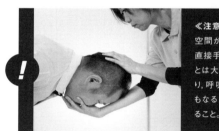

≪注意≫
空間がない。顔に直接手が触れることは大変不快であり、呼吸の妨げにもなるため注意すること。

▶手順7

リーダーが当事者に声をかけながらサイドメンバーとともに歩く。

歩くときにはゆっくりと歩くようにつとめ、慌てて不安定にならないようにする。

サイドメンバーは安定して支えることで、当事者が安心できるようにする。

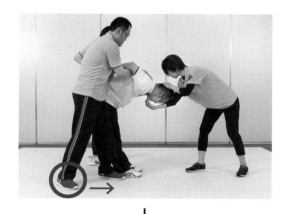

↓

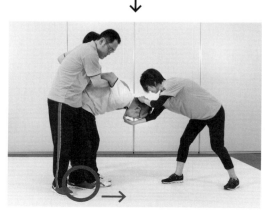

≪POINT≫
サイドメンバーは当事者の下肢をしっかりと支える。押したり歩かせようとすることをしない。「支えながら一緒に歩く」ことを心がける。このために、外側にある足に重心を置き、当事者と密着した足を当事者の足と一緒に動くように歩く。リーダーは必ず状況を伝え、当事者の目となるようにすること。また、安心感がもてるように配慮する。

第2部 実践編 Ⅱ チームテクニクス

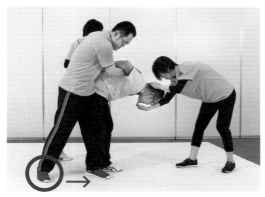

課題と目標

課題	目標	1日目	2日目	3日目	4日目	研修中に絶対忘れないこと	後1	後2	後3
スタッフの役割を決めることができる	状況に応じて誰がリーダーとなるか，サイドの役割は誰がよいかの判断ができる	/	△	○	◎	当事者にとって利益的であること	◎	☆	☆
介入の最終判断の基準を理解する	この手法を用いる場面が説明でき，リーダーとして判断を下すことができる	/	△	○	◎	当事者にとって利益的であること	◎	☆	☆
当事者に対するコミュニケーションをとることができる	当事者と協働して，言語的，非言語的なコミュニケーションをとり当事者と対話できる	/	△	○	◎	当事者としてではなく人としてかかわること	◎	☆	☆
身体的介入技法の理論を理解する	妥当な力を利用できる	/	△	○	◎	常に当事者の感覚を考えること	○	◎	☆
	抑えるのではなく支えるための方法を理解し実践できる	/	△	○	◎		○	◎	☆
	・サイドステップ	/	△				○	◎	☆
	・手首と肘の保持	/	△				○	◎	☆
	・手首の位置	/	△				○	◎	☆
	・前屈	/	△				○	◎	☆
	・足と腰の保持，移動	/	△				○	◎	☆
	・ノンバーバルコミュニケーション	/	△				○	◎	☆
	禁止事項が理解できる	/	△	○	◎		☆	☆	☆
	技術を応用する方法がわかる	/	△	○			○	◎	☆
	リーダーの当事者への配慮	/	△	○	◎		☆	☆	☆

△：説明を聞き理解する　○：助言のもとに行うことができる（考えることができる）
◎：単独でできる（考えることができる）　☆：他者へ教えることができ実践できる
※後1，2は，研修後に各個人で目標となる期間を定め到達するように努力してください

4. 腹臥位でのサポート

この方法は，当事者が床にうつぶせで寝る状態になって落ち着くことを助けるための方法である。攻撃性が高まり，当事者自身が自分で落ち着くことができない状況になっているためにスタッフが支援する必要があるなど，この方法が当事者の最大の利益となるような状況で用いる。

【腹臥位になる動作】

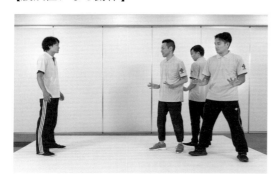

▶手順1
基本姿勢を基準として，リーダーが対話を試みる。基本姿勢は当事者を圧迫しないというだけの意味ではない。このときの接近に，スタッフと当事者の関係が現れる。不信感をもたれないようにすること。

≪POINT≫
リーダーがコミュニケーションをとることが，重要なチームテクニクスの一部である。

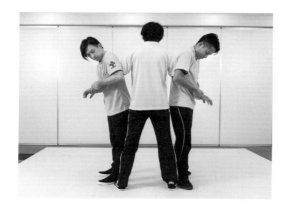

▶手順2
リーダーがこの手法以外では支援することができず，またこの方法をとることが最もその時点で当事者にとって利益的であると判断した場合は，合図をする。
この合図をきっかけに，サイドメンバーはサイドステップで同時に移動する。サイドステップをすることで次の動作がわかりやすくなると同時に，当事者が支えられ安心できる動作となる。

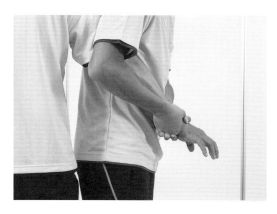

写真のように，両手で手首を支えると同時に脇で腕を支える。わずかに手首が冠状面より後ろに出ることで，手首と肘が支えられる。反対側は左右の手が逆となる。

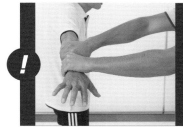

≪注意≫
手首の持ち方に注意する。この方法では，以後の手順で当事者の手首を支えること（保持すること）ができないため注意すること。

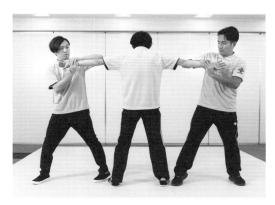

▶手順3

両サイドメンバーは当事者の手首を保持したまま，当事者の手先の方向に回っていく。このとき，当事者の背後に入りすぎるなど肩関節の可動域を超えることは決してしないようにすること。

肩と手首が同じ高さになるように維持をして，当事者の手のひらをリーダーのほうに向くようにする。すると自然に，当事者はわずかに前傾する。当事者の関節への負担が強くなりすぎないように注意する。

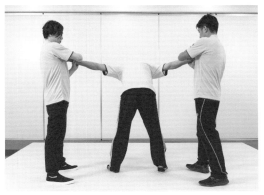

≪POINT≫
妥当な力で行わなければならず，強引に不快な力を加えてはならない。

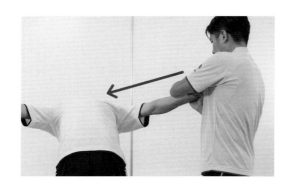

▶手順4

写真のように,内側の手を当事者の腕に沿うように肩まで移動する。腕に沿わせることで当事者を意識することができ,また,安全で確実に自分の手が当事者の肩まで到達することができる。このようにすることで,当事者が支えられていると感じることができるように配慮する。

▶手順5

当事者の肩に深く自分の手を置き,当事者が前傾することを助ける。

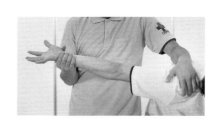

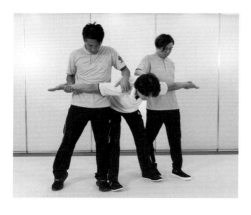

後ろから
見ると…

≪POINT≫
肩を深く持つことでしっかり支えることができる。支えるという意識があることが大切である。

前から
見ると…

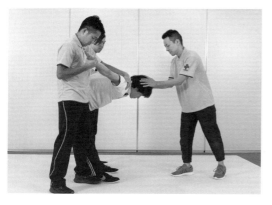

▶手順6

当事者の頭が下がったら,リーダーは側頭部を支える。

≪POINT≫
リーダーの手のノンバーバルメッセージに注意する(支える,守るということに注意を払う)。

第2部　実践編　Ⅱ　チームテクニクス

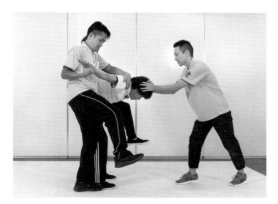

横から見ると…

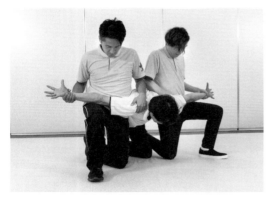

前から見ると…

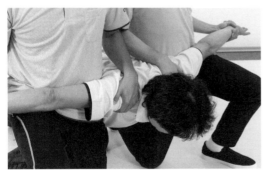

肩の支え方

▶手順7

リーダーの合図（CVPPPでは"ダウン（down）"という合図が一般的に用いられている）でサイドメンバーは，外側の足を大きく前に踏み込み，自分の手のひらから肘までを当事者の背骨に沿うようにして支え，当事者に近い膝を一緒に床につけることで膝をついた姿勢になる。内側の膝をつく一方で，外側の膝を立てることで姿勢をしっかり支えることができる。実際の場面では，ここまでの一連の動作をできるだけスムーズに行うほうが，当事者への負担が少なく安心できる。

膝をついたら，当事者の脇に密着して十分に支える。この状態で十分に支えるために，サイドメンバーの床についた膝が，ちょうど当事者の肩の真下あたりになるようにする。サイドメンバーは当事者を安定して支えることができるようになったことをリーダーに伝える。

≪POINT≫
肩をしっかりと支える。当事者には支えられているという感じをもってもらえるように意識する。

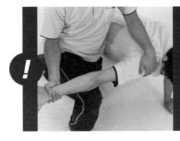

≪注意≫
脇と腹にスペースがある。このような形では，当事者の上半身を支えることができず不安定となり，当事者は不安となるため注意すること。

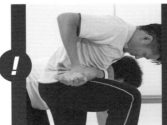

≪注意≫
メンバーが前傾姿勢になっている。このような形では，当事者の上半身を支えることができず不安定となり，当事者は不安となるため注意すること。

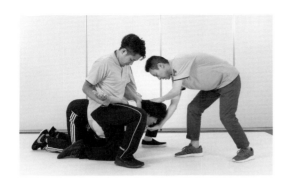

▶手順8

リーダーは声をかけてからフェイスラインを沿うように手を移動し、顔を保護する(この方法は立位から移動する際の方法と同じである(p189, 手順6参照)。

メガネを着用している場合には、ここで声をかけてから外すようにし、壊れたりしないように配慮する。

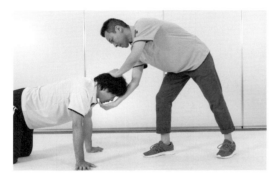

▶手順9

リーダーは、声をかけた後に顎を支えている手と反対側の足を引き、両サイドのメンバーや当事者の状態を配慮しながら合図を出し、当事者が腹臥位になることができるように助ける(CVPPPでは"アンドダウン(and down)"という合図が一般的に用いられている)。このとき、リーダーは足の位置に注意し、頭部を保護する。

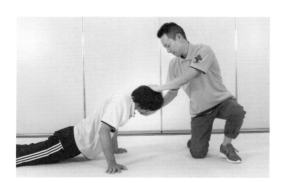

リーダーの体勢を確認

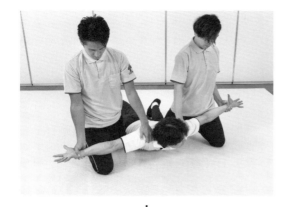

↓

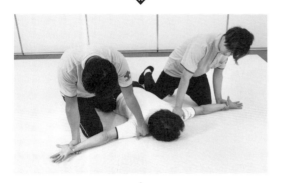

↓

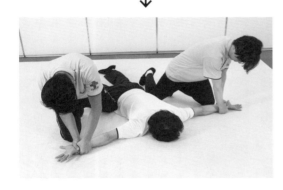

▶**手順10**

リーダーの「アンドダウン」の声かけを合図に,サイドメンバーは肩をしっかり支えて引き上げながら,立てている膝を床に着くと同時に前に出て,当事者は腹臥位になる。このときサイドメンバーはしっかりと支える(サイドメンバーは最後まで支えられるように,当事者の肩を自分の身体に近い位置に保つようにする。重心を安定させておく)。

またリーダーは,寝ていくと同時に当事者の顔が横を向くことを助け,当事者が横になるのを助けながら支える。少なくともリーダーの足は,外側が当事者の頭側になるようにし,十分に引く。絶対に頭や身体が当たらないように守る。

≪POINT≫
当事者はゆっくりとうつ伏せになっていく。最後に胸と頭が接地し,やわらかくうつ伏せになる感覚が得られるようになる必要がある。

≪POINT≫
リーダーは安全のために足を引き,膝や脛が当事者の顔に当たらないように守る。

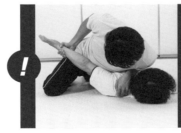

≪注意≫
当事者の体幹部に乗らないこと。当事者の肩より手首が上にならないように注意すること。

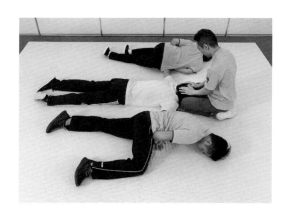

▶**手順11**

当事者の腕を回内して（手のひらが天井を向く），当事者の手首付近に自分のみぞおちでやわらかく乗る。スタッフの足は写真のように当事者の身体に近いほうは伸ばし，遠いほうの足は膝の部分で曲げるようにする。
リーダーは呼吸状態に留意し，両サイドのメンバーの状態を確認する。サイドメンバーは当事者を安定して支えることができるようになったことをリーダーに伝える。

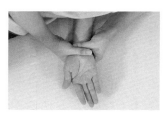

手首の持ち方

≪POINT≫
必要に応じて妥当な力で対応することで，サイドメンバーが守るという姿勢をノンバーバルに伝える。

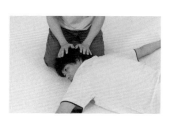

リーダーの足を確認

≪POINT≫
リーダーは，膝で当事者の頭頂部と後頭部を支え，リーダーの手は耳上側頭部に添える程度にする。ノンバーバルメッセージで味方であることが伝わるように。耳を塞がないことで会話を助ける。

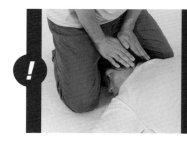

≪注意≫
リーダーの手を押しつけている。視界が狭かったり聞こえにくいと，不安・不快である。リーダーは常に不快を少なくするよう心配りが必要である。

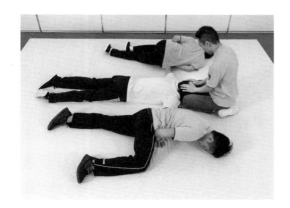

▶手順12

リーダーは当事者にディエスカレーションしながら，呼吸状態などを観察して状況を説明し，協力を求める。

> ≪POINT≫
> 例えば，このとき床であればタオルを敷く，はだけた衣類を直すというような配慮も，ディエスカレーションの一部である。

> ≪POINT≫
> サイドメンバーが妥当な力，やわらかい力となるようにできなければならない。当事者が安心できるようなかかわりであるかどうかを常に確認する。

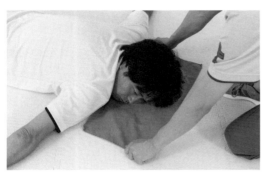

タオルを使用してもよい

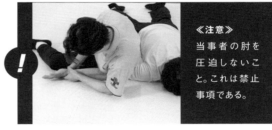

> ≪注意≫
> 当事者の肘を圧迫しないこと。これは禁止事項である。

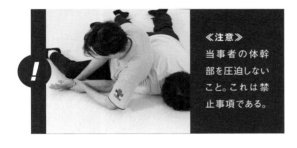

> ≪注意≫
> 当事者の体幹部を圧迫しないこと。これは禁止事項である。

> ≪POINT≫
> サイドメンバーは自分の身体を決して側臥位にしてはいけない。正しい姿勢を維持することは早期に安心感をもってもらうことにつながる。サイドメンバーは常に当事者にとってどのように感じる状態になっているかに意識を向ける。手首の位置と支え方，サイドメンバーの位置のわずかな違いで適切な方法でなくなる。繰り返し練習して習熟すること。

【立ち上がるための動作】

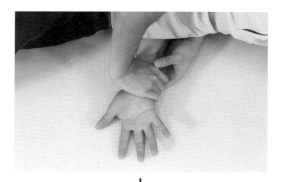

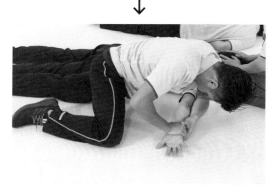

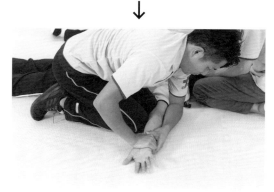

▶手順13

リーダーはディエスカレーションをして，当事者が座ることが可能と判断したらできるだけ速やかに立位へと移行する。身体介入の継続が必要な状態であること。起き上がることを伝えて協力を求め，まずサイドメンバー（左右どちらからでもかまわない）に起き上がるよう指示する。指示されたサイドメンバーは，手首を順手で持ち替え，反対の手を前腕に沿わせ，当事者の肘に力を加えないようにして起き上がる。このときリーダーが常にコミュニケーションをとることで，当事者に安心感をもってもらうようにする。

≪POINT≫
この先の立ち上がる動作に移るためには，それが可能であるという十分なアセスメントがあること。当事者との対話につとめること。

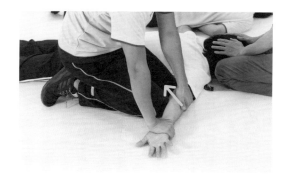

▶手順14

写真のように当事者の肘の両側に自分の両膝を置き，手のひらとの3点で支える。このときは上から押さえるのではなく，自分の膝に相手の肘を引き寄せるようにすると支える感覚になる。サイドメンバーは当事者を安定して支えることができるようになったことをリーダー

第2部　実践編　Ⅱ　チームテクニクス

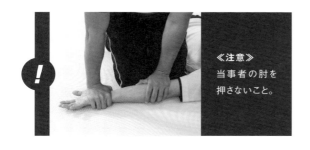

≪注意≫
当事者の肘を押さないこと。

に伝える。

≪POINT≫
当事者の身体がどう動くかを当事者に話す。また，不快なことは起こらないことを伝え，安心してもらえるように努める。

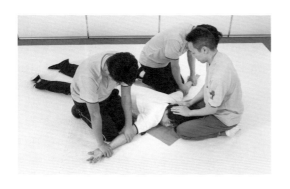

▶手順15

リーダーは当事者に声をかけた後，もう片方のサイドメンバーにも指示する。

リーダーの指示を待って，もう片方のサイドメンバーも手順13・14の動きで上体を起こし，当事者を安定して支えることができるようになったことをリーダーに伝える。

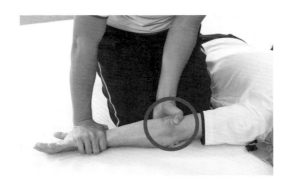

▶手順16

リーダーは一人ずつサイドメンバーに当事者の手首を腰に位置するように指示を出す。このときも当事者に様子を話し，安心できるようつとめること。

リーダーはまず当事者に手が動くことを説明する。その後片方のサイドメンバーに合図し，合図されたサイドメンバーは，まずは当事者の肘にある手を内側から支える。これはこの後の肘関節が曲がっていくことをサポートするためである。

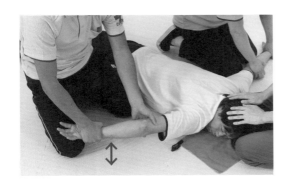

▶手順17

自分が後ろに少し下がり空間を空け，当事者の腕が移動できるよう援助する。

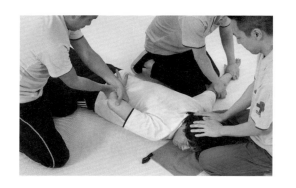

▶手順18
当事者の肘関節の位置を確認しながら,当事者の腕が床面をこすらない程度に浮くようにして肘を屈曲した状態とする。このとき,肩関節の動きに注意する。

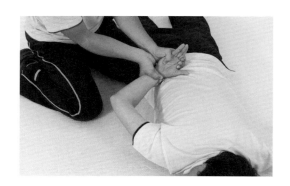

▶手順19
当事者の手の位置が腰から離れないように注意して,当事者の肘を支えていた手で当事者の手をリストロックをする(写真では当事者の右手)。

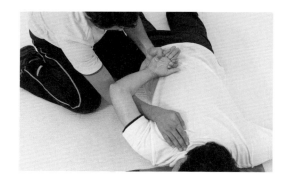

▶手順20
当事者の手首にあった一方の手(写真では右手)を,当事者の肘の下から,当事者の肩付近もサポートするようにする。立位の際の姿勢と同じ体制となる(p189,手順5参照)。

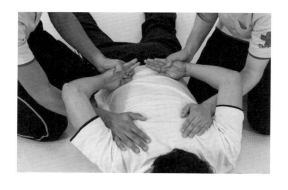

▶手順21
当事者を安定して支えることができるようになったことをリーダーに伝える。もう一方のサイドメンバーもリーダーの合図後に,手順16〜20の動作を行う。当事者を安定して支えることができるようになったらリーダーに伝える。また,状況に応じて手首のサポートをする。

▶手順22

ここから起き上がる動作に入る。このときリーダーは,どちら側に起きるかを検討する。①当事者の望む方向,②環境による再燃のリスク,③利き腕,男女差等スタッフ側の要因,④顔の向きを考慮してアセスメントする。顔の向きを変える場合は,この時点で当事者に説明して協力を求め,当事者が顔の向きを変えることを手伝う。

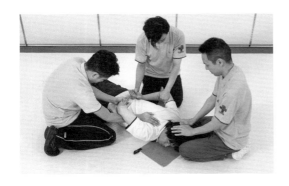

▶手順23

リーダーは当事者に声をかけながら,当事者の顔の向きと反対にいるサイドメンバーに指示を出す。指示されたサイドメンバーは衣類から手を離し,肘を上から支える。これは肘関節が安定するためである。

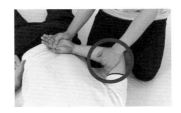

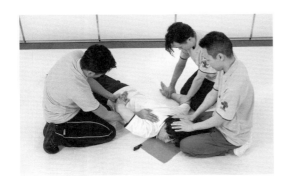

▶手順24

当事者の肩を良肢位にして肘が90度になるように動き,当事者の肘を自分の両膝でサポートする。サイドメンバーは当事者の肘の位置まで動くことになる。

≪POINT≫
肘と手首を支えるために必要な方法を理解する。

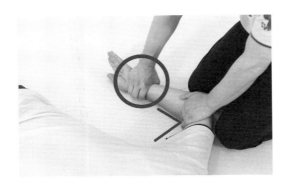

▶手順25

当事者の小指が天井を向くように,手首を順手で支える。この方法が最も当事者にとって安定するため,支えやすい。

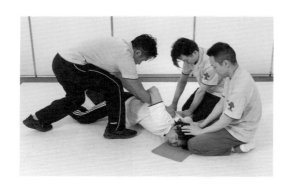

▶手順26
リーダーは反対側のサイドメンバーに合図をする。合図をされたサイドメンバーは中腰になる。

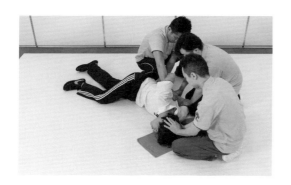

▶手順27
中腰になったサイドメンバーは当事者の足に当たらないように注意しながらまたぎ，反対側へ移動することで当事者が横向きになる。

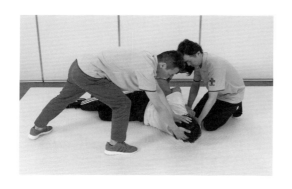

▶手順28
リーダーは当事者の顔の前に移動し，当事者の側頭部を支え頭部を守る。

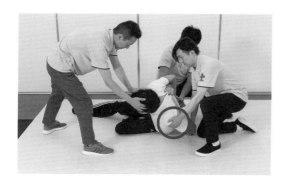

▶手順29
下側の腕を支えているサイドメンバー（写真では向かって右側のサイドメンバー）は，当事者の肩に手を添え，身体が起きるのを支える。

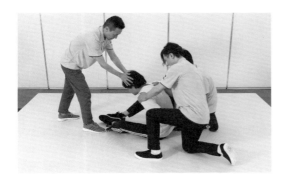

▶手順30

リーダーは当事者に声をかけ，座る合図をする（1，2，3）。当事者を引き上げる側のサイドメンバーは，当事者の身体を引き寄せる。肩を支えるサイドメンバーが補助する。リーダーは頭部を保護するのみで力は加えない。当事者の殿部がその位置のまま自然に座位になる。

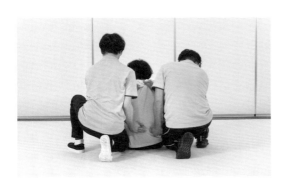

≪POINT≫
座る体制になるために当事者の衣類が引っ張られ気味になることがある。これを整えることは重要なケアである。

▶手順31

当事者が座位になったら，サイドメンバーはすぐに手を組み直し，写真のような体勢をつくる。立位の際の姿勢と同じ体勢になる（p189，手順5参照）。

両サイドメンバーがともに，当事者に近いほうの膝をつき，外側の膝を立てた状態であれば，当事者をサポートしやすい。サイドメンバーは当事者を安定して支えることができるようになったことをリーダーに合図する。

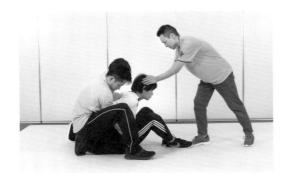

▶手順32

リーダーは当事者に説明しながら，両サイドのメンバーに合図を出し一緒に立ち上がる。両サイドのメンバーは肩を支えているほうの手の前腕で支えながら，斜め上方に立ち上がる。これは人が起き上がる際には，頭が一度前に出て，そこから上に上がる動作になるためである。

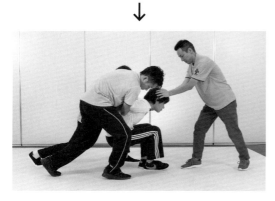

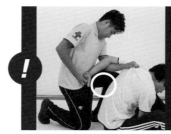

≪注意≫
当事者の手首と背中に大きなスペースがある。しっかりと支えるために近づくように注意する。

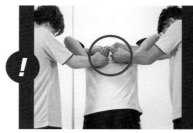

≪注意≫
当事者の手が腰より上に上がってしまっている。これは禁止事項である。

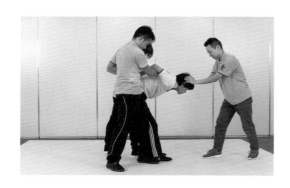

▶手順33

立ち上がったら，両サイドのメンバーは素早く腰から足を密着し支える。このとき当事者の身体を十分に前屈する。立位の際の姿勢と同じ体勢となる（p188，手順4参照）。

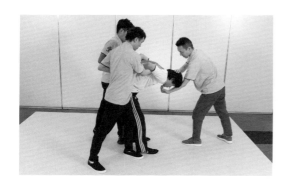

▶手順34

リーダーは相手の頭を支え，手を顎に回し，顔を保護する。当事者に声をしっかりかけてゆっくり支えながら，処置室や部屋など目的地まで一緒に歩く。立位の際の姿勢と同じ体勢となる（p189，手順6参照）。

課題と目標

課題	目標	1日目	2日目	3日目	4日目	研修中に絶対忘れないこと	後1	後2	後3
スタッフの役割を決めることができる	状況に応じて誰がリーダーとなるか,サイドの役割は誰がよいかの判断ができる	/	△	○	◎	当事者にとって利益的であること	◎	☆	☆
介入の最終判断の基準を理解する	この手法を用いる場面が説明でき,リーダーとして判断を下すことができる	/	△	○	◎	当事者にとって利益的であること	◎	☆	☆
当事者に対するコミュニケーションをとることができる	当事者と協働して,言語的,非言語的なコミュニケーションをとり当事者と対話できる	/	△	△	◎	当事者としてではなく人としてかかわること	◎	☆	☆
身体的介入技法の理論を理解する	妥当な力を利用できる	/	△	○	◎	常に当事者の感覚を考えること	○	◎	☆
	抑えるのではなく支えるための方法を理解し実践できる	/	△	○	◎		○	◎	☆
	・肘をしっかり支える	/	△	○	◎		○	◎	☆
	・肩を深く支える	/	△	○	◎		○	◎	☆
	・膝をやわらかくつく	/	△	○	◎		○	◎	☆
	・床にゆっくりと伏せる	/	△	○	◎		○	◎	☆
	・妥当な力での腹臥位の保持	/	△	○	◎		○	◎	☆
	・ノンバーバルコミュニケーション	/	△	○	◎		○	◎	☆
	禁止事項が理解できる	/	△	○	◎		☆	☆	☆
	技術を応用する方法がわかる	/	△	○	◎		○	◎	☆
	リーダーの当事者への配慮	/	△	○	◎		☆	☆	☆

△：説明を聞き理解する　○：助言のもとに行うことができる(考えることができる)
◎：単独でできる(考えることができる)　☆：他者へ教えることができ実践できる
※後1,2は,研修後に各個人で目標となる期間を定め到達するように努力してください

5. 仰臥位でのサポート

仰臥位は次のようなアセスメントにもとづき，この方法をとらなければならないと判断されたときにのみ行われるものである。

- 当事者が背中を向けた状態になっており，言語的なディエスカレーションを試みる時間がない，あるいは反応できない状態であり，介入の必要についての緊急性が高い。
- 他の方法では当事者を守ることができない。
- 当事者にとってこの方法が最も恩恵的である

【安心して寝てもらう】

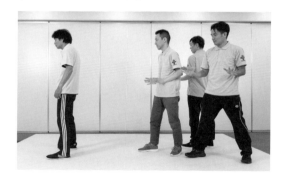

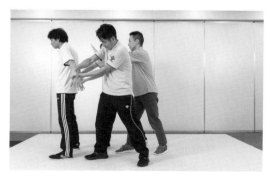

▶手順1

リーダーが指示を出す。
サイドメンバーはサイドウェイスタンス，かつ，サイドステップで前に出て，当事者の一歩手前，当事者に手が届くぎりぎりの位置で止まる。同時に，当事者の手首を両手で保持する。リーダーは頭部の保護が最優先となるが，この準備段階として背中を支えることになるので準備する。

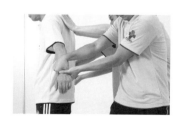

手首の保持の仕方

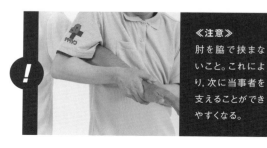

《注意》
肘を脇で挟まないこと。これにより，次に当事者を支えることができやすくなる。

▶手順2

サイドメンバーは素早く外側の足を軸に回転し，当事者の肩・肘・手首は同じ高さのまま，当事者の手のひらがリーダー側に向くように動く。この状態から，当事者の体幹を腕で支えるためにしっかりと保持しながら当事者からみて後方外方向に力を加える。サイドメンバーは十分に支えられる体制となるよう素早く行う。リーダーは当事者の背中を支えながら，徐々に頭部を支えるようにする。また，当事者に当たらないよう素早く後ろに下がる。その際，当事者の頭が下りてきたら，当事者の背中を支えながら手のひらで背中から首方向を支えていく。頭部の保護が最優先とされる。

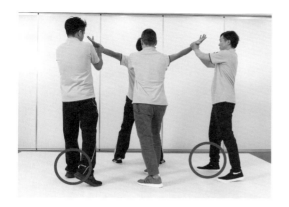

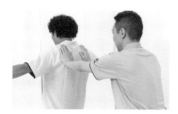

リーダーの手の位置

≪POINT≫
素早くかつ十分に支えながら介入する。途中で当事者が言語的に反応している場合にはすぐに対話を試みる。当事者が恐怖を感じるような介入をしないこと。

▶手順3

当事者の状態を常に意識しながら，十分に当事者の上肢が伸展し，ゆっくりと寝ていくことを助ける。この動きはゆっくりでよいので，必ず当事者が安心して寝ていけるようにサポートする。

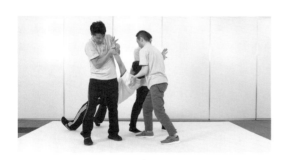

↓

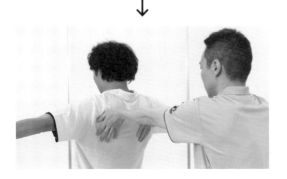

≪POINT≫
当事者の身体が傾き始めたらゆっくり支えるようにする。「支えて守る」という意識を持ち続けること。

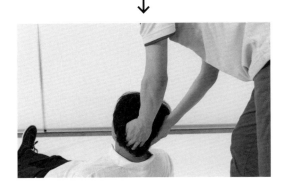

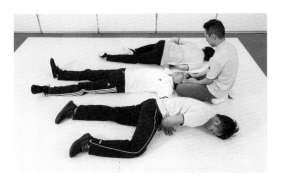

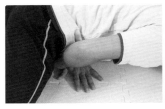

≪POINT≫
呼吸状態に影響を与えない程度のやわらかい布を頭部の下に敷いたり、当事者が意識できるように配慮することも、リーダーが行う重要なディエスカレーションである。

≪POINT≫
この状態で当事者が落ち着くことを助ける。この状態でいることが最も当事者にとって利益的で適切な方法であると判断される場合に行われるものであり、この状態にいるのも最小限の時間にとどめなければならない。他に少しでも制限の少ない方法を取り得る場合には、すぐに移行する。

▶手順4

床に寝ることができたら、サイドメンバーが安定するまでの間にリーダーは当事者の両側頭部を膝の先端に当たるようにして保護し、またやわらかく手のひらを額周辺に置きながら、当事者に声をかける。まずは味方であることを伝え、強制的に介入したことについては申し訳ないという気持ちを伝えたり、また話ができることについてお礼をしたりしつつ、状況をよくすることを保障する。さらに、身体状況を気遣って確認しながら状況を説明する。

サイドメンバーは当事者の上肢を伸展し、当事者の手のひらが床に向く状態で当事者が力を入れなくてすむ体勢になる。これは、肘屈曲が主に上腕二頭筋で行われていることから、前腕回内、肩関節内旋の状態であれば、手首と肘をサポートしやすくなるためである。

手首は抜けないように意識するのみで、力任せに力を入れない。当事者の前腕の遠位端付近であって適切な場所に、サイドメンバーの腹部中央（ちょうどサイドメンバーの胃が位置するあたり）の部分をやわらかく乗せる。決して禁止事項になるような動きをしてはいけない。

サイドメンバーの足は当事者側の足を延ばし，当事者から遠いほうの足は曲げて妥当な力を維持する。体幹から離れるようにして足があたらないようにする。

サイドメンバーは当事者を安定して支えることができるようになったことをリーダーに伝える。

【下肢の保護】

この方法を継続するしかない状態であって当事者の下肢を保護する必要のある場合，もう一人のサイドメンバーが当事者の下肢へのサポートに入ることになる。サイドメンバーが他にいない場合には，リーダーが当事者の足のサポートに動く。この場合，リーダーは足側から言語的な介入をすることになる。アセスメントによってリーダーを交代する場合には，当事者が誰と話すのかわかるようにする必要がある。

ここでは，足に介入する役割がリーダーである場合を想定して説明する。

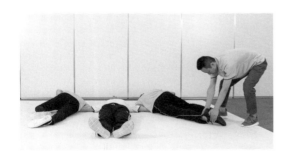

▶手順5

リーダーは身体を入れるスペースがないときは，サイドメンバーの足を外側に動かし，スペースをつくる。

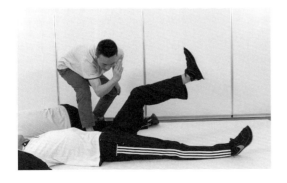

▶手順6

自分の前腕で自分の顔から腹部を保護しながら，当事者の手前の足が上にある状態で，膝（写真では左ひざ）から大腿の間を，自分の前腕を添えるようにして抱える。

ここではリスクの範囲を考えて介入する。攻撃線あるいは可動域を考慮した場合，通常当事者の上方（頭側）から介入する（写真の場合，当事者の左肩方向）。事故のないように練習すること。

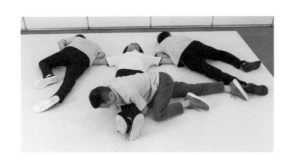

▶手順7

いったんしっかり大腿を抱きかかえるようにして保持する。膝が伸びた状態（膝伸展位）でいることで大腿四頭筋が働かないため，当事者は不要な力を入れずにすむ。しっかり抱えて当事者と密着したまま態勢を整え，当事者が頭から足先まで直線でよじれることなく寝ていられる姿勢になる。当事者の足はかかとが床面に設置し，つま先は上方を向いている状態である。

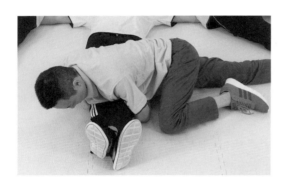

▶手順8

リーダーは当事者の膝頭の上端付近にやわらかく体重をかける。ここでリーダーに近い当事者の足（ここでは左足）を奥の足と重なるようにする。ちょうど膝と膝が水平に並んだ状態となることで当事者に負担のない体制となる。

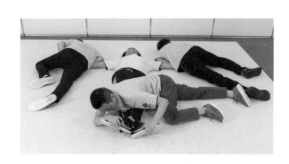

▶手順9

当事者のつま先が左右同時に外側に広がるように，リーダーの手でサポートする。ディエスカレーションにより当事者が落ち着くことを助ける。

≪POINT≫
リーダーが足の位置のままでいるときには，十分注意がリーダーに向くように働きかける。

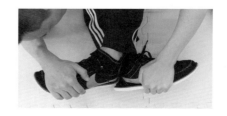

【立位までの体位変換】

アセスメントにより身体介入を継続したまま移動する必要があるときには，以下の手順で立位まで移行する。この方法に入るときには，①少なくとも移動が可能な状態であるが身体介入は続けている必要がある，②他の場所に移ることが最も当事者に利益が大きい，③他の方法では移動することができないというアセスメントがされていることになる。つまり，この状態では当事者とはコミュニケーションが図れていると想定されるため，言語的介入につとめること。

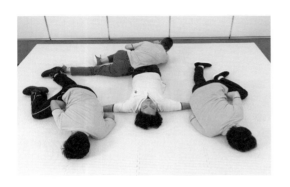

▶手順10

リーダーは必ずコミュニケーションをとり続けた状態で，当事者に次の動きを話す。同時に，安全を保障し，心配がいらないことを伝え，次につながる希望がもてる内容を話し協働するよう努める。サイドメンバーが動くときには必ず状況を伝えることで不安の除去に努める。

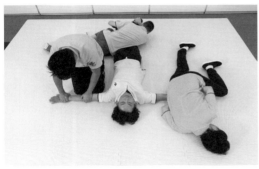

↓

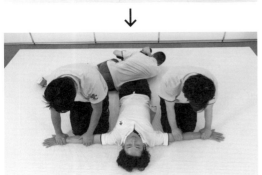

≪POINT≫
サイドメンバーが膝立ちになると，当事者からはサイドメンバーの表情まで見えやすくなる。自身のノンバーバルメッセージにも気をつける。

▶手順11

リーダーの合図で，まず写真のような膝立ちになる（腹臥位の手順13，p200に準ずる）が，一人ずつ交互に移行する。サイドメンバー（ここでは当事者の左手側）が当事者の手首を順手（ここではサイドメンバーの右手の動き）に保持し直す。ここで手首を保持する。次に反対の手（ここではサイドメンバーの左手）を当事者の前腕に沿わせて支えながら，サイドメンバー自身が膝立ちになる。肩関節に力を加えたり，肘の上に乗ったり力をかける行為は絶対的禁止事項である。当事者の肘をサイドメンバーの両膝の間に位置するようにしてさらに肘関節を包み込むようにし，サイドメンバー自身の膝で支えるようにする。このことで手首と肘を支える。安定したときには必ずリーダーに完了の合図を送る。その後，もう一方のサイドメンバーも同じ動きをする。

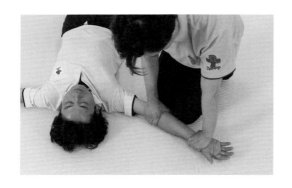

▶手順12

当事者に，この状態からの動きがいったんうつぶせになってから座っていくための動きであって心配はいらないことを説明する。ここで仰臥位から腹臥位になるために回転する方向は，リーダー（当事者の足を保護しているサイドメンバー）の頭の方向になる。この動きをサポートするために，写真では当事者の右腕のサイドメンバーがいったん45度上方に動く。このとき，まず床面を向いている当事者の手のひらを天井面に向けるように動く。このことで肩関節が挙上する動作ができるようになる。サイドメンバーは自分の膝で少しずつ当事者の肘を押して支えるようにして45度上方に動く。当事者を安定して支えることができるようになったら，リーダーに伝える。

《POINT》
当事者にとっては目的のわかりにくい動きとなるため，コミュニケーションをしっかりとることが大切である。

▶手順13

リーダーはこの場合であれば,当事者の右手側から腹臥位になることを伝える。そして,リストロックをしているサイドメンバー(ここでは当事者の左腕側のサイドメンバー)の「1」「2」「3」という合図に合わせて,サイドメンバー全員が同時に動いていく。

(当事者の左腕側のサイドメンバー)

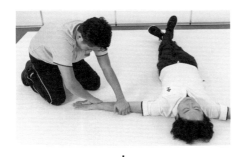

合図「1」のとき
当事者の肘もしくは手首を支える。しっかりと腕が伸展した状態となる。

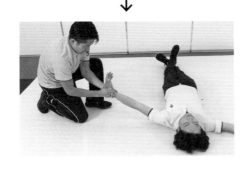

合図「2」のとき
リストロックをする。当事者の手首をサポートしたまま,サイドメンバーの手を回内していく動きとなる。

(リーダー)

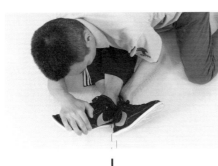

合図「1」のとき
当事者のかかとを保持する。これは,当事者が反転することを自然にサポートできるようにするためである。

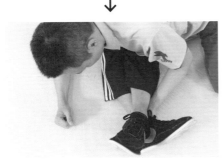

合図「2」のとき
自分の腕をずらしてスペースをつくる。

（当事者の右腕側のサイドメンバー）

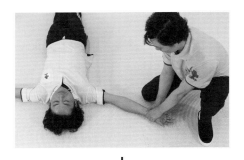

合図「1」のとき
両手で手首を保持する。しっかりと支え，腕が伸展した状態を維持する。

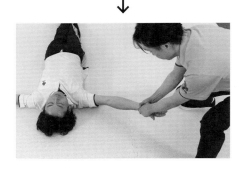

合図「2」のとき
中腰になる。このとき，当事者の腕を持ち上げて負担にならないようにする。

リストロックをしているサイドメンバー（ここでは当事者の左腕側のサイドメンバー）の合図が「3」のときには，次の写真のように移動する。

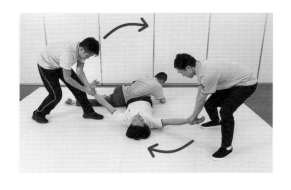

当事者の左腕側のサイドメンバーは，写真のように当事者の反対側に移動していく。また，右腕側にいるサイドメンバーは，当事者の頭の方向に移動していく。タイミングを合わせ，当事者が腹臥位になることができるよう援助する。リーダーは，上半身で当事者の足を押しサポートする。すると，当事者が反転する。

【腹臥位になるときの動きのイメージ】

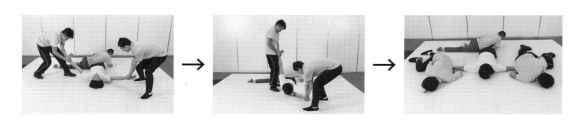

216

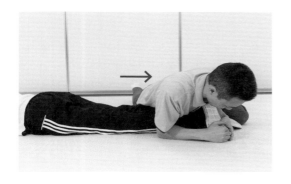

▶手順14

当事者が腹臥位になれたら,腹臥位の状態と同じ体勢になる。

リーダーは腹臥位ではすぐにかかとの上に移動する。不用意に上げた当事者の足が当たってしまわないように配慮する。

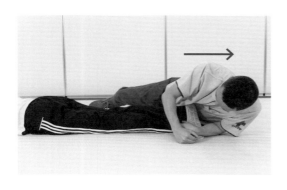

▶手順15

ここでリーダーがそのまま介入する場合には,頭部のサポートに戻る。また別のスタッフが頭部に位置しリーダーを変わるなどの判断をする場合には,足から離れる。リーダーが当事者の足から離れる際には,当事者のつま先側へ離れる。

≪POINT≫
不用意に動くことで当事者の足があたってしまったりすると,当事者の不利益となることに注意する。

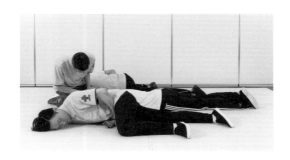

▶手順16

リーダーはこの後,説明して立位へと移行する(腹臥位でのサポート 手順13〜,p200参照)が,この途中であっても必要のない介入をしないこと。リスクアセスメントの結果,より制限の少ない方法(例えば,自力で立ってもらうこと)が取り得るのであれば,そちらが第一優先となる。

≪POINT≫
このときには,はだけた衣類を直すというような配慮がディエスカレーションの一部である。

課題と目標

課題	目標	1日目	2日目	3日目	4日目	研修中に絶対忘れないこと	後1	後2	後3
スタッフの役割を決めることができる	状況に応じて誰がリーダーとなるか,サイドの役割は誰がよいかの判断ができる	/	/	△	○	当事者にとって利益的であること	◎	☆	☆
介入の最終判断の基準を理解する	この手法を用いる場面が説明でき,リーダーとして判断を下すことができる	/	/	△	○	当事者にとって利益的であること	◎	☆	☆
当事者に対するコミュニケーションをとることができる	当事者と協働して,言語的,非言語的なコミュニケーションをとり当事者と対話できる	/	/	△	○	患者としてではなく人としてかかわること	◎	☆	☆
身体的介入技法の理論を理解する	妥当な力を利用できる	/	/	△	○	常に当事者の感覚を考えること	○	◎	☆
	抑えるのではなく支えるための方法を理解し実践できる	/	/	△	○		○	◎	☆
	・手首を維持し当事者を支える	/	/	△	○		○	◎	☆
	・十分支えてゆっくり横になる	/	/	△	○		○	◎	☆
	・妥当な力での仰臥位の保持	/	/	△	○		○	◎	☆
	・妥当な力での下肢の保持	/	/	△	○		○	◎	☆
	・ノンバーバルコミュニケーション	/	/	△	○		○	◎	☆
	禁止事項が理解できる	/	△	○	◎		☆	☆	☆
	技術を応用する方法がわかる	/	△	○	◎		○	◎	☆
	リーダーの当事者への配慮	/	△	○	◎		☆	☆	☆

△:説明を聞き理解する　○:助言のもとに行うことができる(考えることができる)
◎:単独でできる(考えることができる)　☆:他者へ教えることができ実践できる
※後1,2は,研修後に各個人で目標となる期間を定め到達するように努力してください

6. 立位から腹臥位へのサポート

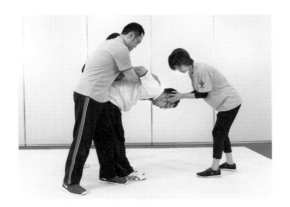

この方法は，立位から移動する（「3．立位と移動のサポート」p186参照）しかほかに代替的な方法がないと判断されて介入したものの，状況が腹臥位になることが最も当事者にとって恩恵的であると判断した場合に行う。この状態に移行する間は，緊迫した状況であることが想定されるが，リーダーは必ず当事者との言語的コミュニケーションを試行し続ける必要がある。

▶ 手順1

リーダーが，移動するよりも腹臥位になるという判断をしたら，サイドメンバーに合図をする。サイドメンバーは自分の外側の足を前に踏み出しつつ，当事者側の膝を当事者とともに床につけていく。肩が落ちないようにしっかりと支える（腹臥位でのサポート，p195に準ずる）。

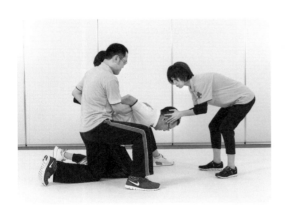

≪POINT≫
リーダーは声をかけ続けること。サイドメンバーはしっかりと支えて不快感のないようにする。

▶手順2

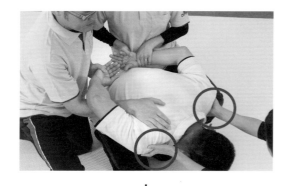

↓

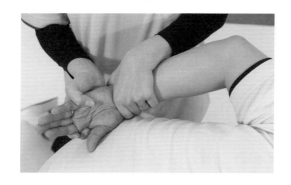

↓

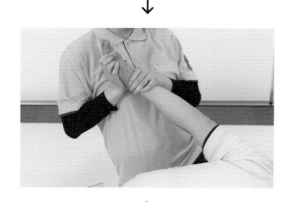

↓

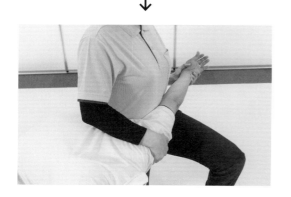

リーダーは当事者に声をかけ続けながら，サイドメンバー一人にそれぞれ合図をして，当事者の腕が伸びて腹臥位になるよう準備をする。合図があったらサイドメンバーは，当事者の肩にあった手（写真ではサイドメンバーの右手）を順手で保持する。そのままサイドメンバーは両手で当事者の腕が伸びるのを助ける。このときに当事者の肘を上げたりすると当事者の肩に負荷がかかるので，肘の位置を動かさないように注意する。当事者を安定して支えることができるようになったら，リーダーに伝える。

第2部　実践編　Ⅱ　チームテクニクス

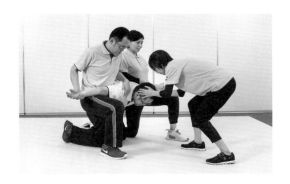

▶**手順3**

腹臥位の手順と同様に，当事者をしっかり支える。また，もう片方の腕も同様にする。

以降は腹臥位の方法（p200，手順13〜）に準じて床に寝ることができるよう助ける。

課題と目標

課題	目標	1日目	2日目	3日目	4日目	研修中に絶対忘れないこと	後1	後2	後3
スタッフの役割を決めることができる	状況に応じて誰がリーダーとなるか，サイドの役割は誰がよいかの判断ができる	／	／	△	○	当事者にとって利益的であること	◎	☆	☆
介入の最終判断の基準を理解する	この手法を用いる場面が説明でき，リーダーとして判断を下すことができる	／	／	△	○	当事者にとって利益的であること	◎	☆	☆
当事者に対するコミュニケーションをとることができる	当事者と協働して，言語的，非言語的なコミュニケーションをとり当事者と対話できる	／	／	△	○	患者としてではなく人としてかかわること	◎	☆	☆
身体的介入技法の理論を理解する	妥当な力を利用できる	／	／	△	○	常に当事者の感覚を考えること	○	◎	☆
	抑えるのではなく支えるための方法を理解し実践できる	／	／	△	○		○	◎	☆
	・肘をしっかり支える	／	／	△	○		○	◎	☆
	・肩を支える	／	／	△	○		○	◎	☆
	・肘をやわらかくつく	／	／	△	○		○	◎	☆
	・床にしっかりと伏せる	／	／	△	○		○	◎	☆
	・妥当な力での腹臥位の維持	／	／	△	○		○	◎	☆
	・ノンバーバルコミュニケーション	／	／	△	○		○	◎	☆
	禁止事項が理解できる	／	／	○	◎		☆	☆	☆
	技術を応用する方法がわかる	／	／	○	○		○	◎	☆
	リーダーの当事者への配慮	／	／	○	◎		☆	☆	☆

△：説明を聞き理解する　○：助言のもとに行うことができる（考えることができる）
◎：単独でできる（考えることができる）　☆：他者へ教えることができ実践できる
※後1,2は，研修後に各個人で目標となる期間を定め到達するように努力してください

7. 腹臥位から仰臥位へのサポート

この方法は，腹臥位の状態から仰臥位で休息をとることが最も当事者に利益的であり，なおかつ，他に代替手段がない場合に行う。

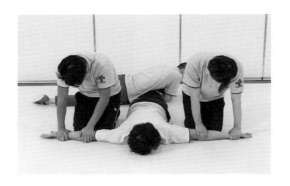

▶手順1

リーダーは当事者とコミュニケーションをとる。この時点で当事者はまだ言語的には反応できない可能性もあるが，メッセージを送ることはやめない。リーダーは必ず動作を伝えると同時に，当事者の反応にも注意を払う。

リーダーの合図で，p200の要領でサイドメンバーは一人ずつ膝立ちの体制に移行する。

ここからはリーダーの位置によってリーダーが自身の頭の方向に回転することになるため，その準備をする。

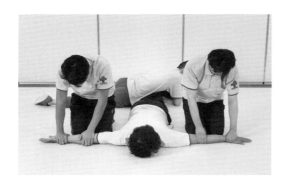

▶手順2

リーダーは当事者に声をかけながら，リーダーの頭側のサイドメンバー（写真では当事者の左腕側）が動くことを伝える。この時点で当事者の手のひらが上を向いているのを，床向きになることができるよう援助する。膝で当事者の肘をサポートしながら肩が45度程度になるあたりまで移動する。これはこの後に当事者が仰向けになるために回転することを助けるためである。当事者を安定して支えることができるようになったら，リーダーに伝える。

第2部 実践編 Ⅱ チームテクニクス

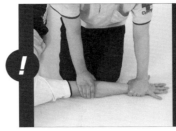
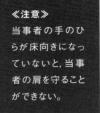

≪注意≫
当事者の手のひらが床向きになっていないと、当事者の肩を守ることができない。

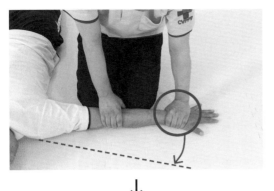

↓

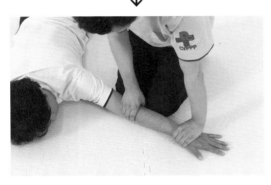

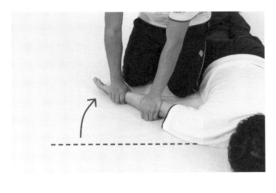

▶手順3

リーダーは当事者に声をかけつつ，リーダーの足側（ここでは当事者の右腕側）のサイドメンバーに対して準備するよう指示する。

サイドメンバーはまず，そのままの姿勢を維持しつつ当事者の腕を足方向に下がるようにサポートする。

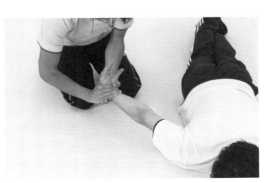

▶手順4

当事者の指先方向に移動しつつリストロックする。

両手で当事者の腕を安定して支えることができるようになったら，リーダーに伝える。ここからの動作は，できるだけ早く仰臥位になるほうが，当事者もより早く楽な体勢になることができる。

▶**手順5**

リーダーは当事者に仰臥位になることを説明し，リーダーの頭側のサイドメンバー（通常は当事者の左腕側のメンバー）に合図を任せる。腹臥位から仰臥位の場合，通常は当事者の右腕側のサイドメンバーが当事者をまたぐように移動するが，この際，当事者の左腕側のサイドメンバーの動きに合わせて移動することで自然に回転できる。リーダーとサイドメンバーは「1」「2」「3」の合図に合わせて，同時に動く。

（当事者の右腕側のサイドメンバー）

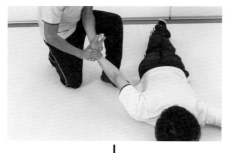

合図「1」のとき

リストロックした腕を伸展させる。このとき，リストロックしていない手（写真ではサイドメンバーの左手）は肘をサポートしてもよい。

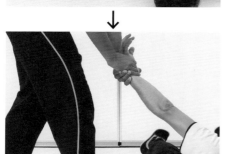

合図「2」のとき

当事者の腕を引き上げ，肩を上げていく。当事者の右肩が浮き上がらない程度に引き上げる。

（リーダー）

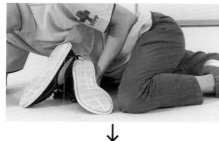

合図「1」のとき

写真のように，左手を当事者の足の下に入れ，サポートする。

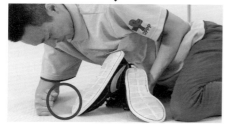

合図「2」のとき

右腕を少し前方にずらす。これはこの後，当事者の足が回転するスペースを確保するためである。

第2部　実践編　Ⅱ　チームテクニクス

（当事者の左腕側のサイドメンバー）

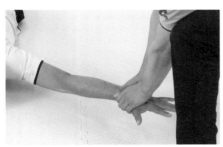

↓

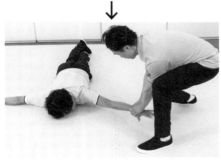

合図「1」のとき
両手で手首を保持し，当事者の指先の方向に位置する腕を持ち上げすぎないように指先方向に伸展させる。

合図「2」のとき
当事者の腕が当事者の頭方向に回っていくことをサポートするよう準備する。

合図「3」のときには，次の写真のように移動する。

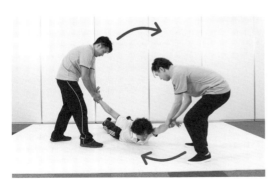

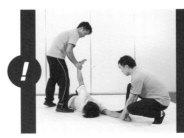

≪注意≫
右腕側のサイドメンバーが先に動くと，回転時に肩に負担がかかることに注意する。

▶手順6

当事者が仰臥位になったら，リーダーは次の写真のように動く。

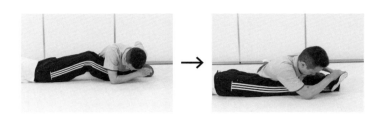

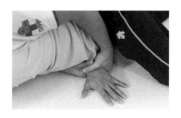

また，両サイドのメンバーは，当事者の手のひらが床に向くように動き，手首をサポートする。

動きが完了すると，次のような写真の形となる。

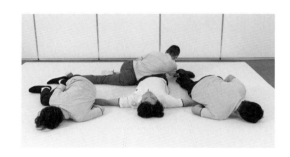

当事者が仰臥位になったら，すぐに仰臥位での方法（p213，手順10参照）と同じ体勢になる。仰臥位では当事者の腕が伸展した状態を維持することで当事者の肩や肘に余計な力が加わることなく，支えることが可能になる。当事者が不安定にならないように支える。

リーダーは仰臥位になったらすぐに当事者と対話し，当事者が希望をもてるように話をする。リーダーは仰臥位での位置に移動する。ここからは当事者が可能な限り早く座位になるなど，最も楽な姿勢になれるようにつとめる。

8. 座位でのサポート

この方法は，立位から移動した後に座って休息したり，あるいは対話するための方法であるが，この方法が最も恩恵的であるということが前提であり，当事者がすでに回復している場合にはこの手順に従う必要はない。

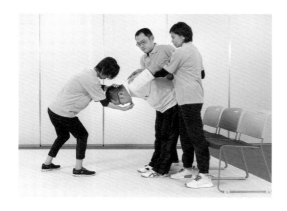

▶手順1

リーダーは当事者が安心できるように声をかけ続ける。状況を説明しつつ，当事者の感覚で周囲が理解できるように，いすの位置などを詳細に説明し，当事者に安心してもらうようつとめる。

当事者が自身の足にいすを感じるところまできたら，そのままゆっくりと座ってもらうように声をかける。当事者にはゆったりと深く腰掛けてもらうとよい。

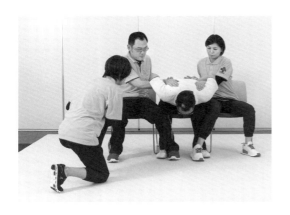

▶手順2

サイドメンバーは，当事者がいすに座ったら当事者の足をサポートする。

リーダーはパーソナルスペースを保ちつつ，ディエスカレーションに適切な場所に移動する。このときは通常，攻撃線を考慮した位置を考える。利き腕側に位置することが多い。リーダーがこの後当事者と話をすることが基本であるが，当事者にとって最適な人物があたる（当事者にとってであって，スタッフにとってではない）。

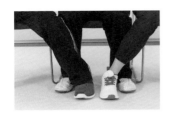

足のサポート方法①

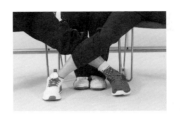

足のサポート方法②

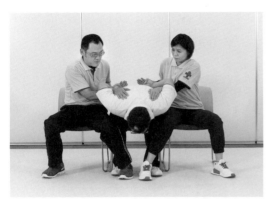

▶手順3

リーダーはすぐに当事者の身体が起きることができるように伝える。サイドメンバーは，速やかに当事者の身体が起きるのを手伝う。

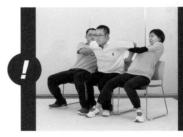

≪注意≫
写真のような姿勢だと，当事者を安定して支えることは難しい（横から見た形）。

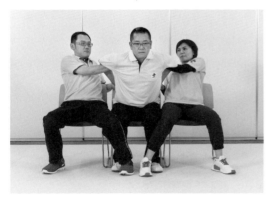

▶手順4

リーダーは当事者に声をかけながらサイドメンバーに指示する。サイドメンバーはリストロックの状態のまま当事者の手首が前に来る状態で肘をサポートする。

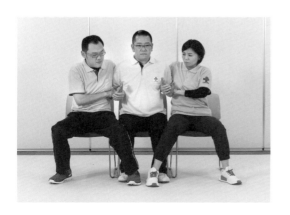

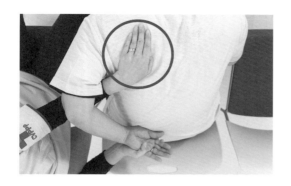

サイドメンバーは，当事者の肩にある手を肘から抜く。

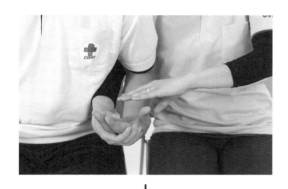

リストロックしている手はそのままにして，当事者の手首が身体の前に出る。当事者の外側にある手で当事者の手首を順手でサポートする。

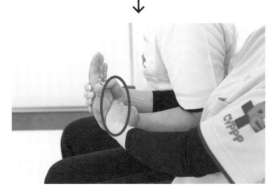

≪POINT≫
当事者の手首は，当事者の手のひらとサイドメンバーの第5指（小指）が重なる場所でサポートすると，当事者の手首を過屈曲することなく，安全にサポートできる。

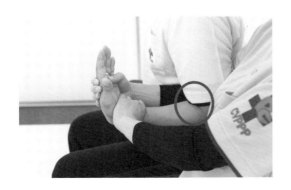

当事者の肘をサポートする。
当事者の手首が屈曲しすぎないようにするためには，当事者の橈骨遠位端をサポートする。状況に応じて肘を十分にサポートする。

▶手順5

リーダーは言語非言語で当事者が安心できるように話をするが，ここからは当事者が最も楽な姿勢であるように配慮する。

≪POINT≫
一つ一つの動作に対して全員がディエスカレーションを行う。リーダーは話をしながら次に移行する。

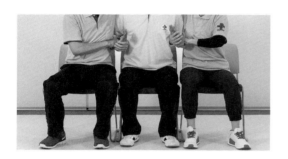

▶手順6

サイドメンバーが足を外す。

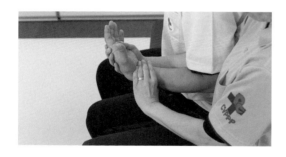

▶手順7-①

さらに楽な姿勢のほうがよいと判断したら，リストロックしている手を離す。
当事者の手首が回転するよう援助する。

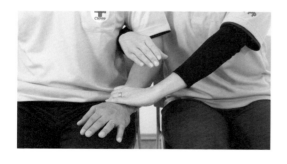

▶手順7-②

当事者の手のひらを，当事者の膝の上に置く。
離した手で，自分の手首を持つ。

第2部　実践編　Ⅱ　チームテクニクス

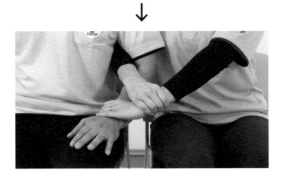

≪POINT≫
当事者にとって妥当な力が維持できるように，肘のサポート，手首のサポートなどは変化させる。決して一律に力をかけるようなことをせず，むしろ当事者を信頼しているようにメッセージを出す。

▶手順8-①
サイドメンバーが傍らにいる必要がなくなったと判断したら，リーダーはその旨を当事者とサイドメンバーに伝え，離れる。ただし，必ず近くで見守っていることを伝える。

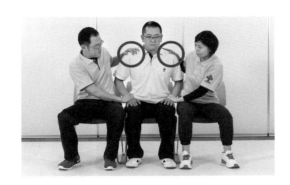

▶手順8-②
次に，自分の手首を保持していた手を離し，当事者の肩に置く。肩にはこれからも味方であるというメッセージが伝わるように非言語的メッセージに注意する。

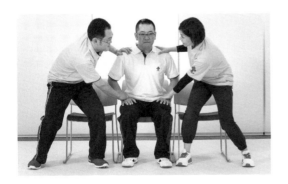

▶手順8-③
サイドメンバーは同時に当事者から離れる。

≪POINT≫
この方法はあくまで手順として示しているが，当事者の反応によってはすぐに離れることもある。また逆に，途中で再燃した場合などは手順を戻す形で対応する場合もあり得る。

231

9. スタッフが交代してサポートを継続する方法

スタッフの交代についても，同一の手法を取り続けることが最も当事者に恩恵的であり，他に代替法がないことを前提としている。サイドメンバーの状況によって，スタッフが交代することでその環境が安定する場合もあることを，適切に判断する。

【腕の場合】

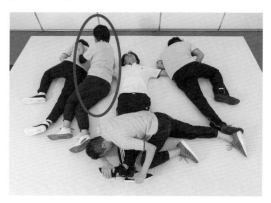

▶手順1

リーダーは当事者と対話をすると同時に，交代するスタッフが動いていることを話し安心してもらえるように努める。
交代するスタッフは，サイドメンバーと当事者の間に入る。

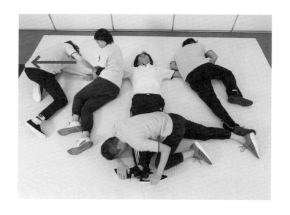

▶手順2

交代するスタッフは，代わるサイドメンバーの背中を軽く触れるなど合図し，タイミングを合わせる。

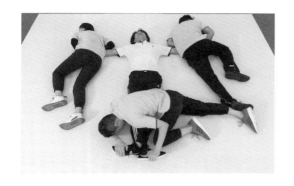

▶手順3

代わるサイドメンバーは，当事者の指先側（攻撃線の外側）へ移動し，その場から離れる。
交代するスタッフは，代わるサイドメンバーの動きに合わせて移動し，上肢をサポートする。

【足の場合】

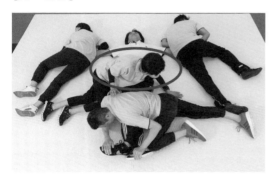

▶手順1

リーダーは当事者に対して話をする。同時に，交代するスタッフがリーダーの反対側上方から入って交代する。リーダーは，交代するスタッフに合図を送るなどしてタイミングを合わせる。

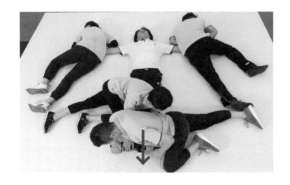

▶手順2

代わるサイドメンバーは当事者のつま先側へ移動し，その場から離れる。
交代するスタッフは，代わるサイドメンバーの動きに合わせて移動し，サポートする。

≪POINT≫
場合によっては下肢をサポートするのに複数名が必要になることもあるが，当事者の声を聞くことで，まずは安心してもらい，楽になってもらう。このことが最も安全な環境をつくるということを意識する。

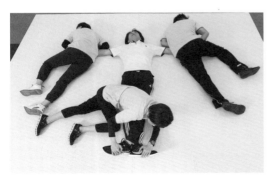

【4名でのサポート】

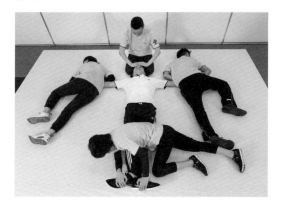

4名でサポートが必要なときは，頭部のサポートも必要と判断される場合である。
最もディエスカレーションに適したスタッフがリーダー役となる。

【2名での足のサポート】

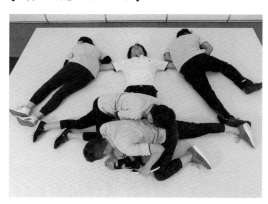

4名でサポートが必要な場合で足のサポートが2名必要な場合，写真のようになる。大腿側のサイドメンバーは大腿をしっかり抱え，サポートする。

いずれの場合も，介入する人数が増えるほど当事者にとっては負担も大きくなる。
リーダーは十分に配慮し，ディエスカレーションをすること。

10. 仰臥位からの移動のサポート

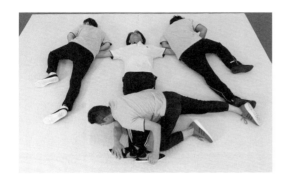

仰臥位から立位になる際（p213【立位までの体位変換】）には，いったん腹臥位になってから座位，立位へと移行する。しかし腹臥位になる必要もなく，当事者にとってはそのまま座位になるほうが負担も少なく恩恵的である場合もある。もちろん，何の手順もなくただ座位になることを援助するだけでよいのであればそう判断する。この方法は，そのまま座位になってもらうことは可能であるが，まだ完全にリスク増強因子が除去されたとはいえず，立位から移動までについては今しばらく身体的なサポートを必要とすると判断された際の，立位になるまでの手順である。

リーダーは，①移動が可能である，②他の場所に移ることが最も当事者に利益が大きい，③歩行の際にはサポートが必要であるが腹臥位になる必要はないというアセスメントに基づいてかかわるようにする。また，立位までの体位変換の方法を選択する際には，当事者にとって最も負担が少なく安心できるサポート方法となるようつとめる。

リーダーは必ずコミュニケーションをとり続けた状態で，当事者に次の動きを話す。同時に安全を保障し，心配のいらないことを伝え，次につながる希望がもてる内容を話し，協働するようつとめる。さらに，サイドメンバーが動くときには必ず状況を伝え，不安の除去を行うようにする。

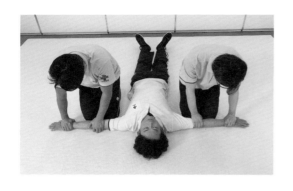

▶ 手順1

リーダーは当事者に声をかけつつ，サイドメンバーに指示を出す。サイドメンバーはリーダーの合図でまず写真のような膝立ちになる（腹臥位の手順，p200に準ずる）。安定したらリーダーに合図をする。

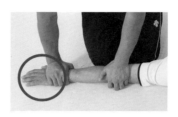

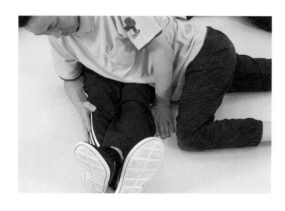

▶ 手順2-①

両サイドのメンバーが膝立ちになったら，リーダーは当事者の頭のほうに移動する。移動することでさらに当事者と対話がしやすくなる。次の手順に移行するか，待つか，あるいはいったん戻るかについて当事者と話し合いながら決定する。リーダーはコミュニケーションをとり続け，当事者に安心感をもってもらうようつとめる。移動可能と判断した場合は，当事者のつま先をサポートしていた手は離し，当事者の足に自分の腕を添わせる。このことで当事者の膝に力を加えることをしないようにすることができる。

≪POINT≫
ここでは当事者は十分に対話ができる状態であるから，当事者との対話を欠かさないようにする。

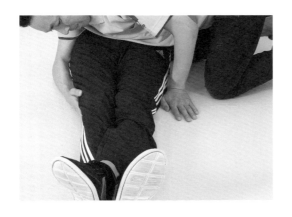

▶手順2-②
肘をついている手(ここでは右手)に体重をかけ，自分を支えながら起き上がる。決して膝を上から押すなど当事者が不快に思うことはしてはならない。

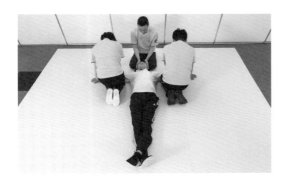

▶手順2-③
自分の前腕で自分の顔から腹部を保護しながら当事者の頭側へ離れる。
当事者の頭部へ移動し両側頭部を膝の先端に当たるようにして保護し，またやわらかく手のひらを額周辺に置きながら，当事者に声をかける。

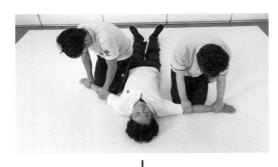

↓

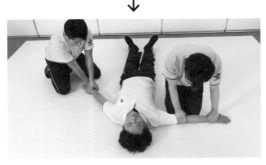

▶手順3
リーダーはサイドメンバーに指示する。サイドメンバーは起き上がることをサポートする位置に移動する。そのままの姿勢を維持しつつ当事者の腕が足方向に下がるように移動する（腹臥位から仰臥位へのサポートの手順3，p223に準ずる）。
足方向に下がったら当事者の手首を両手で支える。

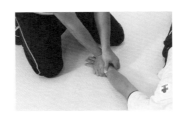

手の持ち方を確認

↓

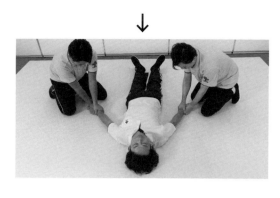

反対側のサイドメンバーも行う

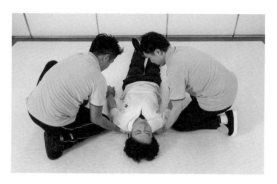

▶**手順4**

サイドメンバーは当事者側を向き，当事者に近い手で肩を支える。

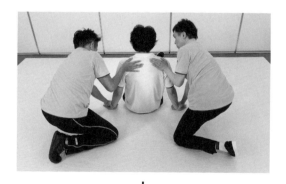

▶**手順5（サイドメンバー）**

リーダーの合図で，サイドメンバーは当事者の足先に向きを変えながら，肩に添えた手で当事者が起き上がることをサポートする。

≪POINT≫
当事者に伝わるメッセージに注意する。相手の手首を持っている力は弱く，自分の手首を持っている力は強くするが，このときに当事者から伝わるメッセージを読み取り，力加減を変化させ妥当な力を維持する。当事者が安心感をもてるようにかかわる。

↓

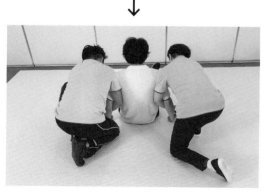

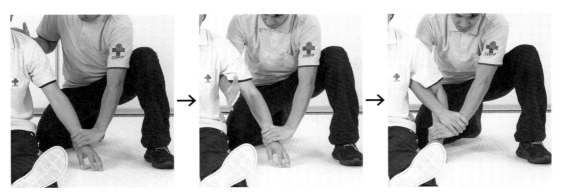

前から見ると…

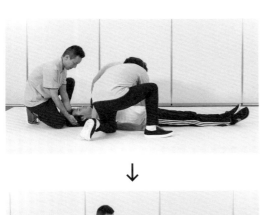

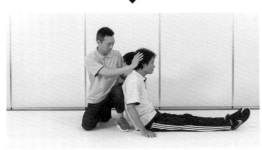

▶ **手順5（リーダー）**

リーダーは両手で側頭部を保護しながら，当事者が起き上がる動作をサポートする。当事者の身体が起き上がったら，当事者に対して横を向く。当事者側の足を立てて背中を支える。
当事者が起き上がるときは頭部の保護が目的であり，頭部を引っ張ったりしてはいけない。

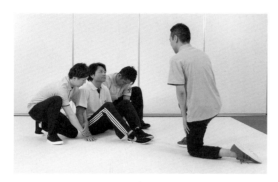

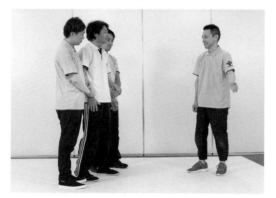

▶ **手順6**

サイドメンバーは当事者が座位になったら，肩に添えていた手で当事者の脇を支える。脇を支えた手でサイドメンバーの自身の手首を持つ。当事者の反応によっては当事者の肘をサポートする（エスコート，p185，手順2に準ずる）。このときにリーダーは，当事者の前に少し離れて立って対話しながら立ち上がるための合図を送る。

≪POINT≫
移動方法は当事者の状況に合わせ，チームテクニクスの移動，またはエスコートにするかをリーダーは判断する。

第3部 研修にあたって

CVPPP研修の運用と管理について

一般社団法人日本こころの安全とケア学会設立とその経緯

1）日本こころの安全とケア学会について

　CVPPPが開始される以前，精神科医療における暴力を扱った日本語の書籍はほとんどなく，中尾編（1984）やTardiff（1989，木戸監 1992）くらいでした。このため，CVPPPは開始とともに注目され，開発者からも多くの報告をしてきました（下里・松尾 2004，松尾 2006・2018，下里 2004・2008・2009・2011・2012a・2012b・2018，下里・木下 2016）。この間，CVPPPの管理団体は「包括的暴力防止プログラム認定委員会」であり，この委員会の規定に基づきCVPPPトレーナーやCVPPPインストラクター（以下，本章ではトレーナー，インストラクターとのみ表記されているものは，CVPPPトレーナー，CVPPPインストラクターを指します）の認定を行ってきました。

　しかし，任意の団体ではその運営に限界があり，社会的な要請に応えるためにも組織的な改革が必要となってきました。また，CVPPPの実践からは，ケアとしてのCVPPPがCVPPP，という本質が際立って明瞭になってきました。そうであるならば，CVPPPだけを運用する団体ではその先に当事者と共創する未来はなく，より広い意味でのケアのあり方を模索することが求められてきたのです。そこで2018年5月に包括的暴力防止プログラム認定委員会の委員を中心にして「一般社団法人日本こころの安全とケア学会（Japan Academy of Safety Care for Mental Health：JASCMH）」を立ち上げることとなりました。この学会は，幅広くさまざまな領域におけるケアのあり方を探求するものです。

　第1回学術集会は「伝承と発展」をテーマに，2018年12月に北野進（東京都立松沢病院・看護師長）学術集会長により東京都立松沢病院で行われました。地域精神保健福祉機構コンボ（COMHBO）にも協賛していただくことができ，パネルディスカッションではコンボ共同代表の宇田川健さんにもお話しいただきました。また杏林大学の長谷川利夫教授にも法の下の平等という視点から，CVPPPのリスクと可能性についてもご指摘いただくことができました。この学会の進むべき道は透明性，客観性（長谷川 2016）が高く，当事者をはじめとするさまざまな団体と共創できる，CVPPPの運

営を目指すものであることが改めて示されることとなったと考えています。

現在，CVPPPの研修については，学会内に設置されたCVPPP研修管理委員会により企画運営されており，各種認定については理事会内に設置されたCVPPP認定委員会により行われています。このため，各種規則や研修情報については，一般社団法人日本こころの安全とケア学会ホームページ（http://jascmh.starfree.jp/）を参照してください。また，CVPPP研修のみならず，ケアの方法を探求する学会へ，是非ご入会ください。

2）CVPPP研修に関連した学会組織

①理事会

CVPPPの質を高めるため，CVPPP研修管理委員会の運営する各種CVPPP研修についての業務執行の決定を行うとともに，理事会内に設置されたCVPPP認定委員会により，トレーナーやインストラクターの認定業務を行っています。

②CVPPP研修管理委員会

CVPPP各種研修の運営のための各種細則の制定，管理運営を行っています。

③学術委員会

CVPPPのエビデンスの構築のため，JASCMHの学術誌の発行とCVPPPの運用に関する調査業務を行っています。

④能力開発委員会

会員の資質向上のため，CVPPPに限らずケアとしての理論，あるいは技法に関する研修会を開催しています。

⑤事務局

トレーナーやインストラクターの名簿管理，また認定証の発行などを行っています。

3）CVPPP研修で得られる資格

現在，CVPPPには，
① CVPPPトレーナー（自分の施設内で伝達可能な資格）
② CVPPPインストラクター（他の施設でも伝達が可能な資格。インストラクターは学会に入会することが必須の条件になります）
の2種類があります。

4）CVPPP研修の種類

CVPPPの研修についての運用規則は，よりよい運営のために更新されることがあります。最新の情報は学会ホームページで確認してください。以下は2019年9月現在での運用方法の概要です。

① CVPPPトレーナー養成研修

トレーナー養成研修の開催主体は，病院主催のもの，日本精神科看護協会など団体主催のもの，国や自治体の事業の一環として行われるものなど形態はさまざまですが，4日間1日6時間合計24時間の研修プログラムが基本構成となっています。この研修を受講することにより，トレーナーとして登録できるようになります。また研修では，原則としてこの書籍が標準テキストとして使用されますので，1人1冊が必携となりますが，トレーナー籍登録者には学会より練習のための映像資料が提供されます（別途費用がかかります）。

② CVPPPフォローアップ研修

トレーナー研修を受講した方が知識や技術を確認しながらケアとしてのあり方を復習します。通常は1日のコースになっています。開催主体は病院が主です。

③ CVPPPステップアップ研修

この研修はトレーナーやインストラクターとして活動しているなかで，他の方への伝え方，あるいはインストラクターを目指して研修の運営についても学びたいという方のためのコースです。開催主体は病院が主です。

④ CVPPPインストラクター研修

この研修はCVPPPインストラクターを目指す人がインストラクターとしての資質

を高めることを目的とし，またこの研修の成果でインストラクターとしての実技評価を行っています。開催主体は病院が主です。

⑤ CVPPPインストラクターフォローアップ研修

この研修はインストラクターがインストラクターとしての資質を維持，向上することを目的とする研修です。開催主体は病院が主です。

5）インストラクターを目指すには

まずは十分にCVPPPについて学習を深め，施設で伝達してみてください。十分伝達することに習熟し，かつ認定課題論文に合格すると，インストラクター研修を受講することができます。その後審査に合格すると，JASCMH理事会内に設置されたCVPPP認定委員会によりインストラクターとして認定されます。詳しくは学会ホームページで確認してください。

2 CVPPPトレーナー養成研修における注意事項

1）トレーナーとして認められるためには

　この研修会を終了後，トレーナーとして認められるためには学会のトレーナー籍への登録が必要です。登録には個人情報を提出していただかなければなりませんので，トレーナー籍登録についての承認が必要になります。登録されない場合にはトレーナーとして活動していただくことはできません。トレーナー籍登録者には認定証を発行することができます（有料）。また特典として，練習用動画を購入できます（有料）。この費用は研修主体によって扱いが異なります。参加費に含まれる場合と別にお支払いいただく場合などがあります。申し込みの際にご確認ください。

2）CVPPPトレーナー養成研修の留意点

　CVPPPトレーナー養成研修では，次の点に留意して受講してください。

①CVPPPトレーナー養成研修では本書が必須となります。

②研修は4日間で，1日9時から16時の6時間，合計24時間を基本のカリキュラムとしています。研修主体によってはこれ以上の時間が使われることがありますが，追加部分は付加的なプログラムになっていますので，トレーナーとなるために必要な課題はどの開催場所を選んでいただいても均質です。付加的なプログラムがどれにあたるかについては各開催主体にお問い合わせください。

③この研修では次のようなことをします。

- 4日間の研修はPerson-centeredなケアのあり方を探求することが主目的です。身体介入技術を練習する間もそのことを忘れないでください。本書に収載している演習課題やワークシートはこれを達成することを助けるツールです。ただし，すべてを研修中に使用するとは限りません。担当インストラクターに任されています。演習課題等を施設で行ってみたいという場合には編者にお問合せください。

- トレーニングでは身体的な技術の練習があります。練習を通じて考えることは

身体的な介入をすることについての考え方，哲学を理解することです。この理解が十分でない場合には方法を習得しても手技を利用すべきではありません。重要な練習になりますので運動を行うことに懸念がある場合には必ず事前に相談が必要です。

- トレーニング中は原則として，男性，女性が分かれてトレーニングを行います。やむを得ず接触を伴う場合も想定されますが，強制ではありませんので，不快と感じられることがあれば遠慮なく申し出てください。
- 一見すると身体介入の演習が多いように感じられると思いますが，身体介入を通してもPerson-centeredなケアのあり方を探求します。疑問に思われたらすぐにインストラクターに質問してください。
- 身体介入は本来すべきものではありません。だからこそ一つ一つの動作のなかに丁寧なコミュニケーションを心がけなければなりません。このプログラムでの身体介入技術の演習中は，必ずどのようにコミュニケーションするかも演習してください。これがないままに行われる身体介入技術は，CVPPPのチームテクニクスの理念から外れたものです。
- CVPPPトレーナー養成研修の受講後，トレーナーとして各自の施設で伝達すること，あるいは実際に適用することについては各自の責任となります。4日間での課題を確認し，演習を行ってください。
- 研修では心地よいケアとしての気配りや労りを追求します。危険な行為については，研修中は絶対に行わないようにしてください。

④CVPPPトレーナーの責務（ミッション）と心得

○CVPPPトレーナーの責務：CVPPPトレーナーは以下の活動をします。

- 所属施設での研修・学習会等を実施します。CVPPPトレーナー養成研修などの研修においてはインストラクターの指導のもとCVPPPの普及を図ります。
- 臨床の場を通じて，CVPPPの普及を図ります。
- CVPPPトレーナー養成研修で学んだCVPPPの理念・技術・知識を臨床の場で活用します。
- 当事者，専門職者などすべての人のこころの安全を守ることのできる環境づくりを目指します。

○CVPPPトレーナーの心得：CVPPPトレーナーは以下のことを守ります。

- CVPPPはどのようなときでも当事者を第一に考え守るものでなければなりません。身体介入の際には当事者に最大限の敬意を払い，最も不利益が少ない方

法でケアを行うことを心がけます。
- CVPPPトレーナー養成研修で行った以外のことを，所属施設の研修・学習会等において他者に伝えません。
- CVPPPの手技・技術として利用する際には，研修で行ったこと以外のことをしません。
- 手技・技術の習得のために，継続した練習を行います。
- 臨床の場や研修の場において，性的発言や不誠実な言動のほか，当事者のみならず職務上かかわるあらゆる人を不快にするような言動を慎みます。

これからCVPPP研修を行う方への
メッセージ

独立行政法人国立病院機構やまと精神医療センター
副看護師長　牧野英之

この本を読んでいる人のなかには，包括的暴力防止プログラムトレーナー養成研修（以下，研修）を受講していない人や，すでに研修を受講しトレーナーやインストラクターをしている人もいると思われる。ここでは，トレーナーやインストラクターとして研修を行うにあたってのいくつかのポイントをあげておきたい。

研修終了後に継続していこうと思える研修の工夫

暴力に対応するためには，適度な自信が必要とされている。そのため，研修をする側の目標は，受講生の暴力に対する自己効力感を向上させることである。研修では多くの時間を使ってブレイクアウェイやチームテクニクスの手技の練習を行っている。当然，トレーナーが手技の指導を行い，受講生の手技の習得を図ることは重要である。しかし，研修中に受講生が完璧に手技を習得しても，研修終了後に練習を行わなければすぐに忘れてしまうであろう。そのため，受講生が研修終了後もCVPPPに取り組みたいと思えるようにする研修の工夫が必要である。

例えば，研修中にトレーナーが「この手技は違う」「もっとこの手技はこのようにしないといけない」などの指導ばかりを行っていては，受講生の暴力に対する自己効力感は向上しない。できているところは褒めたり，受講生に当事者役を体験してもらい当事者の立場になって安全安心な手技について考えてもらうなどの伝達方法の工夫を行

インストラクターの声①

インストラクターの声①

い，受講生のモチベーション向上を図る必要がある。

　また，研修でロールプレイを行う場合，当事者役を演じるトレーナーが力任せに暴れまわり，振り返りで受講生から「やっぱり対応が難しい」「もっと力が必要でした」などの発言が出たときには，トレーナーとしては反省しなければいけないと思う。ロールプレイでは，各受講生に何を学ばせたいかを考え，それに応じたロールプレイを提供する必要がある。そして，受講生が適切に対応できるように工夫をし，CVPPPは実践でも有効であり，今後も練習を自主的に取り組んでいこうと思えるようにすることが大切である。

多くのトレーナーが研修に携わることができる体制づくり

　施設内に研修を受講したスタッフが少ない場合には，受講したトレーナーが中心になり，その他のスタッフに伝達する必要がある。しかし，施設内に研修を受講したトレーナーが徐々に増えてくると，特定のスタッフのみが研修に参加し続けるような体制ではいけないと考える。研修に参加していないトレーナーにとっては，「CVPPPはあの人たちがしているもの。自分たちには関係がない」と思うことにつながってしまいかねない。そのような雰囲気になると，施設内での普及は難しくなってしまうと考えられる。CVPPPは，施設のなかで一人のトレーナーが理解・習得していても効果を発揮することは難しく，なるべく多くのスタッフが理解・習得するとことが必要不可欠なものである。

　このようなことから，多くのトレーナーが研修に携わることができる体制をつくることが，施設内でCVPPPを浸透させるために必要である。各施設は，研修受講したスタッフを増やすことも必要であるが，研修でトレーナーとして活動できるスタッフを増やすことも目標にしていくことを忘れてはならない。

実践での学びを伝える

　私は研修を受けて間もない頃，当事者の方がドアを蹴っている場面を経験した。私がふいに「ドアを蹴ったらダメ」と言って行動を制止しようとすると，当事者の方は私に攻撃を向けてきたことがあった。このときの私の反省は，蹴っているという行動だけに注目してしまい，「援軍として助けに来た」という姿勢を忘れてしまっていた点である。この姿勢は一番大切なCVPPPの理念であるが，頭で理解していても，とっさのときには本当に難しいものだと実感した。

　他にも実践で多くの失敗を経験しているが，私はこのような実践での失敗談を研修中に必ず受講生に話すことにしている。このような失敗は実践での活きた学びであり，講義だけでは伝わりにくいことも受講生には理解がしやすいと考える。このように，研修を行うトレーナーは，自分の経験談を通して実践での学びを受講生に伝えていってほしい。

インストラクターの声①

CVPPPを導入することと その効果の表れ

東京都立松沢病院　看護コンサルテーション室
看護師長　精神看護専門看護師　北野進

インストラクターの声②

なぜ高めることができたか

　CVPPPのインストラクターに認定され，認定委員のレジェンドの皆さんと一緒に研修講師を務める経験を積んできた。そして，院内外におけるトレーナー養成研修の企画運営を行えるようにもなった。また，年度末に行われていたインストラクター研修会で他施設のインストラクターの皆さんと親睦を深めてきた。表面的に見れば，トレーナー研修運営に関する情報を得て，経験を積み，レジェンドの皆さんからインストラクターとしての能力を高めていただき，独り立ちさせてもらったような…，暖簾分けした松沢支店を開いたような印象をもつかもしれない。

　しかし，この経過のなかには，自分が周りの人や環境からさまざまな影響を受け，人として，精神科看護師として，大きく変化，高められたことはいうまでもない。ただ，なぜ高められたのか…。自分の動機，そして継続的に具体的な目標をもつことはいうまでもないが，関係組織と相談，調整を繰り返しながら，苦労して研修開催準備を行う。さらに，研修講師として自らの知識・技術と教授法を自己研鑽し，講師として準備してきたことなどのプロセスがインストラクターとしての能力向上，人間的成長，そこから魅力のある看護師（？）へ導かれたのではないかと考える。

「ひと」による変化

　ここで本来述べたいことは,「CVPPPを導入することとその効果」に関連することであるが, 私が最も述べたいのは, 導入方法やその効果はどうであったかというものよりも, 上記で述べた研修開催や導入までの準備, 自己研鑽と苦労などの自らの準備性についてしっかり取り組んできた「ひと」についてである。そういう準備をしっかり行った「ひと」は, 少々困難なことが起こっても, ビジョンが揺れない。責任感や使命感を高くもち, 人を引き付ける, 動かすことができるリーダーではないかと考える。つまりは, 導入までの過程で「ひと」が育つ, または重要なポイントとなるということである。反対に言えば,「ひと」が育たなければ導入は難しいということである。そして, 導入した効果においても, その「ひと」が現場にいて, リーダーシップをとって継続的に活動することによって, 必ず現場に変化をもたらすことである。「ひと」がおらず, トップダウンで導入したとしても, 導入当初だけで時間とともに衰退し, 人事で人も変わると何も残っていない状況になる。

　当院の精神科救急病棟にも, 約1年前, その「ひと」が人事で配属になった。半年経過した頃から,「ひと」によるポジティブな変化が表れ始めた。1年程度経過すると, 看護師, 医師の意識が少しずつ変化してきた。どのような化学反応が起こったのかというと, これまでの病棟における安全管理を優先した管理的な精神科医療マネジメント(!?)から, パーソン・センタード（利用者中心）の考え方を中心に「ケア」するということへ変化したのである。CVPPPの「ひと」によって, スタッフ個人, さらに病棟という組織へ, 本来, 我々がもつべき「ケアする」という視点で, 攻撃性の高まった患者への専門的なケアを探求し実践する組織へ変化していったのである。

　私自身も現在進行形でインストラクターとして驕らず, いわゆるここでいうCVPPPの「ひと」というものを極めていきたいと考える。ともに極めていきましょう!!

インストラクターの声②

インストラクターとして，CVPPPにどう取り組んでいるか，CVPPPをどう利用しているか

塩田会訪問看護ステーション
柿沼紀子

インストラクターの声③

インストラクターとしての取り組み

　私が以前勤務していた病棟で起こる暴力事故の原因を確認したところ，特定の人に対する積り積もった恨みや幻聴，幻覚，妄想といった精神症状に起因するものよりも，患者さん同士の小競り合いや大きな声，不快な言動行動から，暴力に発展することが多くありました。

　私は，暴力事故を未然に防ぐとともに，その損害を最小限にすることが，インストラクターとして担う役割であると認識しています。

　CVPPPでは，ブレイクアウェイやチームテクニクスの手技の確実な習得も重要ではありますが，リスクアセスメントを行い，物理的にも情緒的にも安全・安心な療養環境の提供を行うことも重要であると考えています。そのため，スタッフのディエスカレーション技術の向上のための研修会参加の推進と，病棟を安全・安心な療養環境を守る担当を決め，暴力事故防止だけではなく，安心できる療養環境の提供を第1に考えてきました。

インストラクターの声③

どう利用しているか

　病棟スタッフ32名中9名がトレーナーであり，病院においてもCVPPP自主練クラブ（2回／月）を結成し，トレーナー以外でもCVPPPを学んでいるスタッフが増えてきました。これにより，ディエスカレーションの重要性が理解され，患者さんに穏やかに過ごしていただくことや，言語的介入によりクールダウンしていただくことができるようになってきたと感じました。

　また，小競り合いの発生時等，速やかに物理的距離をとる必要があるときや興奮してきた時点でエスコートの技術を使えるスタッフが増え，介入が洗練されていきました。

　病棟の現場では，リスクアセスメントの視点，ディエスカレーションの習得，エスコート技術が最も大切にしていきたいことだと考えています。

インストラクターになっての自分の変化

独立行政法人国立病院機構花巻病院
看護部　荒川亮

インストラクターの声④

理解が深まるきっかけ

　私がインストラクターになったのは約10年前になります。当初，自分の施設内ではCVPPPは一部にしか普及しておらず，大部分の職員が「CVPPPって何？　役に立つの？」といった印象を抱いている状態でした。そのなかで私は，自身がつとめている病棟に新しく配属されてきた方へ講義を行うことが多かったのですが，今思えば，当時は"スライド資料を読んで聞かせている"といった講義だったような気がします。そのため，自分自身が本当にCVPPPの理念を深く理解し，伝達することができていなかったのではないか，また，学んだことを実際にケアする場面で十分に活かすこともできていなかったのでないかとも思い出されます。

　しかし，当院で院外受講者を対象としたトレーナー養成研修会を開催することが初めて決まったときには，自分がインストラクターとして伝達することで，受講者に基本理念を本当に理解してもらえるのか，なぜこのような研修会が必要とされているのか，などと考えると，今までと同じ気持ちや意識では不十分なのではと疑問に思うようになりました。そこで私は，それまで以上に講義資料やテキストを熟読し，介入技術や伝達技術のスキルアップに努め，さらに復習したことを自分の目の前のケアに活かすことを強化しました。

　すると，『資料で伝えていることは実際のケアの場面ではこうい

うことだったんだ！』という発見を繰り返し，次々と実感し始め，自分のなかでCVPPPについて理解が深まっていったように思えました。トレーナー研修を繰り返すたび理解が深まり，現場で反映され，そして伝達する力がつき，さらに看護実践のスキルアップにつながっていると思います。

個々の状況に合わせたアセスメント

　このように，私がインストラクターとして活動を重ねるたびに『暴力防止』の観点のみならず，普段の生活において患者さん一人一人の些細な変化や病状の変化などあらゆる面での視野の幅が拡大し，今まで単に病気の症状だからとだけ見ていた傾向が強かったのが，患者さんの症状の誘因は何なのか，どのような状況で悪化しているのか，どうケアすれば安心してもらえるか等々，一人一人の状況に合わせたアセスメントやマネジメントを徹底するようになり，より多くの視点で物事をとらえることができるようになりました。

　また，コミュニケーション方法においても，患者さん中心とした会話をすることが優先され，それらを実践することで『Person Centered』のかかわり方を常に考え，行動することができるようになったと思います。

インストラクターの声④

補足編

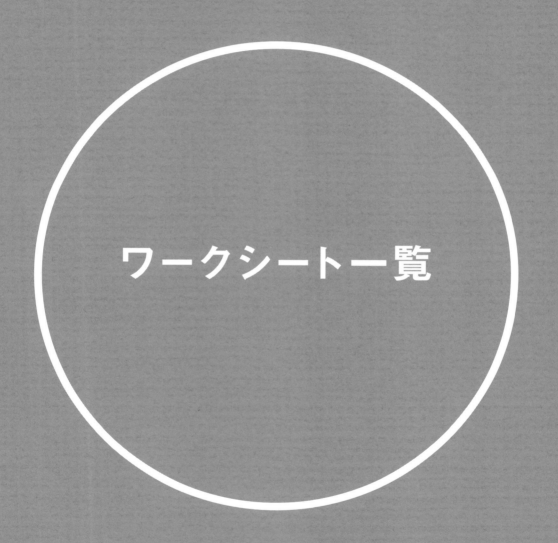

ワークシート一覧

CVPPP課題　シート　　　　　　　　講義，ブレイクアウェイ演習

日時　　年　　月　　日

トレーナーコース
コース開催地：＿＿＿＿＿＿＿＿＿＿＿＿　　インストラクター名＿＿＿＿＿＿＿＿＿＿
ブレイクアウェイのペア　　　　　　　　　　チームメンバー

1) 講義編（演習）
講義内で行った演習について気がついたこと
＿＿
＿＿
＿＿
＿＿

2) 課題1　ブレイクアウェイそのあとに
この課題はブレイクアウェイのあと，エスコート習得後の接近の方法として考えて演習してください。

あるスタッフが攻撃されたのでブレイクアウェイで一度離れました。ステーションで話し合い，3人で話を聞きに行くことにしました。このような場合，あるいはホールで何かものを叩いたりしてイライラしている人のところにかかわりに行くとき，私たちは「ちょっといいですか？」などと声をかけますが，明らかに不自然であったり，当事者には余計に不安や緊張を与えてしまうような場面があるでしょう。今日の演習を通じて考えてみましょう。

目的・方法：かかわりに行く際の接近の方法を，スタッフ，当事者双方の体験を通じてバーバル，ノンバーバルに考える。そのために実際に演じてみて感じたことを出し合い，よい案，よくない案も実際やってみることを繰り返す。ケアでないことがわかったら対応するケアになる方法を考える

	言語的		非言語的	
	言動	当事者が感じるであろうこと	行動	当事者が感じるであろうこと
ケアとしての方法（自分の強みも書きましょう）				
ケアにならない方法	例）あーあ，という	ダメな人間だと思われた	例）恐る恐る近づく	不信

CVPPP課題　シート

立位演習

日時　　年　　月　　日

_____
チームメンバー　　　　　　　インストラクター名

1） 課題2　立位での介入——これって周りの人からはどう見える??

立位での介入場面では，外来やホール，居室など，他の当事者やご家族が見ていることも多いでしょう。そんなときにこの方法はどう見えるでしょうか？　そして介入された当事者自身はどう感じるでしょうか？　もしそれがケアではないものだとすれば，どうすることでそれは援助していることだ感じてもらえるでしょうか？　演習では運動としての手技を覚えることだけにこだわっても解決しません。チームで考えましょう。

目的・方法：実際に演じてみる。観察者は他の当事者や家族の立場から感じたことを伝える。その後，どのような方法がそう感じさせるのかを話し合い，援助にならない方法，なる方法を出し合ったら実際に演じて確かめる。ケアになる方法には私の強みも書きましょう。

	言語的		非言語的	
	言動	周りが感じるであろうこと，当事者が感じるであろうこと	行動	周りが感じるであろうこと，当事者が感じるであろうこと
援助だとわかってもらえる方法（私自身の強みは? それを生かして行う方法?）				
ケアにならない方法	例）無言	一方的，ひどい	例）大勢でもみ合い	どうなっちゃう，ひどい

CVPPP課題　シート　　　　　　　　　　　　　　腹臥位演習

日時　　年　　月　　日

_____
チームメンバー　　　　　　　　　インストラクター名

1) 課題3　腹臥位そして立位へ――「労る」とは,「気配り」とは

> 腹臥位での介入は,落ち着けばできるだけ早く部屋に戻るなど最も望ましい最小限の制限にならなければなりません。立ち上がる動作のなかで,当事者が「労ってもらえている」「気配りしてもらえている」と感じることができるかどうかが大切です。これについて考えてみましょう。

> 目的・方法：実際に演じてみる。当事者,スタッフの立場から感じたことを伝える。その後,どのような方法がそう感じさせるのかを話し合い,援助にならない方法,なる方法を出し合ったら実際に演じて確かめる。ケアになる方法には私の強みも書きましょう。

	言語的		非言語的	
	言動	周りが感じるであろうこと,当事者が感じるであろうこと	行動	周りが感じるであろうこと,当事者が感じるであろうこと
「気配りしてもらえている」「労ってもらえている」と感じてもらえる方法（私自身の強みは？ それを生かして行う方法？）				
ケアにならない方法	例)スタッフとだけ話す	一方的,そっちの都合	例)力を入れすぎる	無理やり

CVPPP課題　シート　　　　　　　　　　　仰臥位演習

日時　　年　　月　　日

チームメンバー _____　　インストラクター名 _____

1) 課題4　仰臥位そして腹臥位へ──味方になるためには

仰臥位のまま支えてケアしようとしても,突然のことでは私たちが敵に思えてしまうかもしれません。「支えてもらっている」「味方になってくれる」と感じてもらうためには何が必要でしょうか?

目的・方法：実際に演じてみる。当事者,スタッフの立場から感じたことを伝える。その後,どのような方法がそう感じさせるのかを話し合い,援助にならない方法,なる方法を出し合ったら実際に演じて確かめる。ケアになる方法には私の強みも書きましょう。

	言語的		非言語的	
	言動	周りが感じるであろうこと,当事者が感じるであろうこと	行動	周りが感じるであろうこと,当事者が感じるであろうこと
「味方になってもらえている」と感じてもらえる方法（支えてくれる。味方でいてくれる）				
ケアにならない方法（支えていない,味方ではないと思われる）	例) 落ち着いて!	敵が何を言っている	例) 支えない	無理やり,こわい

CVPPP課題　シート　　　　　　いすでのディエスカレーション

日時　　年　　月　　日

チームメンバー_____　インストラクター名_____

1) 課題5　座って話す──対等であるとは？　希望がもてるケアとは？

いすに座ってディエスカレーション。一見よいケアのように見えますが, 本当でしょうか？　当事者が自由でない状況下で私たちが話しかけることは対等といえるのでしょうか？　それでも当事者が希望をもてるようにするとはどういうことでしょうか？

目的・方法：実際に演じてみる。当事者, スタッフの立場から感じたことを伝える。その後, どのような方法がそう感じさせるのかを話し合い, 援助にならない方法, なる方法を出し合ったら実際に演じて確かめる。ケアになる方法には私の強みも書きましょう。

	言語的		非言語的	
	言動	周りが感じるであろうこと, 当事者が感じるであろうこと	行動	周りが感じるであろうこと, 当事者が感じるであろうこと
援助だとわかってもらえる方法(対等だ。希望がもてる)				
ケアにならない方法(対等ではない, 希望がもてない)	例)落ち着きましたか?	落ち着かなければ悪いといわれている	例)力任せ	結局おさえるんじゃん

CVPPP課題　シート　　　　　　　　　　　　　　　　　　　　4日目

日時　　年　　月　　日

インストラクター名
_____

チームメンバー
_____
_____

課題5　ロールプレイ演習

ロールプレイでは緊張するかもしれませんが，他の方の場面を客観的に見ることで気がつけることはたくさんあります。リスクのあるかかわり方，また言語的な介入など，当事者役の人の反応まで見ることができる状態で「今のところ，私ならこうしたらいいかも」を考えましょう。

目的・方法：客観的に見ることでこれまでの学んだことを統合する。自分自身のディエスカレーションについて考えることを目的にします。場面を見るなかで感じたことを書き留めておきましょう。

CVPPP振り返り　シート　　　　　　　　　　　　1日目

日時　　年　　月　　日

トレーナーコース
コース開催地：＿＿＿＿＿＿＿＿＿＿＿＿＿＿　インストラクター名＿＿＿＿＿＿＿＿＿＿
ブレイクアウェイのペア　　　　　　　　　　　チームメンバー
＿＿＿＿＿＿＿＿＿＿＿＿＿＿＿＿　　　　　　＿＿＿＿＿＿＿＿＿＿＿＿＿＿＿＿
＿＿＿＿＿＿＿＿＿＿＿＿＿＿＿＿　　　　　　＿＿＿＿＿＿＿＿＿＿＿＿＿＿＿＿

1)　午前　講義編

現在の理解度　　　よく理解した　　5　4　3　2　1　　まったく理解できなかった

役に立ちそうなこと
＿＿

疑問, 感想
＿＿
＿＿

2)　午後　ブレイクアウエイ
到達度評価　該当箇所に✓

	手順がわかる	とりあえず動ける	原理がわかる	原理がわかって理想的な動きができる	うまく教えられる。実行できる	メモ
3つの要素						
テクニック1　握力						
テクニック2　力の方向						
テクニック3　攻撃線						

エスコート：
手技として気をつけなければならないこと
＿＿
＿＿
＿＿
＿＿
＿＿
＿＿

明日への課題
＿＿

CVPPP振り返り シート　　　　　　　　　　2日目

日時　　年　　月　　日

インストラクター名 _____

チームメンバー _____
_____

到達度評価　該当箇所に ✓　空白部分はメモ等自由に利用してください

	手順がわかる	とりあえず動ける	原理がわかる	原理がわかって理想的な動きができる	うまく教えられる。実行できる	メモ
立位						
支えるための方法						
頭の保護						
力を入れてはいけない場所						
安心してもらうケアとして						
リーダーの動き						
サイドの動き						
コミュニケーション						
腹臥位						
支えるための方法						
頭の保護						
力を入れてはいけない場所						
安心してもらうケアとして						
リーダーの動き						
サイドの動き						
コミュニケーション						

特に気をつける点
_____
_____
_____
_____
_____
_____

明日への課題, 伝えるために役に立ちそうなこと
_____
_____

CVPPP振り返り　シート　　　　　　　　　　　　　3日目

日時　　年　　月　　日

インストラクター名
_____

チームメンバー
_____
_____

到達度評価　　該当箇所に✓　　空白部分はメモ等自由に利用してください

	手順がわかる	とりあえず動ける	原理がわかる	原理がわかって理想的な動きができる	うまく教えられる。実行できる	メモ
仰臥位						
支えるための方法						
頭の保護						
力を入れてはいけない場所						
安心してもらうケアとして						
リーダーの動き						
サイドの動き						
コミュニケーション						
立位から腹臥位						
リーダーの動き						
サイドの動き						
腹臥位から仰臥位						
リーダーの動き						
サイドの動き						
いすでのディエスカレーション						
当事者が安心するには						
リーダーの動き						
サイドの動き						
特に気をつける点						

明日への課題,伝えるために役に立ちそうなこと
_____

補足編　ワークシート一覧

CVPPP振り返り　シート　　　　　　　　　　4日目

日時　　年　　月　　日

インストラクター名

チームメンバー

取り組んだロールプレイ

事例：
自分の役割
学んだこと

他のグループのロールプレイでの気づき，私の強みと私ができそうなこと

ディスカッション

CVPPPで知った私の強みと役に立ちそうなこと
これからの課題・私は病棟でこうやって伝えます

4日間で学んだ私のケア

269

CVPPP研修の記録 　　　　　　　　　　　終了後用

フォローアップ研修記録

1) 受講日時 _____年_____月_____日　開催場所 _____

内容（気がついたこと, 修正点, 今後の課題など）

2) 受講日時 _____年_____月_____日　開催場所 _____

内容（気がついたこと, 修正点, 今後の課題など）

3) 受講日時 _____年_____月_____日　開催場所 _____

内容（気がついたこと, 修正点, 今後の課題など）

4) 受講日時 _____年_____月_____日　開催場所 _____

内容（気がついたこと, 修正点, 今後の課題など）

CVPPPメモ

文献一覧

A

阿部晋吾, 高木修：自己愛傾向が怒り表出の正当性評価に及ぼす影響, 心理学研究, 77(2), 170-176, 2006.

阿部司・他：CVPPP導入とその効果〜スタッフの意識調査を通して〜, 医療の広場, 52(3), 23-26, 2012.

赤城いちよ, 大迫充江, 杉山茂, 高崎邦子, 成田賢栄, 丸山恭子, 高野和夫：包括的暴力防止プログラム（CVPPP）研修効果の検討（第1報）―研修形態の違いによる教育効果の比較, 日本看護学会論文集 看護教育, 41, 314-317, 2011.

Allen D：Recent research on physical aggression in persons with intellectual disability: An overview, Journal of Intellectual and Developmental Disability, 25(1), 41-57, 2000.

Allen D, Tynan H：Responding to aggressive behavior: Impact of training on staff members' knowledge and confidence, Mental Retardation, 38, 97-104, 2000.

Almvik R, Woods P, Rasmussen K：The Broset Violence Checklist, Journal of Interpersonal Violence, 15(12), 1284-1296, 2000.

天野直二：認知症の臨床症状, 精神科, 19(2), 103-109, 2011.

安藤久美子：発達障害における衝動性と攻撃性, 精神科治療学, 21(9), 961-969, 2006.

安保寛明, 武藤教志：コンコーダンス 患者の気持ちに寄り添うためのスキル21, 医学書院, 2010.

浅井邦彦：精神科医療における行動制限の最小化に関する研究, 平成11年度厚生科学研究報告書, 2000.

B

Bailey RH：Violence and Aggression, Time Life, 1977.

Beech B, Leather P：Evaluating a management of aggression unit for student nurses, Journal of Advanced Nursing, 4(6), 603-612, 2003.

防衛システム研究所編：自衛隊のPTSD対策, 内外出版, 2012.

Brammer LM：Survey of threats and assaults directed to psychotherapists, American Journal of Psychotherapy, 35, 542-549, 1997.

Breakwell GM：Facing Physical Violence (Problems in Practice), Routledge Kegan & Paul, 1989.

C

Chabora N, Judge-Gorny M, Grogan K：The Four S Model in action for de-escalation. An innovative state hospital-university collaborative endeavor, J Psychosoc Nurs Ment Health Serv, 41(1), 22-28, 2003.

Connor DF：Aggression and Antisocial Behavior in Children and Adolescents: Research and Treatment, The Guilford Press, 2002. (小野善郎訳：子どもと青年の攻撃性と反社会的行動, 明石書店, 2008.)

Cowin LS, Davies R, Estall G, Berlin T, Fitzgerald M, Hoot S：De-escalating aggression and violence in the mental health setting, Int J Ment Health Nurs, 12, 64-73, 2003.

Cowin LS：Measuring nurses self-concept, West J Nurs Res, 23(3), 311-325, 2001.

Cowin LS：The effects of nurses' job satisfaction on retention: An Australian perspective, Journal of Advanced Nursing Administration, 32(5), 283–291, 2002.

Cox HC：Verbal abuse in nursing: a report of a study, Nursing Management, 18(11), 47-50, 1987.

Crowner ML(ed.)：Understanding and Treating Violent Psychiatric Patients, American Psychiatric Press, 2000.

D

Distasio CA：Violence in healthcare: Institutional strat-egies to cope with the phenomenon, Health Care Superv, 12(4), 1–27, 1994.

E

Ellis A & Tafrate RC：How to control your anger before it controls you, Citadel Press, 1998. (野口京子訳：怒りをコントロールできる人, できない人, 金子書房, 2004.)

F

Farell GA, Gray C：Aggression: A Nurse's Guide to Therapeutic Management, Scutari Press, 1992.

Farrell G, Cubit K：Nurses under threat: A comparison of content of 28 aggression management programs, International Journal of Mental Health Nursing, 14, 44-53, 2005.

Fernandes CMB, Raboud JM, Christenson JM, Bouthillette F, Bullock L, Ouellet L et al.：The effect of an education program on violence in the emergency department, Annals Of Emergency Medicine, 39(1), 47-55, 2002.

Fitzwater EL, Gates DM：Testing an intervention to reduce assaults on nursing assistants in nursing homes: a pilot study, Geriatric Nursing, 23, 18-23, 2002.

Forster PL, Cavness C, Phelps MA：Staff training decreases use of seclusion and restraint in an acute psychiatric hospital, Archives of Psychiatric Nursing, 13(5), 269-271, 1999.

Friedman MJ, Keane TM, Resick PA：Handbook of PTSD, The Guilford Press, 2007. (金吉晴監訳：PTSDハンドブック—科学と実践, 金剛出版, 2014.)

深田博巳：コミュニケーション心理学, 228-229, 北大路書房, 1999.

藤野邦夫, 藤野ヤヨイ：患者の抑制と職員への危害防止技術, 精神科看護, 31(8), 70-73, 2004.

福原省三：被害者の視線に対する攻撃者の認知が攻撃行動に与える効果, 対人社会心理学研究, 6, 7-14, 2006.
古田伸夫, 三村將：老年期にみられる攻撃性-認知症における攻撃性, 精神科治療学, 21(9), 937-944, 2006.
古屋信二, 千野美沙, 新田恵美子：暴力対策の学習会の効果　認知症治療病棟における安全な職場環境づくりをめざして, 日本精神科看護学術集会誌, 55(1), 292-293, 2012.

G

Gabrielsson S, Savenstedt S, Zingmark K：Person-centred care: clarifying the concept in the context of inpatient psychiatry, Scand J Caring Sci, 29, 555-562, 2015.
Geen RG：Human aggression, second edition, Open University Press, 2001.（神田信彦, 酒井久実代, 杉山成訳：なぜ攻撃してしまうのか—人間の攻撃性, ブレーン社, 2005.）
Giebels E, Janssen O：Conflict stress and reduces well-being at work: The buffering effect of third-party help, European Journal of Work and Organizational Psychology, 14, 137-155, 2005.
Gorman LM, Sultan DF, Rains ML：Davis's Manual of Psychosocial Nursing for General Patient Care. F A Davis Philadelphia, Pennsylvania, 1996.（池田明子監訳：心理社会的援助の看護マニュアル, 医学書院, 1998.）
後藤雄一朗, 倉戸ヨシヤ：パラノイド認知と原因情報が欲求不満事態の怒りと攻撃に及ぼす影響, 大阪市立大学生活科学部紀要, 45, 139-148, 1997.
Gottlieb LN, Feeley N, Dalton C：The Collaborative Partnership Approach to Care - A Delicate Balance: Revised Reprint, Elsevier Mosby, 2005.（吉本照子監修・訳：協働的パートナーシップによるケア—援助関係におけるバランス（看護学名著シリーズ）, エルゼビア・ジャパン, 2007.）

H

Haller RM, Deluty RH：Assaults on staff by psychiatric inpatients: a critical review, Br J Psychiatry, 152, 174-179, 1988.
Hahn S, Needham I, Abderhalden C, Duxbury JA, Halfens RJ：The effect of a training course on mental health nurses' attitudes on the reasons of patient aggression and its management, Journal of Psychiatric and Mental Health Nurisng, 13(2), 197-204, 2006.
Hare RD：Hare Psychopathy Checklist – Revised, 2nd edition, Toronto, Multi-Health Systems, 2003.（西村由貴訳：HARE PCL-R™, 第2版, 日本語版, 金子書房, 2004.）
Harris D, Morrison EF：Managing Violence without coercion, Archives of Psychiatric Nursing, 9, 203-210, 1995.
原田謙：「キレる」はこころのSOS, 星和書店, 2019.
長谷川利夫：精神科医療の隔離・身体拘束, 日本評論社, 2013.
長谷川利夫：私の考える「他の者との平等」第17回　隔離と身体拘束（その5・最終回）, すべての人の社会, 36(5), 1-10, 2016.
秦一士：敵意的攻撃インベントリーの作成, 心理学研究, 61(4), 227-234, 1990.
樋口範雄：病院での暴力とリスク・マネジメント　法的観点から, 精神科治療学, 21(9), 981-986, 2006.
樋口範雄：精神医療（精神科病院内での患者の暴力）, 新・法律相談シリーズ 医療の法律相談（畔柳達雄, 児玉安司, 樋口範雄編）, 393-396, 有斐閣, 2008.
広井良典：ケア学　越境するケアへ, 医学書院, 2000.
広沢正孝：広汎性発達障害, 精神看護, 15(2), 20-25, 2012.
本田美和子, イヴ・ジネスト, ロゼット・マレスコッティ：ユマニチュード入門, 医学書院, 2014.
Hodgins S (ed.)：Violence among the Mentally Ill. Effective Treatment and Management Strategies, Kluwer Academic publisher, 2000.
Huckshorn KA：Reducing Seclusion & Restraint Use in Mental Health Settings: Core Strategies for Prevention. Journal of Psychosocial Nursing & Mental Health Services, 42(9), 22-33, 2004.

I

市川和彦, 木村淳也：施設内暴力—利用者からの暴力への理解と対応, 誠信書房, 2016.
井原一成：暴力をふるう認知症高齢者の行動制限と介護職員の保護—老人福祉施設についての検討, 法と精神医療, 25, 1-15, 2010.
今田純雄, 中村真, 古満伊里：感情心理学—感情研究の基礎とその展開, 培風館, 2018.
Infante DA：Aggressiveness, in McCroskey JC, Daly JA (eds.), Personality and Interpersonal Communication, 6, 157-219, Newbury Park, CA, Sage, 1987.
石原孝二：精神障害を哲学する　分類から対話へ, 東京大学出版会, 2018.
岩本真理, 冨田雄一郎, 江口三貴・他：医療観察法病棟勤務スタッフ830人に調査　ディブリーフィング実施の現状, 精神看護, 15(3), 68-74, 2012.

J

Jonikas JA, Cook JA, Rosen C et al.：A program to reduce the use of physical restraint in psychiatric inpatient facilities, Psychiatric Services, 55(7), 818-820, 2004.
Judge WR, Millar A：Antecedents and outcomes of decision speed in different environmental contexts, Academy of Management Journal, 34(2), 449-463, 1991.

K

兼本浩祐, 前川和範, 桜井礼二：脳器質性疾患による攻撃性の増大, 精神科治療学, 21(9), 929-935, 2006.
Kaplan SG, Wheeler EG：Survival skills for working with potentially violent clients, Social Casework, 64(6), 339-346, 1983.

春日武彦：はじめての精神科, 153-154, 医学書院, 2004.

片田珠美：なぜ、「怒る」のをやめられないのか 「怒り恐怖症」と受動的攻撃, 光文社新書, 2012.

河井佑介, 高橋慎也, 高井美樹, 小川佳子, 丸毛洋子, 沖好子：精神科病棟に従事する看護師の暴力対応の現状報告―CVPPPの理論に沿って暴力体験, 身体介入の実際, 看護師心理を調査して―, 中国四国地区国立病院機構・国立療養所看護研究学会誌, 9, 67-70, 2014.

川上正憲, 増茂尚志, 中村敬・他：パーソナリティ障害における攻撃性と衝動性, 精神科治療学, 21(9), 971-979, 2006.

川添郁夫, 則包和也, 倉内静香, 小野志麻子：看護学生に対する包括的暴力防止プログラム(CVPPP)の教育効果, 保健科学研究(Web), 4, 1-9, 2014.

Kay SR, Wolkenfeld F, Murrel LM：Profiles of aggression among psychiatric patients. 1 nature and prevalence, Journal of Nervous and Mental Disease, 176, 539-546, 1988.

Khadivi et al.：Association Between Seclusion and Restraint and Patient-Related Violence, Psychiatric Services, 55, 1311-1312, 2004.

Kim SC, Dale KI, Mannes T：Usefulness of Aggressive Behaviour Risk Assessment Tool for prospectively identifying violent patients in medical and surgical units, Journal of Advanced Nursing, 68(2), 349-357, 2012.

木下愛未, 下里誠二：精神科スタッフナースの怒り感情喚起場面での怒りに関与する要因の検討―認知傾向・感情・態度との関連, 看護科学研究, 17(1), 13-21, 2019.

北村總子, 北村俊則：精神科医療における患者の自己決定権と治療同意判断能力, 学芸社, 2001.

古茶大樹：司法を考慮した精神科医療と支援, 精神科治療学, 33(8), 909-910, 2018.

木暮龍雄・他：急性期病棟と慢性期病棟における入院患者の他害行為(=暴力行為)について, 厚生労働省精神・神経疾患研究委託費 治療抵抗性精神障害の成因, 病態に関する研究平成5年度報告書, 75-81, 1993.

児島一行, 板橋ひろみ：精神科職員に対する「暴力」への教育 CVPPPの院内導入を試みて, 日本精神科看護学会誌, 50(2), 148-152, 2007.

國分功一郎：中動態の世界 意志と責任の考古学, 医学書院, 2017.

Krahé B：The social psychology of aggression, Psychology Press, 2001.（秦一士, 湯川進太郎訳：攻撃の心理学, 北大路書房, 2004.）

久保賢太, 川合伸幸：社会的感情の計測と抑制, 生物の科学 遺伝, 67(6), 668-673, 2013.

工藤力, ディビット・マツモト：日本人の感情世界―ミステリアスな文化の謎を解く, 誠信書房, 1996.

Kynoch K, Wu CJ, Chang AM：The effectiveness of interventions in the prevention and management of aggressive behaviours in patients admitted to an acute hospital setting: a systematic review, Joanna Briggs Library of Systematic Reviews, 7 (6) , 175-223, 2009.

熊谷晋一郎：みんなの当事者研究, 臨床心理学, 季刊第9号, 2-9, 2017.

L

Leadbetter D and Trewartha R：Handling Aggression and Violence at Work, 106-118, Russell House Publishing, Dorset, 1996.

Lee S et al.：Physical restraint training for nurses in England and Welsh psychiatric intensive care and regional secure units, Journal of Mental Health, 10(2), 151-162, 2001.

Lewis DM：Responding to a violent incident: physical restraint or anger management as therapeutic interventions, J Psychiatr Ment Health Nurs, 9(1), 57-63, 2002.

Linaker OM, Busch-Iversen H：Predictors of imminent violence in psychiatric inpatients, Acta Psy. Scand, 92, 250-254, 1995.

Linsley P：Violence and Aggression in the Workplace apractical guide for all healthcare staff, CRC Press, 2006.（池田明子, 出口禎子監訳：医療現場の暴力と攻撃性に向き合う 考え方から対処まで, 医学書院, 2010.）

Lion JR, Synder W, Merrill GL：Underreporting of assaultness on staff in a State Hospital, Hospital Community Psychiatry, 32, 497-498, 1981.

Lits BT, Maguen S：Early Intervention for Trauma, Handbook of PTSD（Friedman MJ, Keane TM, Resick PA）, The Guilford Press, 2007.（トラウマへの早期介入, PTSDハンドブック―科学と実践（金吉晴監訳）, 289-310, 金剛出版, 2014.

M

Mason T, Chandley M：Managing Violence and Aggression: A Manual for Nurses and Health Care Workers, Churchill Livingstone, 1999.

松本俊彦：嗜癖の攻撃性と衝動性, 精神科治療学, 21(9), 953-960, 2006.

松尾康志：包括的暴力防止プログラム(CVPPP)の開発プロセス―当事者の視点に立って改善を重ねて, 精神科看護, 33(3), 31-35, 2006.

松尾康志：CVPPPは次のステージへ, 精神科看護, 44(6), 12-16, 2018.

Mayeroff M：On Careing, Harper & Row, 1971.（田村真, 向野宣之訳：ケアの本質―生きることの意味, ゆみる出版, 1987.）

McCloskey JC, Bulechek GM：Nursing Interventions Classification（NIC）3rd edition, Mosby, 2002.（中木高夫, 黒田裕子監訳：看護介入分類(NIC)第3版, 112, 南江堂, 2002.

McNiel DE, Gregory AL, Lam JN, Binder RL & Sullivan GR：Utility of decision support tools for assessing acute risk of violence, Journal of Consulting and Clinical Psychology, 71(5), 945-953, 2003.

美濃由紀子, 宮本眞巳：指定入院医療機関の看護師によるC&R(CVPPP)の実施状況と行動制限の実態−予備的調査の結果より, 厚生労働科学研究補助金こころの健康科学事業 他害行為を行った精神障害者の診断, 治療及び社会復帰支援に関する研究 他害行為を行った精神障害者の看護に関する研究 平成18年度分担研究報告書（分担研究者 宮本眞巳）, 61-63, 2007.

Mitchell JT, Everly GS：Critical Incident Stress Debriefing: An Operational Manual for CISD, Defusing and Other Group Crisis

Intervention Services, 3rd Edition, Chevron, 2001.（高橋祥友訳：緊急事態ストレス・PTSD対応マニュアル，金剛出版，2002.）
宮本眞巳：否定的感情の意味を吟味することが援助関係にもたらすもの，精神科看護，39(9), 4-12, 2012.
水野裕：パーソン・センタード・ケアを精神科病院で実践する，精神看護，14(4), 18-22, 2011.
Monahan J, Steadman HJ, Appelbaum PS et al.：Developing a clinically useful actuarial tool for assessing violence risk, Br J Psychiatry, 176, 312-319, 2000.
Morgan S, Yoder LH：A Concept Analysis of Person-Centered Care, Journal of Holistic Nursing, 30(1), 6-15, 2012.
森千鶴・他：タッチングによる精神・生理機能の変化，山梨医大紀要，17, 64-67, 2003.
向谷地生良：暴力に対して援助者はどこに立つべきか 『医療職のための包括的暴力防止プログラム』の発行に際して，精神看護，8(4), 60-67, 2005.

N

中井久夫：こんなとき私はどうしてきたか，医学書院，2007.
中村恵介，久松久美子，山本直示：自閉症病棟における暴力対処の現状 CVPPPの5つの構成要素を視点とした分析，日本精神科看護学術集会誌，56(2), 53-57, 2013.
中尾弘之編：攻撃性の精神医学，医学書院，1984.
中谷真樹，安克昌：精神科患者の暴力への対処，精神科治療学，11(10), 1027-1035, 1996.
National Child Traumatic Stress Network, National Center for PTSD：Psychological First Aid:Field Operations Guide, 2nd Edition, 2006.（兵庫県こころのケアセンター訳：災害時のこころのケア－サイコロジカル・ファーストエイド 実施の手引き，原書第2版，医学書院，2011.）
Needham I, Abderhalden C, Halfensc RJG, Dassen T, Haug HJ, Fischer JE：The effect of a training course in aggression management on mental health nurses'perceptions of aggression: a cluster randomised controlled trial, International Journal of Nursing Studies, 42(6), 649-655, 2005.
Nelstrop L, Chandler J, Bingley W, Bleetman T, Corr F, Cronin J et al.：A Systematic Review of the Safety and Effectiveness of Restraint and Seclusion as Interventions for the Short-Term Management of Violence in Adult Psychiatric Inpatient Settings and Emergency Departments, Worldwide views on Evidenced Based Nursing, 3(1), 8-18, 2006.
NICE：National Institute for Health and Care Excellence, Violence and aggression: short-term management in mental health, health and community settings, 2015.（https://www.nice.org.uk/guidance/ng10）
日本精神科救急学会監：精神科救急医療ガイドライン，へるす出版，2015.
日本総合病院精神医学会教育・研究委員会編（主担当八田耕太郎）：身体拘束・隔離の指針，日本総合病院精神医学会治療指針3，星和書店，2007.
日本トラウマティックストレス学会，http://www.jstss.org/topic/treatment/treatment_05.html
Nijman H：A model of Aggression in Psychiatric hospitals, Acta Psychiatrica Scandinavica, 106(suppl, 412), 142-143, 2002.
Nijman HLI, Muris P et al.：The staff observation aggression scale–revised (SOAS-R), Aggressive Behavior, 25(3), 197–209, 1999.
Nijman H, Palmstierna T：Measuring aggression with the staff observation aggression scale—revised, Acta Psychiatrica Scandinavica, 16(S412), 101-102, 2002.
西谷則則，松尾康志，下里誠二：CVPPPの実施状況と普及・啓発をめぐる問題点，平成22年度厚生労働科学研究費補助金障害者対策総合研究事業 新しい精神科地域医療体制とその評価のあり方に関する研究（主任研究者：安西信夫，分担研究者：宮本真巳）精神科病院行動制限最小化に向け対処法の検証と評価，平成22年度 総括・分担研究報告書，271-274, 2011.
Noda T et al.：Factors affecting assessment of severity of aggressive incidents: using the Staff Observation Aggression Scale-Revised (SOAS-R) in Japan, J Psychiatr Ment Health Nurs, 19(9), 770-775, 2012.
野田寿恵，佐藤真希子，杉山直也，吉浜文洋，伊藤弘人：患者および看護師が評価する精神科病棟の風土エッセン精神科病棟風土評価スキーマ日本語版（EssenCES-JPN）を用いた検討，精神医学，56(8), 715-722, 2014.
野村照：問題行動によって措置入院を繰り返す統合失調症患者におけるセルフモニタリングシートとクライシスプラン作成の実践，司法精神医学，9(1), 30-35, 2014.
Novaco R：Anger as a risk factor for violence, in Monaham J, Steadman HJ (eds.)：Violence and Mental Disorder, 21-60, Chicago Press, London, 1994.

O

大渕憲一：人間関係と攻撃性，島井哲志・山崎勝之編：攻撃性の行動科学－健康編，17-34, ナカニシヤ出版，2002.
大渕憲一：攻撃と暴力，丸善ライブラリー，2003.
大渕憲一：人を傷つける心―攻撃性の社会心理学（セレクション社会心理学），サイエンス社，2011.
大江由香，亀田公子：犯罪者・非行少年の処遇におけるメタ認知の重要性－自己統制力と自己認識力，社会適応力を効果的に涵養するための認知心理学的アプローチ，教育心理学研究，63(4), 467-478, 2015.
Ogloff JRP, Daffern M：The dynamic appraisal of situational aggression: an instrument to assess risk for imminent aggression in psychiatric inpatients, Behavioral Science and the Law, 24(6), 799-813, 2006.
岡野八代：ケア，平等，正義をめぐって，Kittay EF著，岡野八代，牟田和恵編著・訳：ケアの倫理からはじめる正義論，13-42, 白澤社，2011.
奥寺敬，丹下大祐：救急・災害医療分野におけるシミュレーション研修の動向，地域救急災害医療研究，4, 15-23, 2005.
大迫充江・他：精神科看護師が患者から受ける暴力とサポートの実態，日本看護学会論文集 看護管理，35, 336-338, 2004.

大島巌：「希望としてのソーシャルワーク」と本学会での取り組み〜当事者主体の支援への途〜（社大福祉フォーラム2014報告）（第53回日本社会事業大学社会福祉学会基調報告），社会事業研究，54, 4-8, 2015.
大谷實：精神保健福祉法講義，第2版，成文堂，2014.

P

Parkes J：Control and restraint training: a study of its effectiveness in a medium secure psychiatric unit, The Journal of Forensic Psychiatry, 7(3), 525-534, 1996.
Paterson B, Leadbetter D, McComish A：De-escalation in the management of aggression and violence, Nursing times, 93(36), 58-61, 1997.
Paterson B, Leadbetter D：De-escalation, in Turnbul J (eds.)：The Management of Aggression and Violence, 95-123, Macmillan, London, 1999.
Paterson B：Control and Restraint:changing thinking, practice and policy, Mental Health Practice, 13(2), 16-20, 2009.
Phillips D, Rudestam KE：Effect of nonviolent self defense training on male psychiatric member's aggression and fear, Psychiatric Services, 46(2), 164-168, 1995.
Pisarcik G：Danger: you are.. facing the violent patient, Nursing, 11(9), 63-65, 1981.

R

Raine A：The Anatomy of Violence: The Biological Roots of Crime, VINTAGE BOOKS, 2014.（高橋洋訳：暴力の解剖学−神経犯罪学への招待，紀伊国屋書店，2015.）
Rasmussen K, Levander S：Individual rather than situational characteristic predict violence in a maximum security hospital, Journal of Interpersonal Violence, 11, 12-19, 1996.
RCP：Royal College of Psychiatrists 2007, Healthcare Commission National Audit of Violence 2006-7 Final Report - Working age adult services.
Reiss D, Kirtchuk G：Interpersonal dynamics and multidisciplinary teamwork, Advances in Psychiatric Treatment, 15 (6), 462-469, 2009.
Rice ME et al.：Violence in Institutions: Understanding, Preventional Control, Hogrefe & Huber, Toronto, 1989.
Richmond JS, Berlin JS, Fishkind AB et al.：Verbal De-escalation of the Agitated Patient: Consensus Statement of the American Association for Emergency Psychiatry Project BETA De-escalationWorkgroup, West J Emerg Med, 13(1), 17-25, 2012.
Richter D, Needham I, Kunz S：The Effects of Aggression Management Training for Mental Health Care and Disability Care Staff:A Systematic Review, Richter D, Whittington R(eds.)：Violence in Mental Health Settings Causes, Consequences, Management, 211-227, Springer, 2006.
Robinson D(ed.)：Forensic Nursing and Multidisciplinary Care of the Mentally Disordered Offender, Jessica Kingsley Publisher, London, 2000.
Roeggla M, Wagner A, Muellner M et al.：Cardio respiratory consequences to hobble restraint, Wiener Klinische Wochenschrift, 109(10), 359-361, 1997.
Rogers P, Ghroum P, Benson R, Forward R & Gournay K：Is breakaway training effective? An audit of one medium secure unit., The Journal of Forensic Psychiatry & Psychology, 17(4), 593-602, 2006.
Rose S, Bisson J, Wesley S：Psychological debriefing for preventing posttraumatic stress disorder(PTSD)(Cochrane Review), in The Cochrane Library, Issue 4, Updated Software, Oxford, 2002.
Royal College of Psychiatrists：Assessment and clinical management of risk of harm to other people, Council Report CR53, 1996.
Ryan JA, Poster EC：The assaulted nurse: short-term and long-term responses, Arch Psychiatr Nurs, 3(6), 323–331, 1989.

S

齊藤万比古総編集：子どもの心の診療シリーズ7　子どもの攻撃性と破壊的行動障害，中山書店，2009.
斎藤環：「新しい人間主義」の潮流，四大思想：オープンダイアローグ／ユマニチュード／ハームリダクション／ハウジングファースト，精神看護，21(6), 532-541, 2018.
榊原哲也：医療ケアを問い直す―患者をトータルに見ることの現象学，ちくま新書，2018.
佐藤真希子：米国の隔離・身体拘束最小化方策＝「コア戦略」とは（第2回）セイフティプラン，精神看護，17(2), 65-67, 2014.
Scanlan JN：Interventions To Reduce the Use of Seclusion and Restraint in Inpatient Psychiatric Settings: What We Know So Far a Review of the Literature, Int J Soc Psychiatry, 56(4), 412-423, 2010.
Schultz JM, Videbeck SD：Manual of Psychiatric Nursing Care Plans, J.B. Lippincott Company, Philadelphia, 1994.（田崎博一，阿保順子監訳：看護診断にもとづく精神看護ケアプラン，医学書院，1997.）
Shah AK：An Increase in Violence among Psychiatric Inpatients: Real or Apparent?, Med Sci Law, 33(3), 227-230, 1993.
島井哲志：攻撃性と健康，島井哲志，山崎勝之編：攻撃性の行動科学−健康編，4-16, ナカニシヤ出版，2002.
下里誠二，風間眞理，森千鶴：暴力行為のみられる患者等の身体的暴力に関する研究，看護総合科学研究会誌，3(2), 61, 2000.
下里誠二：話すこつ，聞くこつ，ナーシング・トゥデイ，17(8), 32-35, 2002.
下里誠二：「院内暴力にどう対処するか」包括的暴力防止プログラムの開発，看護管理，14(12), 1008-1014, 2004.
下里誠二，松尾康志：解説編『包括的暴力防止プログラム』の開発，精神看護 7(6), 32-39, 2004.

下里誠二・他:入院中の精神障害者における暴力の短期予測の検討1:暴力発生の状況とBroset Violence Checklistによる予測の予備的検討1, 第35回日本看護学会論文集 精神看護, 183-185, 2004.

下里誠二, 西谷博則, 松尾康志, 平石孝美:包括的暴力防止プログラムの教育効果に関する研究, 日本看護研究学会雑誌, 28(3), 305, 2005a.

下里誠二, 相馬厚, 釜英介, 薄田恒夫, 北野進, 伊藤憲治, 石川博康:閉鎖病棟入院中の男性精神障害者における暴力リスクに関する研究, 第36回日本看護学会抄録集 精神看護, 110, 2005b.

下里誠二, 宇都宮智, 松本賢哉, 森千鶴, 山田洋, 佐伯幸治, 鈴木美穂:精神科急性期閉鎖病棟における暴力とその誘因, 日本看護研究学会雑誌, 29(3), 308, 2006.

下里誠二, 宇都宮智, 山田洋:精神科病棟における3ヵ月以上在院者の身体的攻撃と患者の社会的スキルの関連, 日本看護研究学会雑誌, 30(2), 168, 2007a.

下里誠二, 塩江邦彦, 松尾康志・他:精神科閉鎖病棟における暴力の短期予測-Broset Violence Checklist(BVC)日本語版による検討, 精神医学, 49(5), 529-537, 2007b.

下里誠二, 谷本桂:精神科における暴力対処の教育プログラムに関する研究-包括的暴力防止プログラム研修後の意識調査, 日本看護研究学会雑誌, 31(3), 251, 2008.

下里誠二:暴力のリスクアセスメント, 精神医療, 52, 110-113, 2008.

下里誠二, 谷本桂, 平野誠, 西谷博則, 松尾康志, 平野哲即, 佐藤紳一, 大迫充江:包括的暴力防止システム(CVPPP)の効果, 包括的暴力防止プログラム(Comprehensive Violence Prevention and Protection Programme)の運用実態とその効果に関する研究, 平成19年度厚生労働科学研究費補助金こころの健康科学研究事業 他害行為を行った精神障害者の診断, 治療及び社会復帰支援に関する研究 他害行為を行った精神障害者の看護に関する研究 平成19年度分担研究報告書(分担研究者:宮本眞巳), 85-89, 2008.

下里誠二, 西谷博則, 松尾康志, 大迫充江:包括的暴力防止システムの実施状況, 平成20年度厚生労働科学研究費補助金こころの健康科学研究事業 他害行為を行った精神障害者の診断, 治療及び社会復帰支援に関する研究 他害行為を行った精神障害者の看護に関する研究 平成20年度分担研究報告書(分担研究者:宮本眞巳), 91-95, 2009.

下里誠二:包括的暴力防止プログラム(CVPPP)・その後身体的介入に偏らず,患者の視点での技術に 研修を重ねる中で見えてきたこと, 精神科看護, 36(9), 42-48, 2009.

下里誠二, 谷本桂, 西谷博則:包括的暴力防止プログラムCVPPP 包括的暴力防止プログラム(Comprehensive Violence Prevention and Protection Programme: CVPPP)トレーナーコース開催の現状と医療観察法病棟スタッフにおけるCVPPP構成要素についての評価, 厚生労働科学研究 医療観察法における医療の質の向上に関する研究 「多職種チームによる医療の実際と効果に関する研究」 (分担研究者:宮本眞巳), 平成21年度 総括・分担研究報告書, 326-338, 2010.

下里誠二, 谷本桂:精神科における包括的暴力防止プログラムの身体介入技術についての使用経験と看護者の認識, 日本看護研究学会雑誌, 33(3), 323, 2010.

下里誠二:包括的暴力防止プログラムComprehensive Violence Prevention and Protection Programme:CVPPP～専門的な知識と効果的な対応能力を高めるために～, 別冊季刊東京都精神科病院協会誌, 25, 46-50, 2011.

下里誠二:安全・安心の精神科臨床サービス:どこでも役立つリスク軽減の方法と実践 第3章 安全・安心を保障する技術 暴力への対応CVPPP, 精神科臨床サービス, 11(3):408-412, 2012a.

Shimosato S:De-escalation conducted by nurses at the psychiatric ward, 9th International Conference of the Global Network of WHO collaborating Centres for Nursing and Midwifery, 87, 2012.

下里誠二, 松本賢哉, 北野進:28看護師による精神症状評価のためのBrief Psychiatric Rating Scale Nursing Modification(BPRS-NM)日本語版の開発 臨床使用における日本語版の評定者間信頼性および医師評価との関連, 日本精神保健看護学会誌, 21(2), 31-38, 2012.

下里誠二:暴力の予測は可能か, 精神科看護, 40(7), 4-11, 2012b.

下里誠二, 松尾康志, 北野進, 大井延之:職員への暴力に対する対応, 精神科治療学, 29(10), 1287-1292, 2014.

Shimosato S, Nishitani H, Matsumoto K, Konishi N, Ishikawa H, Hiejima Y:Short-Term Prediction of Inpatient Violence in Locked Psychiatric Wards in Japan: An Epidemiologic Study. JAS4QoL, 1(2), 33-39, 2015.

下里誠二, 木下愛未:暴力リスクの把握と対応 包括的暴力防止プログラム(Comprehensive Violence Prevention and Protection Programme:CVPPP)から, 精神科治療学, 31巻増刊号, 225-229, 2016.

下里誠二・他:包括的暴力防止プログラムの普及効果に関する研究, 平成27年度厚生労働科学研究費補助金 障害対策総合研究事業(精神障害分野)精神障害者の重症度判定及び重症化患者の治療体制に関する研究平成27年度分担研究報告書(別冊)「精神科病院における安心・安全の医療環境を確保するための研究」(分担研究者 橋本京次郎), 13-47, 2016.

Shimosato S, Kinoshita A:Degree of Anger During Anger-Generating Situations Among Psychiatric Staff Nurses: Association Between Nurses' Attitudes Toward Service Users' Aggression and Confidence in Intervening in Aggressive Situations, Journal of Psychosocial Nursing and Mental Health Services, 56(9), 51-59, 2018.

下里誠二:CVPPPを語ることは精神看護を語ること, 精神科看護, 44(6), 4-11, 2018.

下園荘太:自殺の危機とカウンセリング, 金剛出版, 2002.

Southcott J:Breaking away from violence, Nursing Standard, 14(27), 24-25, 2000.

Southcott J, Howard A, Collins E:Control and restraint training in acute mental health care, Nurs Stand, 16(27), 33-36, 2002.

Steadman HJ, Monahan J, Appelbaum PS et al.:Designing a new generation of risk assessment research. in Monahan J, Steadman HJ(eds.):Violence and Mental Disorder, Univ Chicago press, Chicago, 1994.

Steinert T：Prediction of inpatient violence, Acta Psychiatrica Scandinavica, 106, 133-141, 2002.
Stirling C：Natural therapeutic holding: a non-aversive alternative to the use of control and restraint in the management of violence for people with learning disabilities, Journal of Advanced Nursing, 26(2), 304-311, 1997.
Stuart GW, Laraia MT：Principles and Practice of Psychiatric Nursing, 8th edition, Elsevier Mosby, 2005.（安保寛明，宮本有紀監訳，金子亜矢子監修：精神科看護―原理と実践 原著第8版（看護学名著シリーズ），エルゼビア・ジャパン，2007.
Suen KP：Use of physical restraints in rehabilitation settings: staff knowledge, attitudes and predictors, JAN, 55(1), 20-28.2006.
鈴木啓子・他：精神科における危機予防・危険防止のための看護実践，精神科看護，31(3), 24-31, 2004.
鈴木啓子，吉浜文洋：暴力事故防止ケア―患者・看護者の安全を守るために，精神看護出版，2005.
鈴木理恵，小谷幸：危険から身を守るには：看護職のリスクと対処法，ナーシング・トゥデイ，19(8), 60-64, 2004.
SLAM：Preventing and Managing Violence Policy, South London and Maudsley NHS Trust, London, 2002.

T
谷本桂，下里誠二：包括的暴力防止プログラム運用の効果に関する研究 フォーカスグループインタビューからの検討，日本看護研究学会雑誌，31(3), 332, 2008.
瀧本禎之，阿部篤子，赤林朗：ケースブック患者相談，医学書院，2010.
Tardiff K：Characteristics of assaultive patients in private hospitals, American Journal of Psychiatry, 141, 1232-1235, 1984.
Tardiff K：Violent Patient, American Psychiatric Press Inc, Washington D.C. and London, England, 1989.（木戸幸聖監：患者の暴力―その評価と対応，メヂカルフレンド社，1992.）
Taylor BJ：Working with Aggression and Resistance in Social Work (Transforming Social Work Practice Series), 1st Edition, 47, SAGE, 2011.
東畑開人：居るのはつらいよ ケアとセラピーについての覚書，医学書院，2018.
辻敬一郎，田島治：気分障害における攻撃性と衝動性 うつ病を中心に，精神科治療学，21(9), 945-952, 2006.
Turbull J, Aitken I, Black L, Patterson B：Turn it around: short-term management for aggression and anger, Journal of Psychosocial Nursing, 28(6), 8-13, 1990.
Turnbull J(ed.)：Aggression and Violence, Approaches to Effective Management, Macmillan, London, 1999.

U
上野千鶴子：ケアの社会学，太田出版，2011.
宇田川健：看護者はどこを向いているの？ What are nurses focus on?, 日本精神保健看護学会誌，18(1), 186-188, 2009.
浦野シマ：精神科看護の道77年 看護から地域へ，惜水社，2009.

Y
山内俊雄総編集：精神科専門医のためのプラクティカル精神医学，531-552, 中山書店，2015.
吉田琢哉，高井次郎：怒り感情の制御に関する調整要因の検討―感情生起対象との関係性に注目して，感情心理学研究，15(2), 89-106, 2008.
湯川進太郎：怒りの心理学―怒りとうまくつきあうための理論と方法，有斐閣，2008.

W
和田秀樹：感情トレーニング，新講社，2010.
和田秀樹：感情的にならない本，ワイド新書，2013.
脇元安，佐々木勇之進：閉鎖病棟を考える(第2報)―民間精神病院における攻撃行為の実態調査から，九州神経精神医学，43(2), 99-108, 1997.
Walsh BW：Treating Self-Injury: A Practical Guide, The Guilford Press, 2005.（松本俊彦，山口亜希子，小林桜児訳：自傷行為治療ガイド，金剛出版，2007.）
Walsh E：Violence and schizophrenia:examining the evidence, British Journal of Psychiatry, 180, 490-495, 2001.
渡部宏幸，西尾慶之，森悦朗：レビー小体型認知症のBPSDとその対応，老年精神医学雑誌，26(11), 1229-1233, 2015.
Webster CD, Douglas KS, Eaves D, Hart SD：HCR-20: Assessing Risk for Violence (Version 2), Simon Fraser University, Mental Health, Law and Policy Institute, Vancouver, 1997.（吉川和男監訳：HCR-20―暴力のリスク・アセスメント，第2版，星和書店，2007.
Webster CD et al.：START= Short-Term Assessment of Risk and Treatability, 2009.（菊池安希子監訳：START―「心配な転帰」のリスクと治療反応性の短期アセスメント，星和書店，2018.）
Whittington R, Wykes T：Aversive stimulation by staff and violence by psychiatric patients, British Journal of Clinical Psychology, 35, 11-20, 1996a.
Whittington R, Wykes T：An evaluation of staff training in psychological techniques for the management of patient aggression, Journal of Clinical Nursing, 5(4), 257-261, 1996b.
Williams E, Barlow R：Anger Control Training, Speechmark Publishing, 1998.（壁屋康洋，下里誠二，黒田治訳：軽装版アンガーコントロールトレーニング 怒りを上手に抑えるためのステップガイド，星和書店，2012.）
Wondrak R：Dealing with verbal abuse, Nurse Education Today, 9, 276-280, 1989.
Wynn R：Psychiatric inpatients experiences with restraint, Journal of Forensic Psychiatry & Psychology, 15, 122–144, 2004.

Z
Zhao J, Gao S, Wang J, Liu X, Hao Y：Differentiation between two healthcare concepts: Person-centered and patient-centered care, International Journal of Nursing Sciences, 3(4), 398-402, 2016.

監修・編集・執筆者一覧

［監修］

一般社団法人日本こころの安全とケア学会

［編集］

下里誠二（信州大学学術研究院保健学系教授）

［執筆］（執筆順）

下里誠二（信州大学学術研究院保健学系教授）
……第1部，第2部，第3部

小林エリコ（認定NPO法人地域精神保健福祉機構）
……当事者の声（身体拘束の体験）

宇田川健（認定NPO法人地域精神保健福祉機構共同代表）
……当事者の声（拘束されてもリカバリーの過程にいる当事者でした）

久松久美子（東京都立小児総合医療センター看護部看護科看護師長）
……コラム①（児童・思春期精神科病棟におけるCVPPP）

木下愛未（信州大学学術研究院保健学系助教）
……コラム②（看護基礎教育におけるCVPPP）

増川ねてる（アドバンスレベルWRAP®ファシリテーター）
……当事者の声（当時，私が望んだこと。）

松尾康志（一般社団法人日本こころの安全とケア学会事務局）
……第2部，第3部

永池昌博（独立行政法人国立病院機構肥前精神医療センター看護部）
……第2部，第3部

西谷博則（独立行政法人国立病院機構東海北陸グループ医療担当顧問（看護））
……第3部

山崎京子（一般社団法人日本こころの安全とケア学会事務局）
……第3部

牧野英之（独立行政法人国立病院機構やまと精神医療センター看護部副看護師長）
……インストラクターの声①（これからCVPPP研修を行う方へのメッセージ）

北野進（東京都立松沢病院看護コンサルテーション室看護師長）
……インストラクターの声②（CVPPPを導入することとその効果の表れ）

柿沼紀子（塩田会訪問看護ステーション）
……インストラクターの声③（インストラクターとして，CVPPPにどう取り組んでいるか，CVPPPをどう利用しているか）

荒川亮（独立行政法人国立病院機構花巻病院看護部）
……インストラクターの声④（インストラクターになっての自分の変化）

最新 CVPPPトレーニングマニュアル
シーブイトリプルピー
──医療職による包括的暴力防止プログラムの理論と実践

2019年10月25日　初版発行
2025年6月5日　初版第5刷発行

監　修　一般社団法人日本こころの安全とケア学会
編　著　下里誠二
発行者　荘村明彦
発行所　中央法規出版株式会社
　　　　〒110-0016　東京都台東区台東3-29-1　中央法規ビル
　　　　TEL 03-6387-3196
　　　　https://www.chuohoki.co.jp/

印刷・製本　　　　　株式会社ルナテック
本文デザイン・装幀　広瀬開（FEZ），広瀬匡（FEZ）
本文イラスト　　　　イオジン（小牧良次）
本文DTP　　　　　　株式会社リリーフ・システムズ
写真　　　　　　　　浅田悠樹

ISBN　978-4-8058-5956-8
定価はカバーに表示してあります
落丁本・乱丁本はお取り替えいたします

本書のコピー，スキャン，デジタル化等の無断複製は，
著作権法上での例外を除き禁じられています。
また，本書を代行業者等の第三者に依頼してコピー，スキャン，デジタル化することは，
たとえ個人や家庭内での利用であっても著作権法違反です。

本書の内容に関するご質問については，下記URLから「お問い合わせフォーム」に
ご入力いただきますようお願いいたします。
https://www.chuohoki.co.jp/site/pages/contact.aspx